· 国家社会科学基金资助项目 "精神医学领域中的代理失范现象研究"（15XZX018）项目成果

精神医学领域中的
代理失范现象研究

A Study on the Phenomenon of
Agency Anomie in the Fields of Mental Health

罗光强　方志华　著

湖南师范大学出版社

·长沙·

图书在版编目（CIP）数据

精神医学领域中的代理失范现象研究 / 罗光强，方志华著. —长沙：湖
南师范大学出版社，2022.11
ISBN 978 - 7 - 5648 - 4747 - 0

Ⅰ.①精…　Ⅱ.①罗…　②方…　Ⅲ.①精神病学—研究　Ⅳ.①R749

中国版本图书馆 CIP 数据核字（2022）第 202343 号

精神医学领域中的代理失范现象研究

Jingshen Yixue Lingyuzhong de Daili Shifan Xianxiang Yanjiu

罗光强　方志华　著

◇出　版　人：吴真文
◇责任编辑：吕超颖　牛盼盼
◇责任校对：张晓芳
◇出版发行：湖南师范大学出版社
　　　　　　地址/长沙市岳麓山　邮编/410081
　　　　　　电话/0731 - 88873071　0731 - 88873070
　　　　　　网址/https：//press. hunnu. edu. cn
◇经销：新华书店
◇印刷：长沙雅佳印刷有限公司
◇开本：710 mm×1000 mm　1/16
◇印张：18.75
◇字数：328 千字
◇版次：2022 年 11 月第 1 版
◇印次：2022 年 11 月第 1 次印刷
◇书号：ISBN 978 - 7 - 5648 - 4747 - 0
◇定价：58.00 元

如有印装质量问题，请与承印厂调换。

目　录

1　绪　论

1.1　研究背景

很长一段时间以来，我国频繁发生的"被精神病"事件①引起了社会舆论和学术界的持续关注。"被精神病"事件指的是在精神卫生医疗机构与代理人或"伪代理人"（包括某些个人、社会机构或权力部门）的相互串通下把"非精神病人"强行冠以"精神病"之名轻而易举地对其实施"强制收治"，严重侵害"非精神病人"的生命安全、身心健康和合法权益并使社会产生人人自危恐怖情绪的违法违德事件。虽然《精神卫生法》实施以来，我国的"被精神病"事件大大减少，但是远未销声匿迹。对于学术界来说，对于"被精神病"事件的抑制和防范问题的思考和研究依然任重而道远。为何显而易见未曾罹患精神疾病的"非精神病人"能够被轻而易举地"被精神病"？为何后果如此严重的"被精神病"事件会频繁发生呢？为何很多情况下人们在频繁发生的"被精神病"事件面前却显得无能为力呢？这些问题的答案与精神疾病的特异性、精神病人的艰难处境以及精神医学领域的

---

① 社会影响较大的"被精神病"事件：1995 年北京的陈森盛"被精神病"事件，1996 年湖北的郭元荣"被精神病"事件，2003 年河南的徐林东"被精神病"事件，2005 年广东的何锦荣"被精神病"事件，2008 年河南的吴春霞"被精神病"事件，2008 年上海的周鸣德"被精神病"事件，2009 年广东的郭俊梅"被精神病"事件，2010 年浙江的李体法"被精神病"事件，2012 年河南的汪飞"被精神病"事件，2010 年四川的朱金红"被精神病"事件，2010 年湖北彭宝泉"被精神病"事件，2011 年湖北的徐武"被精神病"事件，2012 年陕西的李巧芳"被精神病"事件，等等。

代理失范现象等因素紧密相关。

2009 年，世界卫生组织指出，精神疾病在中国人口中的比例为 7%——已经超过心脏病和癌症成为中国医疗体系的最大负担。[①] 2015 年，世界著名医学期刊《柳叶刀》的一项研究指出，中国约 1.73 亿人患有精神疾病。[②] 2020 年，据央广网报道，我国 13 亿多人口中患有严重精神心理障碍的患者达 1600 多万，患有不同程度精神或心理障碍需要专业人员干预的人数则更多，估计达到 1.9 亿人。[③] 2011 年，欧洲神经心理药物学院研究报告显示，25% 的欧洲人（约 1.65 亿）受抑郁、焦虑、失眠、痴呆等精神病症困扰。[④] 与此同时，德国德累斯顿大学临床心理学院研究小组关于 30 个欧洲国家人口精神健康状况的调研活动发现，约 38% 的欧洲人口存在精神疾病。[⑤] 有研究人员认为，"精神疾病是 21 世纪欧洲最大的健康挑战"。据调查统计，截至 2019 年，全球约有 4.5 亿左右的精神障碍患者，同时中国精神疾病患者也呈不断上升趋势。[⑥] 相关研究指出，精神疾病已经成为全球医疗体系的最大负担，精神病人已经成为 21 世纪人数最多的疾病人群。[⑦]

然而，由于疾病的特异性，在人类历史长河中，没有哪一类人的生存遭际比精神病人更为艰难。古代社会，精神病人被妖魔化、怪诞化或者神秘化，人们在日常生活中对精神病人充满歧视、排斥或敌意。中世纪时期，欧洲人认为精神病人被巫术、邪恶、魔鬼附身，在道德宗教上是有罪、邪恶、

---

① 外媒：中国 7% 人口患精神疾病，多数因生存压力过大 [EB/OL]. (2015 – 05 – 27）［2021 – 10 – 28］. https：//news. sina. com. cn/c/2015 – 05 – 27/100331881580. shtml.

② 董路，汪乐萍. 世界精神卫生日：中国约 1.73 亿人有精神疾病 小心身体发出的报警信号[EB/OL]. (2019 – 10 – 10)［2021 – 10 – 28］. http：//news. jstv. com/a/20191010/89f1fcd4fbfe428ea8934c09ae3fe4c4. shtml.

③ 韩晓余. 第六届中国精神分析大会在上海召开 我国心理咨询师缺口高达 43 万[EB/OL]. (2019 – 05 – 11)［2021 – 10 – 28］. http：//www. cnr. cn/shanghai/tt/20190511/t20190511_ 524609035. shtml.

④ 报告称：近四成欧洲人受精神疾病困扰 [EB/OL]. (2011 – 09 – 07) ［2021 – 10 – 28］. ht-tps：//tech. qq. com/a/20110907/000323. htm.

⑤ 精神疾病困扰近四成欧洲人 [EB/OL]. (2011 – 09 – 06) ［2021 – 10 – 28］. http：//www. chinanews. com/gj/2011/09 – 06/3308209. shtml.

⑥ 董路，汪乐萍. 世界精神卫生日：中国约 1.73 亿人有精神疾病 小心身体发出的报警信号[EB/OL]. (2019 – 10 – 10)［2021 – 10 – 28］. http：//news. jstv. com/a/20191010/89f1fcd4fbfe428ea8934c09ae3fe4c4. shtml.

⑦ 外媒：中国 7% 人口患精神疾病，多数因生存压力过大 [EB/OL]. (2015 – 05 – 27)［2021 – 10 – 28］. https：//news. sina. com. cn/c/2015 – 05 – 27/100331881580. shtml.

不洁和谬误的，有些精神病人竟然被活活烧死。① 文艺复兴时期，欧洲人为了驱逐精神病人，把他们逼上"愚人船"在大海上四处漂荡②，任他们自生自灭。即使在现代社会，很多情况下精神病人依然"被认为是有悖于理性、道德与社会秩序的异类，遭受着偏见、歧视、排斥与区隔化的对待③"。譬如，我国大量存在的"笼中人""铁链人""猪圈人""山洞人"等现象表明，精神病人的生存遭际依旧十分艰难。

为何精神病人的生存遭际会如此艰难呢？究其原因，除了疾病的特异性之外，古往今来精神病人代理人的代理失范行为是导致他们生存遭际十分艰难的极为重要的原因。由于知情同意能力的丧失或缺损，很多精神病人的知情同意权利都必须以他人"代理同意"的方式来实现。然而，调查发现，近70%精神病患者家庭认为"关笼子"和"铁链拴"是他们对待精神病患者的主要方式，④ 精神病人代理人在代理行使权利时的"代理失范"现象（包括地位歧视、精神凌辱甚至肉体伤害）异常严重。

所谓精神医学领域中的代理失范现象是指精神医学领域代理失范行为在不同时空重复出现时所表现出来的侵害精神病人和"被精神病者"合法权益、身心健康与生命安全的负面性现象。资料梳理表明，从古至今代理同意实施过程中存在"代理失范"现象致使"铁链""猪圈""屈辱"，甚至"残害"等问题强力地建构着精神病人的日常生存。可以说，一部精神病人的代理失范史几乎就是一部精神病人的权利剥夺史和耻辱生存史。因此，能否有效应对精神医学领域的代理失范现象，这一点考验着医学伦理的总体水平乃至整个人类文明的道德良知。正因为如此，本书尝试从伦理学的视角对我国精神医学领域中的代理失范现象做出建设性回应。

---

① 徐岩，蔡文风. 医学人文视角下住院精神病人的康复困境分析［J］. 广西民族大学学报（哲学社会科学版），2015，37（06）：81－85.

② 徐岩，蔡文风. 医学人文视角下住院精神病人的康复困境分析［J］. 广西民族大学学报（哲学社会科学版），2015，37（06）：81－85.

③ ［法］米歇尔. 福柯. 疯癫与文明［M］. 刘北成，杨远婴，译. 北京：生活. 读书. 新知三联书店，2012.

④ 我国1600万精神病患者生存状况堪忧［EB/OL］.（2015－05－19）［2021－10－29］. https：//www. sohu. com/a/15660395_ 115380.

1.2 学术史梳理与研究动态

长期以来，世界各国关于精神病人的治疗和管理实行的基本上都是"国家代理制"，即与国家权力机关的相关医疗机构未经精神病人自身或者其代理人允许就可以对其进行强行收治。"国家代理制"虽然在精神病人的治疗和减少精神病人的社会危害方面发挥了重要作用，但其执行过程却存在大量"暴力殴打""强行囚禁"，甚至"血腥残害"精神病人等代理失范现象。我国清代，政府对精神病人的管制采取严格的"报官锁锢制"和"惩罚极限制"。"报官锁锢制"要求精神病人患病后其亲属必须严密看管并及时报官，报官后必须对精神病人实行亲属锁管或邻右锁管。如果看管出现差错导致精神病人杀害他人，看管亲属或者看管邻右都必须接受重罚（如杖八十、杖一百等）。"惩罚极限制"包括几个方面：第一，杀死精神病人者可以不加追究；第二，杀死多人的精神病人必须判处死刑；第三，因疯捏写"逆词"的精神病也须判处死刑。据记载，光绪十一年（1885），精神病人叶某砍死义母被广西巡抚判处凌迟处死之刑。① 16 世纪的欧洲对精神病人的管制与同时代的东方中国基本相同，也是采取严酷的"拘禁"或"关押"。据 1552 年布尔德医学博士出版的《健康祈祷书》一书记载：上流家庭一般采取家庭"拘禁"，贫困人家把精神病人终身拘禁在牲畜圈、阁楼或动物笼子中，而政府则直接把精神病人关押在监狱。② 当时的收容院对待精神病人如同监狱对待囚犯一般，精神病人拷着铁链关在地牢，没有任何权利，偶尔还要展出供人参观。③ 16 至 17 世纪法国"大禁闭时期"，政府在巴黎建立"总医院"清除街头流浪精神病人。精神病人禁闭在单人牢房里，手、脚或者脖子被铁链锁在墙、床上、天花板或者铁棒上，终身不得出门，睡觉时就躺在墙壁上的渗水之中。④ 据记载，18 世纪中叶英国著名的贝特莱姆收容院

---

① 郝秉键. 清代精神病人管制措施考述［J］. 清史研究，2002（02）：46-57.
② 潘志华. 中西方精神病学史比较及启发［J］. 残疾人研究，2013，（1）：59-63.
③ 潘志华. 中西方精神病学史比较及启发［J］. 残疾人研究，2013，（1）：59-63.
④ 余凤高.17 至 18 世纪，欧洲精神病院的蜕变史［EB/OL］.（2017-07-05）［2021-10-29］. https：//baijiahao. baidu. com/s? id=1572070615790856.

的精神病人就像是身处在动物园里的野兽，遭受鞭打和锁锢是家常便饭。有时甚至被公开示众，游客只需花上1便士，便可从疯疯癫癫的精神病人身上寻得开心。①

"报官锁锢制""惩罚极限制""拘禁"或"关押"等代理失范现象强行剥夺精神病人的生存权利和人格尊严，其暴力性和血腥性以及这种现象的泛滥使得"国家代理制"的合理性饱受质疑。20世纪70年代，随着公民运动与病人权利运动的广泛兴起，学术界开始关注精神医学领域中的代理失范问题。1977年世界精神病学大会公布的《夏威夷宣言》针对"国家代理制"的弊端，明确指出："精神病人的治疗与研究……只要可能，就应取得亲属的同意。"② 在当时的历史环境下，相对于"国家机构"来说，"亲属"代替精神病人所做出的决定要规范得多。在学术界的推动下，"亲属"作为精神病人的法定代理人逐渐成为社会共识，"国家代理制"逐渐淡出历史舞台，代理失范现象大大减少。

20世纪中后期，医学实证成为精神医学领域中代理失范现象的研究重点。这一时期由于当时医学模式的现代转型刚刚开始，科学主义和生物医学模式在精神医学领域仍然占据绝对统治地位。学术界普遍认为，通过医学技术准确评估精神病人知情同意能力以减少不必要的代理行为是防范代理失范现象最理想的途径。因此，知情同意能力评估技术吸引了大量研究人员的参与，如卡彭特（Carpenter）、科伍尼克（Kovnick）、大卫·J. 莫泽（David J. Moser）和阿佩尔鲍姆（Appelbaum）等。在这些研究人员中间，贡献最大的是阿佩尔鲍姆。在综合前人研究的基础上，他和葛里索（Grisso）合作研发出了精神病人"临床治疗同意能力评估工具"和"医学研究同意能力评估工具"。同意能力评估工具的研发在很大程度上能够避免不必要代理人的出现，在精神医学领域代理失范问题的研究历史中具有里程碑意义。

20世纪末，人们发现，"亲属"在代理精神病人行使代理权的过程中仍然存在"冷漠代理""武断代理"，甚至"暴力代理"等失范现象，而同意

① 李崇寒. 欧洲最古老的精神病收容院，病人被当动物虐待［EB/OL］.（2018－09－04）［2021－10－29］. http：//www. yidianzixun. com/article/O_ 00eltrgJ.

② 参见《夏威夷宣言》。

能力评估工具对此却无能为力。因此，学术界认为，必须加强代理失范现象的规范研究。1996 年，在《夏威夷宣言》"亲属同意观"的基础上，世界精神病学协会的《马德里宣言》提出："……如需要，还应寻求法律咨询以维护病人的人格尊严和法律权利。"① 精神病人代理人在法律范围的延伸对于因法律知识缺陷而导致的代理失范行为起到了较好的预防作用。1998 年，珍妮特等研究发现，虽然"亲属同意观"对精神病人的权利保护起了很大作用，然而在具体的实施过程中却存在诸多代理人以自身利益完全取代病人诉求的代理失范问题。针对这种情况，她提出了"预先指令"观，认为代理人在实施代理同意时应该事先征求精神病人的意见，以避免代理决定与患者意志背道而驰。《马德里宣言》和珍妮特的"预先指令观"为日后学术界关于精神医学领域代理失范现象的规范研究奠定了很好的基础。

21 世纪初，精神医学领域代理失范现象的规范研究全面展开。2003 年，卡彭特（Carpenter）等指出医生作为精神病人的"社会代理人"面临着巨大的挑战，就如何防范医生的代理失范行为，他们提出了八项明确要求。2006 年，受行为义务论的影响，李凌江等在"亲属同意观"和"预先指令观"的基础上提出了"灵活代理观"。他们提出，处于急症状态的精神病人如无亲属在场医生应予以代理，非急症情况下必须取得监护人的同意。"灵活代理观"有效解决了长期以来代理失范现象中代理人选择的僵化问题。2010 年，安东尼·J. 奥布莱恩（Anthony J. O'Brien）则把代理失范问题的研究拓展至护理学领域，他们认为，精神病人的知情同意能力应该有一个新的评估方式，护理人员应该参与到代理决策的制订过程中来。2011 年，王丽莎提出，依法被认定为无行为能力的精神障碍者，如果涉及实施绝育手术等重大问题，需要医院或监护人等在法院的组织下综合考虑患者的"最佳利益"来做出决定。2014 年，卡德里（Kadri）等认为，代理人应把价值观和信仰作为精神病人"最佳利益"来考虑，代理决定的做出应基于"病人将需要什么"而不是"病人曾经需要过什么"。经过众多研究人员的共同努力，规范研究取得了众多成果，精神医学领域的代理失范现象得到了进一步控制。

---

① 参见《马德里宣言》。

21 世纪初，在规范研究全面展开的同时，精神医学领域代理失范现象的实证研究也取得重大进展。医学研究人员在 20 世纪末已经发现，精神病人的同意能力可以通过针对性训练得到改善或提高。21 世纪初，在医学实证理论的指导下，学术界对精神病人的同意能力评估方式做了深入研究。范斯塔登（Van Staden）的"动态评估观"指出，每一次治疗之前都必须对病人进行同意能力评估。大卫·J. 莫泽（David J. Moser）的"合理方案观"认为，针对不同的病人具体评估方案也应该不同。同意能力评估方法研究成果的取得不仅打破了"终身代理制"的历史藩篱，更为重要的是，它使精神病人获得了重拾知情同意权的机会，对于防范精神医学领域的代理失范现象具有始源性意义。

总的来说，自 20 世纪 70 年代以来，经过国内外学术界的不懈努力，不管是在实证方面还是在规范方面，精神医学领域的代理失范现象研究取得了丰富成果，对精神病人身体和权利的保护、医学伦理的发展乃至人类道德文明的进步做出了重要贡献。

1.3 学术价值与应用价值

学术价值：学术界关于精神医学领域代理失范现象的研究虽然取得了诸多理论成果，但也存在一个明显不足，即把"代理同意原则"的理论地位绝对依附于"知情同意原则"。由于疾病特异性所导致的知情同意能力缺陷，精神病人的"知情同意权"必须由代理人来实施。因此，对于精神病人而言，作为"知情同意原则"延伸的"代理同意原则"的实施比"知情同意原则"本身的实现更为关键。本书把"代理同意原则"作为一种具有自身独立性的伦理原则来对待，在一定程度上弥补了精神医学领域现有研究的某些不足，对于精神卫生伦理甚至整个医学伦理研究来说都具有较为重要的理论价值。

应用价值：近些年来，我国精神医学领域中频发"笼中人""铁链人"，甚至正常人"被精神病"等恶性代理失范问题。虽然《精神卫生法》的颁布实施对上述问题起到了较好的整治作用，但如果仅仅依靠法制建设来应对还是远远不够的。精神医学领域的代理失范现象既关乎医学，也关乎法律，更关乎道德，它的应对既需要他律性的法制强力，更需要自律性的道德范导。因此，从伦理学的角度，在深入剖析精神医学领域代理失范现象的表型、后果、本质与成因的基础上提出相应对策，对我国精神医学领域中的"被精神病""笼中人""铁链人"等代理失范现象的防范具有较好的应用价值。

1.4　研究内容

本书主要研究内容总共分为九章。第一章和第二章对精神医学领域中的代理失范现象研究所需的基本理论进行概述。第三章和第四章对精神医学领域中的代理失范现象和行为的基本涵义、主要类型、主要问题以及伦理特异性进行阐述。第五章到第七章从个体、群体以及人类总体三个维度对精神医学领域代理失范现象的社会后果进行阐释。第八章对精神医学领域代理失范现象的形成原因进行伦理分析。第九章对精神医学领域代理失范现象的应对措施进行分析。每一章的具体内容简介如下：

第一章主要对精神病人的知情同意能力和精神医学领域中的知情同意原则进行概述，因为精神病人以及他们的知情同意能力是研究精神医学领域代理失范现象的逻辑起点，而知情同意原则是精神医学领域代理失范现象研究的始源性理论基础。首先，对精神病人及其疾病特异性、精神病人的伦理价值及其认知缺失以及精神病人的历史境遇与社会保护情况进行简要的分析性介绍。其次，在概述精神病人知情同意能力及其认知误区的基础上，对精神病人知情同意能力的评估模式进行阐释并进行伦理评析，指出传统评估模式主要展露实体正义，现代评估模式主要体现程序正义。再次，概述知情同意原则及其组建要素，分析知情同意原则的理论地位并对其源流进行辩证，系统介绍精神医学领域知情同意原则"发轫期""系统性展开期"和"补充完善期"的发展历程。

第二章主要阐释精神医学领域中的代理同意原则及其人性预设的伦理风险，因为精神医学领域代理失范现象必定发生在代理同意原则的实施过程之中并与该原则人性预设始源缺陷的伦理风险紧密相关。首先，阐述精神医学领域代理同意原则基本内涵、历史缺欠期、逐步重视期和普遍规范期三大演进历程、境遇共情和程序正义等伦理意蕴、理情境界定失于模糊等实施难题，并对代理同意原则的实现方式——推定同意原则的伦理内蕴进行分析。其次，在辨证分析人性善恶的双重预设、人性善恶预设的偏激性善恶分立理论和共识性善恶共存理论的基础上，阐明精神医学领域代理同意原则人性预设的"扬善蔽恶"始源缺陷，指出精神医学领域代理同意原则的性善论人性预设。再次，系统阐释精神医学领域代理同意原则实施过程中可能存在的代理家长主义、代理至上主义和代理专制主义伦理风险。

第三章主要阐释和解构精神医学领域中的代理失范现象。首先，概述代理失范现象及其特性。其次，详细阐述精神医学领域代理失范现象的残酷性定势映像、整体性负面体验以及经验性存在形式等基本内涵、从行为心理学、目的论、后果论和历史论维度明确划分精神医学领域代理失范现象的主要类型，并指出精神医学领域代理失范现象存在的代理冷漠、代理武断和代理异化等主要问题。再次，从伦理学的角度阐释精神医学领域代理失范现象的道德评价的代理集权性、道德后果的集体漠视性和道德干预的复杂性等特异性的内涵和成因。

第四章主要对精神医学领域代理失范行为及其伦理关涉进行分析，因为精神医学领域代理失范现象是通过代理失范行为组建并表现出来。首先，对代理失范行为的相关理论进行梳理，从"失范"和代理失范行为的基本类型与存在前提等维度予以切入。其次，分析精神医学领域代理失范行为的基本内涵，并从社会学、历史学和伦理学等维度分析代理失范行为主要类型。再次，从道义论维度阐明精神医学领域代理失范行为的道德权利侵害性、法律权利侵害性和道德惩戒顶格性等伦理特异性，从后果论维度阐明精神医学领域代理失范行为的身心利益侵害性、侵害行为二次伤害性和法律惩处从轻性等伦理特异性。

第五章主要从精神病人生存危机视角分析精神医学领域代理失范现象导致的个体性社会后果。首先，对精神病人生命质量危机进行阐释，指出精神病人生命质量危机表现为生存处境极其艰难和有效收治率极低两大方面，并对当前我国精神病人生命质量危机进行实证调查与分析。其次，阐释精神病人知情同意权利剥夺危机和脆弱权利消解危机等衍生性生存权利危机。再次，分析由暴力血腥性代理失范、代理人道德自评集权和道德侵权后果集体漠视组建的精神病人外在性生存环境危机。

第六章主要从医患生态生存危机视角分析精神医学领域代理失范现象导致的群体性社会后果。首先,在辨析医患生态危机内涵的基础上阐释精神医学领域的代理失范性医患生态危机,并指出精神医学领域代理失范性医患生态危机与一般性医患危机之间的区别。其次,分析精神医学领域代理失范性医患生态危机的三大特异性,即危机诱因非疾病化、主导角色医疗机构化和损害对象外在化。再次,阐释代理失范语境中精神医学领域医患生态危机的伦理表征,即精神病人道德价值认知的严重缺位、代理同意制的结构性缺陷和精神医学代理伦理的历史性缺欠。

第七章主要从人性还原危机视角分析精神医学领域代理失范现象导致的终极性社会后果。首先,辨析人性还原危机的内涵,包括人性还原的伦理本质、后果、实现方式和判断依据。其次,分析人性还原语境下作为还原体的人的特征诉求,即物人属性兼备性、自知力丧失性和社会权利的可转移性。再次,分析精神病人的人性还原契合性。最后,对精神医学领域代理失范现象的人性还原危机表征分析,指出人格尊严权利的无限剥除、自主决定权利的残酷剥离以及自由行动权利的绝对剥夺直接导致精神病人的人性还原危机。

第八章在综合精神医学领域代理失范现象的理论基础、现实表现和社会后果的基础上,分析精神医学领域代理失范现象的主要伦理成因。首先,在分析传统评估模式实际应用的历史必然性、现实合理性和缺陷与不足的前提下,指出传统评估模式程序正义的缺失必然导致精神医学领域代理失范现象。其次,在分析极端行为功利主义与推定同意原则的抵牾前提下,指出代理家长主义行为对准则义务的违背、代理至上主义的妄定行为对审慎品质的忽视和代理专制主义的独断行为对民主精神的抛弃必然导致精神医学领域代理冷漠、代理武断和代理异化等代理失范现象。

第九章主要从伦理学的视角探寻精神医学领域代理失范现象的应对措施。首先,探讨精神医学领域程序失义性代理失范现象的应对措施。要求从程序正义思维、现代评估工具的宣传以及中国特色现代评估模式建构等方面倡导程序正义,积极推广现代评估模式;要求从评估程序、评估素质和程序正义维护能力等方面增强传统评估模式的程序正义性;要求建构精神病人知

情同意能力可检验性评估机制。其次，探讨精神医学领域极端行为功利主义
的应对措施。提出：重视援助伦理以缓解代理家长主义；坚持审慎原则以防
范代理至上主义；坚持民主精神制度化以抑制代理专制主义。再次，探讨精
神医学领域代理同意原则人性预设始源缺陷的应对措施。要求知情同意能力
培训内容和程序规范化，基于管理学 "X－Y" 理论建构精神医学领域代理
同意 "扬善抑恶" 约束机制。

1.5 研究对象、总体框架、重点难点与主要目标

研究对象

本书的研究对象主要包括：精神医学领域中不该收治的却强行收治的
"被精神病" 现象，该收治的不收治的 "笼中人""山洞人""铁链人" 或
者 "猪圈人" 现象，精神病人的流浪放逐现象以及非法侵占精神病人财物
现象，等等。

总体框架

首先，从 "被精神病" 事件和精神病人及其疾病特异性为切入点，对
精神病人的知情同意能力及其认知误区、精神病人的存在论意义上的伦理价
值进行分析，为精神医学领域代理失范现象研究提供基本经验素材。并在此
基础上对知情同意原则、代理同意原则以及推定同意原则进行阐释，为精神
医学领域代理失范现象研究提供基本理论依据。其次，在分析精神医学领域
中代理失范行为的基础上对精神医学领域中代理失范现象进行解构、归纳与
阐释。从代理弱化、代理泛化和代理异化三个方面对代理失范现象的表型进
行解构；从道德评价代理集权性、道德后果集体漠视性和道德干预复杂性三
方面对代理失范现象的特征进行归纳；从微观（个体层面）、中观（群体层
面）和宏观（总体层面）三个方面对代理失范现象的严重后果进行阐释。
再次，对精神医学领域中代理失范现象成因的道德逻辑进行分析。指出传统
评估模式程序失义、代理行为极端功利以及代理同意原则人性预设始源缺陷
与精神医学领域代理失范现象之间的必然关联性。最后，探索应对精神医学
领域中代理失范现象的应对措施。

重点难点

重点：（1）精神医学领域中代理失范行为和现象的表形解构、特征归纳与后果阐释。一方面，代理失范现象的科学剖析，既是本质正确认知的基础，又是成因分析是否具有说服力的依据，也是对策研究是否具有现实可行性的前提，其逻辑地位非常重要。另一方面精神医学领域中的代理失范现象本身纷繁芜杂，其表形解构、特征归纳和后果阐释是一项十分复杂的工程。（2）精神医学领域中代理失范现象的成因和对策分析。难点：精神医学领域中代理失范现象成因的道德逻辑分析。由于精神疾病患者具有自身的特殊性，代理失范现象的成因分析能否映证它作为精神医学领域中客观"现象"而"尚未所是"的特有逻辑，能否切中它作为道德"乱象"而"偶然照面"的关键肯綮，这不仅需要运用哲学、伦理学的分析推理、归纳演绎和逻辑思辨等抽象方法，也需要借鉴现象学、管理学和精神病学等领域的深奥理论。

主要目标

（1）准确解构、归纳和阐释精神医学领域代理失范现象的类型、特征和后果；（2）正确认知精神医学领域代理失范现象的伦理特异性；（3）合理推判精神医学领域代理失范现象伦理成因；（4）切实探讨伦理视角下精神医学领域代理失范现象的应对措施。

1.6　基本思路与研究方法

基本思路

本书按照"现象剖析—本质认知—成因分析—对策探讨"的认识论路径展开研究。首先，通过对精神医学领域"被精神病""被勇敢"，以及"被旁观"等具体现象的剖析，准确解构、归纳和阐释代理失范现象表形、特征和后果；其次，结合道德多元化历史背景、医疗活动市场化现实环境和精神疾病患者的特殊性，分析精神病人的生存论意义和不对称伦理语境下代理同意的正义诉求，正确认知精神医学领域代理失范现象的伦理本质；然后，运用临床伦理决策以及人性善恶预设等理论，合理推判精神医学领域代理失范现象生成机理中的道德逻辑；最后，结合历史语境主义和文本中心主义分析范式，对现有医学技术、法律制度和道德规范进行伦理审视，并提出相应措施。

具体研究方法

文献研究法：有关本项目的研究，目前学术界已经取得了诸多成果。只有在对相关文献资料进行整理和归纳的基础上，从总体上把握其理论动态和研究程度，才能充分合理借鉴，才能确保本书研究的创新性、科学性。

逻辑分析法：本项目遵循从现象到本质再到成因的认识论分析路径。一方面代理失范现象的本质深藏于各种表象之中，直觉和经验分析难以企及，必须通过逻辑思辨才能正确认知。另一方面，代理同意的本质非常抽象，而其成因又是很具体的，从抽象到具体必须通过逻辑演绎才具有说服力。

多学科综合研究法：本项目涉及哲学、伦理学、法学、管理学和精神医学等学科，必须综合运用各种学科的研究方法才能进行有效论证。

2 精神病人知情同意能力与精神 医学领域中的知情同意原则

为何精神病人通过自身能力难以维护自身的知情同意权利而是需要他人以"代理同意"的形式来实现？为何精神医学领域代理同意实施过程中的代理失范现象如此严重？精神病人代理又是通过何种形式获得代理同意权利并对精神病人的合法权益实施侵害的？一部精神医学领域代理失范现象史为何就是一部精神病人和"被精神病者"的权利剥夺史和耻辱生存史。为何精神医学领域代理失范现象能否得到有效应对自始至终考验着医学伦理乃至人类文明的发展水平和道德良知？这些问题的解答对精神病人的保护来说具有重要的认识论和实践论意义。虽然这些问题的答案在绪论中已经有所提及，但是框架性的知识远远难以消解人们对上述问题的疑惑。为了使人们能够深入了解和应对精神医学领域中的代理失范现象，必须对精神病人的疾病特异性、精神病人伦理价值和知情同意能力及其评估、精神医学领域知情同意原则具体实施情况等一系列问题进行全面深刻的认知与分析。

2.1 精神病人的伦理价值与历史境遇

2.1.1 精神疾病与精神病人概述

2.1.1.1 精神疾病

精神疾病（也叫精神障碍）另一个为人们所熟知的名称就是精神病。它是指由于生物、心理以及社会环境等因素影响致使人类大脑功能失调，事物认知、情感表达、意志执行和行为表现等精神活动出现不同程度障碍的临床疾病。① 虽然精神疾病的致病原因非常复杂，目前还没有形成最为权威的理论，不过经过研究者的不懈努力，迄今为止也出现了很多具有影响力的观点。文献梳理发现，主要解释表现在以下几个领域，即生物学领域、心理学领域和社会学领域。从生物学维度来讲，目前公认的关于精神疾病病因的解释主要有两大类。第一是脑结构和功能差异说。这种观点认为，精神病人的脑部结构和功能与普通人存在不同。此类人群易于形成精神疾病，譬如许多被诊断有精神分裂症的病人被证实在大脑中有肿大的脑室和萎缩的灰质。第二是神经化学反应说。这种观点认为，精神病人的神经化学反应与普通人存在不同，譬如胎儿酒精综合征。从心理学维度来说，心理学家认为一个心理承受能力不强的人遭遇矛盾、危机、紧张和创伤可能会导致精神疾病。从社会因素维度来说，社会学家认为重大事件和情境会导致精神疾病。例如，在经历社会运动、战争或遭受天然灾难地区的人们患精神疾病的概率要比其他地区的人高得多，贫穷动荡地区的精神疾病也会呈现出比富裕稳定地区高得多的患病率。

精神疾病的临床表现主要包括以下几个方面。（1）性格突变：活泼开朗、热情好客突变为冷淡疏远、孤僻懒散，对任何事情都失去激情。（2）情感紊乱：情感突变为冷漠暴躁抑或莫名其妙嚎哭狂笑。（3）行为诡异：行为举止突变为诡异神秘，时常发呆独处，难于交流。（4）敏感多疑：情绪忽然敏感多疑，怀疑被害，幻视幻觉。睡眠障碍：逐渐或突然变得入睡困难，失眠或嗜睡。

这里要特别注意的是，"精神疾病"和"精神病"这两个名称虽然从医学角度来说文字表面含义相差无几，但从伦理学的角度来说就大相径庭。当人们听到"精神疾病"的时候可能不会产生过多的负面情绪。然而，当"精神病"一词进入人们的脑海时，歧视、厌恶、恐惧等情感便有可能随之产生，甚至深深地刺激着他们的神经，如赤身裸体、肮脏不堪和暴力攻击等画面会在他们脑海中来回映现。这两个概念的阐明对于后文关于精神医学领域中的代理失范现象的评价有着基础性的伦理学意义。

---

① 参见《上海市精神卫生条例（2001 年 12 月 28 日上海市第十一届人民代表大会常务委员会第三十五次会议通过）》。

2.1.1.2 精神病人概述

2003 年，河南农民徐林东因纠纷问题被当地相关机构以"精神病"之名送进精神病医院予以"强制收治"，时间长达 6 年之久。在"强制收治"期间徐林东数次遭到电击、捆绑和拷打。虽然经过媒体和律师的多方救助，徐林东最终从精神病医院被解救出来，但是该事件曝光后引发了人们对"被精神病"现象的强烈关注。为何非精神病人能够堂而皇之地被精神病医院"强制收治"？为何"被精神病"事件等代理失范现象能够轻而易举地发生？这些问题的答案与精神病人的特异性紧密相关。

自古至今，精神病人是人类社会极为常见的人群，已经成为世界各国政治经济和社会生活绕不开的话题。精神病人的解释有通俗性和专业性两种。从人们日常所理解的通俗性角度来定义，精神病人指的是患有精神疾病或存在精神障碍的人。从临床医学的专业性角度来定义，精神病人指的是由于破坏性因素侵害大脑从而导致大脑功能陷入紊乱状态，言谈举止陷入非理性状态，临床表现为精神活动异于常人的病人。精神病人的非理性行为或异常行为具体来说主要表现为感知觉、思维、情感和意志等方面。例如，精神分裂症的主要临床表现为知觉、思维、情感、行为等多方面的障碍，且出现精神活动不协调的情况。①

2.1.2 精神病人的伦理价值及其认知缺失

从疾病导致的观念非理性、行为异样性和后果伤害性来说，精神病人作为给自身、家庭和社会带来沉重负担的群体似乎存在意义不大。但是，这种观念是错误的，精神病人即使存在上述缺陷，但他们作为家人、作为社会人，依然承载着自身、家人和社会的情感、权利和义务，其存在具有完全意义上的合理性。有研究者认为，在康德为人类制订伦理价值时，有一条红线贯穿始终，那就是理性，然而，在近代哲学中人的伦理价值却被理性规则所遮蔽。② 该观点有一定道理，不过在真正理性的人的观念里，人的伦理价值从来就未曾被理性规则遮蔽住。任何人都存在道德价值，即使是最为弱势的群体——精神病人，他们的伦理价值依然能够为理性所"去蔽"。因此，从

---

① 祝英. 关于精神分裂症该如何治疗 [J]. 全科口腔医学电子杂志，2020，7 (01)：18.
② 郝亿春. 道德价值：从遮蔽到销匿 [J]. 中山大学学报（社会科学版），2002 (01)：43-50.

理论上来说，精神病人对于人类还具有深层次的、非精神病人所难以体现的伦理价值。

精神病人的深层次伦理价值主要表现为以下两个方面。第一，人类"自然性"现实性参照。精神病人作为自然性人类与社会性人类之间的过渡体，为人类认知自身的"物性"提供了现实性的参照。当精神病人的疾病异常严重完全丧失自知力和知情同意能力时，他们身上只存在人的自然属性，就是纯粹自然属性的人。虽然社会通过道德和法律的方式为精神病人设立了代理人来保护他们的权益，但是就精神病人本身来说他们并未就具备了内在的社会属性。当精神病人的疾病缓解或者较轻时，他们身上同时具备自然属性与社会属性，就是严格意义上的社会人。因此，在某种意义上人们就可以把精神病人作为自然性人类与社会性人类之间的过渡体来看待。这种看待并不是要剥夺或降解精神病人的人格尊严，而是要人们认识到他们作为过渡体给人类带来的对自身自然属性的深刻认知。除了精神病人，其他任何人都不愿意主动地牺牲社会属性从而为人类实现深刻认知自身自然属性的目的。因此，虽然精神病人不是主动牺牲自身社会属性以帮助人类实现自我的深刻认知，但是这种被动牺牲也客观上表明了精神病人对人类的道德价值。第二，人类"羞耻感"的现实性体验。精神病人使人类的"羞耻感"得到现实性体验。羞耻感就是个体违背道德或感到个人无能时，基于是非观、善恶观、荣辱观而产生的一种自觉的指向自我的痛苦体验。① 虽然罗尔斯说过："羞耻包含着一种对我们的人格和那些我们赖以肯定我们自己的自我价值感的人们的尤其亲密的相互关系。"② 但是，人类羞耻感的获得往往是通过感觉他人的耻辱（如公共场所赤身露体的羞耻感，偷盗被抓的羞耻感等等）而实现的，因为一般情况下人类不可能通过故意实施裸露和偷盗行为来体验羞耻感。那么，人类怎样才能体验羞耻感呢？精神病人的行为为这种体验提供了现实可能性。譬如，当精神病人赤身露体地走在大街上时，非精神病人总觉得不好意思，有些羞耻感。如果从物理、法理的角度分析，上述羞耻感的形成是毫无理由的。那么上述羞耻感到底是如何产生的呢？其根源

---

① 崔爱芝. 论羞耻感的当代道德价值 [J]. 四川职业技术学院学报，2010，20（03）：20 - 22.

② 钟汉玲，蔡春凤. 精神疾病耻辱感研究 [J]. 临床精神医学杂志，2014，24（04）：272 - 273.

在于人们把精神病人当作自身的某种延伸，导致人们觉得精神病人赤身露体与自我裸露存在相关性，"羞耻感"就得以被真真切切地现实性体验。

由于精神疾病的特异性，精神病人的羞耻感、罪耻感以及生命尊重感等道德感心理或道德意识存在缺损或者完全缺失。因而，精神病人作为一个群体来说，其行为举止、思维方式以及认知能力都与非精神病人存在很大差异。这种差异在大多数情况下都表现为违背道德原则规范、法律制度规章以及社会风俗习惯等通识性规则，在诸多情况下可能给人们的生活秩序、财产安全甚至生命安全带来种种危险。个别精神疾病较为严重的精神病人赤身露体四处游荡、随时随地破坏财物甚至毫无征兆地攻击他人等行为都较为常见。因而，绝大多数人对精神病人心怀偏见，表现出厌恶、烦恼甚至敌意等负面情绪，能够做到宽容、理解和同情的人并不多见。在精神病人的异常行为和社会偏见的作用下，长期以来社会对精神病人道德价值的总体评价结论是：精神病人从根本上不具备任何道德价值。如果不是因为他们身上一定程度地承载了亲朋戚友或者爱心人士的情感寄托，作为社会的人来说精神病人是完全不值得存在的，是没有任何伦理价值的。因此，显而易见，人们对精神病人伦理价值的认知存在明显缺失。

2.1.3 精神病人的历史境遇与社会保护

精神病人的历史境遇极其悲惨。由于心理活动存在较为严重的障碍，内心世界难以客观真实地反映现实世界或常人世界，或多或少地丧失社会适应能力，或轻或重地伤害自身和扰乱社会秩序，人们对精神病人的接受度非常低。不仅如此，在过去的人类历史长河中，由于物力、财力和精力都很有限，而精神病人的治疗和照护需要耗费巨大的物力、财力和精力。人们甚至对精神病人持拒斥态度。长期以来，精神病人的历史境遇极其悲惨，社会地位极其卑微。在科学文化落后的人类古代历史长河中，精神病人在世界各地都遭到普遍歧视，他们被称为"狂人""癫子"或"疯子"，被驱赶、虐待、拘押是司空见惯之事，有时甚至被杀害人们也习以为常。我国精神病人自古至今都曾承受文化或道德上的污名，"痴、癫、狂"等为主的精神疾病的主体自然不受待见，甚至在法律上也是不得宽容的。① 唐朝法律将精神病

---

① 李茂生，邬志美. 我国重性精神疾病患者病耻感问题及对策分析 [J]. 中国医学伦理学，2017，30（03）：383 - 387.

人归类于残疾人，清朝对精神病人则完全没有了宽容。① 在当下所谓的现代社会当中，精神病人的社会待遇和社会地位相对于古代来说有了巨大变化，他们的人格尊严和生命健康权利得到了较好的保护。但是，在一些国家和地区，特别是经济落后的国家和地区，精神病人的处境依然十分艰难，有病得不到医治，有家不能回归的现象绝非个案。据报道，我国当前重性精神疾病患者及其家属普遍存在不同程度的病耻感，隐瞒病情的家庭占到80%以上，病耻感的存在严重影响了患者的治疗、预后和生活质量。②

为保护精神病人的身心权益，以下几个问题应该处理好。第一，切实保护人身权利。精神病人深受疾病折磨，本来就是最为弱势的群体，不能侮辱、歧视或虐待他们。如果社会对精神病人进行歧视，那么社会歧视导致的"病耻感"就会更加使得精神病人"不敢就医"。③ 调查发现，精神病人的病耻感与生存质量存在正性关联，病耻感量表贬低—歧视感知挑战维度及分离维度得分越高，其生存质量越低。④ 从道德上来说，侮辱、歧视或虐待精神病人的情节要比侮辱、歧视或虐待正常的具有知情同意能力病人严重得多，因为它们缺乏反抗或自我保护能力。因此，精神病人的生活和工作一定要给予倾斜和照护。可以恢复工作的应该恢复其工作，原所在单位或新聘用单位不能拒绝或拖延；精神病人达到婚配标准的，在婚前例行检查合格的基础上应该准予登记，但应劝说确诊为遗传倾向的重型精神病人节制生育；对伤害或奸污精神病人、刺激精神病人肇事的人必须按情节轻重依法处置。

第二，科学认识精神疾病。精神疾病是一种正常的疾病。因为精神疾病与非精神疾病一样，也是人类自身存在的一种疾病，它们都会给人类带来肉体或精神上的苦痛，只不过精神病人的行为举止异乎寻常罢了。人们应该把精神病人异乎寻常的行为举止如赤身露体、淫言秽语、脏乱污臭等视为日

① 俞峻瀚，肖泽萍．精神疾病病耻感的精神动力学分析及对策 [J]．上海精神医学，2005（06）：353-355．

② 吴金仙，黄美善，郑菊仙．首发精神疾病患者家属病耻感调查分析 [J]．临床合理用药杂志，2013，6（21）：11-12．

③ 李茂生，邬志美．我国重性精神疾病患者病耻感问题及对策分析 [J]．中国医学伦理学，2017，30（03）：383-387．

④ 周英，潘胜茂，赵春阳，等．精神病患者病耻感对其生存质量的影响 [J]．重庆医学，2015，44（10）：1349-1351．

常。当这些行为举止发生时，人们应该将其视为生物性的活动，而不是视为社会性的行为。因为这些行为的发生并非出乎精神病人的本意，在特定的情况下他们应该被免除道德和法律方面的责任。

第三，避免病因神秘化或妖魔化现象。远古近代时期，人们之所以对精神病人产生恐惧、厌恶和排斥的心理，重要原因之一在于人们认为，精神疾病的发生是某些会给人类带来厄运、灾难的邪恶的神秘力量（鬼神、恶魔、精怪）附寄在精神病人身上。在古代和现代的某些落后地区，人们往往通过求神拜佛的方式来治疗精神疾病，如神汉巫医画符镇邪，请喝"神仙水"、桃木驱鬼等。这些做法不仅在精神和肉体上对精神病人进行双重折磨，而且浪费人力、徒耗钱财，更为严重的是还会延误病情，增加治疗难度。一旦把精神疾病的原因神秘化、妖魔化，精神病人本身的消失就会成为人们医治疾病的方式或途径。古代很多地方为了治疗精神疾病，打死、淹死或者烧死精神病人的行为时有发生。现代医学已经清楚地告诉人们，精神疾病的致病原因与妖魔鬼怪毫无关系。我国《精神卫生法》规定："精神障碍患者的人格尊严、人身和财产安全不受侵犯。"① "全社会应当尊重、理解、关爱精神障碍患者。任何组织或者个人不得歧视、侮辱、虐待精神障碍患者，不得非法限制精神障碍患者的人身自由。新闻报道和文学艺术作品等不得含有歧视、侮辱精神障碍患者的内容。"② 因此，人们不能够因为精神疾病致病原因不明就强行将其诊断为妖怪精灵，从而否定精神病人生存权利的合理性和合德性。

第四，尊重精神病人的合理诉求。上文已经说过，精神病人由于存在感知觉、思维、情感和意志等方面的障碍，其行为举止可能表现得较为异常。正是因为这种特殊情况，人们就产生了一个普遍性的观念，即精神病人的诉求都是非理性的或者是不合理的，都是荒唐的、无厘头的，没有必要满足。上述观点毫无疑问是片面的，因为判断精神病人的诉求是否合理主要依据不是精神疾病本身，而是精神病人的知情同意能力。如果精神病人是处在疾病未发期或者处在疾病轻微期，这个时期知情同意能力完整或者轻微受损，那

---

① 参见《中华人民共和国精神卫生法》第四条。
② 参见《中华人民共和国精神卫生法》第五条。

么他的知情同意能力是具有信度和效度的，他们的诉求就应该得到合理的回应。如果不分情况缘由，一概否定精神病人的诉求，不仅会损害精神病人的健康权益和道德尊严，更为严重的是可能会诱发"被精神病"现象的发生。

2.2 精神病人的知情同意能力及其评估模式

2.2.1 精神病人知情同意能力与社会性误读

2.2.1.1 精神病人知情同意能力概况

知情同意（Informed Consent）是指在医务人员为患者提供足够医疗信息的基础上由患者对医务人员所提出的医学建议或是否参与某项医学研究做出自主决策（同意或拒绝）的过程。① 精神病人的知情同意能力指的是精神病人在参与疾病治疗或医学研究过程中自主自愿地做出决定的心智和行为能力。罹患精神疾病的患者可能存在知情同意能力受损，但是并非必然存在知情同意能力的丧失。② 精神病人知情同意能力由"信息认知能力""信息理解能力""自由同意能力"和"最终决策能力"四大要素组成。③ "信息认知能力"和"信息理解能力"两大要素属于知情同意内容中的知情能力部分。"自由同意能力"和"最终决策能力"两大要素属于知情同意内容中的同意能力部分。

"信息认知能力"是指精神病人对所获得的信息能否了解或知晓其文字意义的能力。在精神病人的临床治疗或医学研究过程中，医务人员或研究人员必须为精神病人提供治疗或研究相关的信息，如病情症状、治疗费用、治疗方案、研究方案、研究利益和知情同意书等。如果精神病人对上述信息能够完全认知，则说明其信息认知能力是完整的。如果精神病人对上述信息能

---

① 黄晶晶，李华芳. 精神障碍患者知情同意能力的评定方法［J］. 中国心理卫生杂志，2015，29（06）：437－441.

② Dunn L B, Jeste D V. Enhancing Informed Consent for Research and Treatment［J］. Neuropsychopharmacology. 2001，24（6）：595－607.

③ 注：也有人认为精神病人知情同意能力只包括三大要素。如黄晶晶和李华芳在《精神障碍患者知情同意能力的评定方法》一文中提出"告知""自愿"和"决策能力"是知情同意的三大要素。

够做到部分认知，则说明其信息认知能力存在部分缺损。如果精神病人对上述信息完全难以认知，则说明其信息认知能力能力完全缺失。

"信息理解能力"是指精神病人对所认知的信息能否真正掌握其基本含义并用于善恶是非判断或选择的能力。精神病人对医务人员或研究人员所提供信息的认知并不意味着精神病人知情能力就是完整的。精神病人知情能力的完整除了必须具有完整的信息认知能力以外，还需要理解能力的完整，因为缺乏理解的认知实质上是无意义的知情。医务人员或研究人员为精神病人提供治疗或研究相关信息的专业性非常强，精神病人都很难完全理解。因此，一般情况下医务人员或研究人员都会对病人进行详细的讲解，以便病人充分理解。如果精神病人通过医务人员或研究人员详细讲解后能够充分理解，则说明其信息理解能力是完整的。如果精神病人通过医务人员或研究人员详细讲解后能够部分理解，则说明其信息理解能力存在部分缺损。如果精神病人通过医务人员或研究人员详细讲解后依然完全不理解，则说明其该病人完全丧失了信息理解能力。

"自由同意能力"是指精神病人在充分认知和理解所获信息的基础上完全按照自身意志进行决策或决定的能力。自由同意能力要求精神病人通过自身的价值观念、人生经验和其他理论，对所认知和理解所获知信息进行推理和判断，以便选择出对自身有利或对他人有利的是否接受治疗或参加研究的决定。如果精神病人面对已获知的信息无法进行判断，就表明其自由同意能力完全丧失。如果在他人的帮助下能够做出符合常理的决定，就表明其自由同意能力部分受损。如果无需他人帮助就够做出符合常理的决定，就表明其自由同意能力是完整的。

"最终决策能力"① 指的是精神病人能够从自由决定所做出的众多方案中选择一种符合常理的方案并付诸实施的能力。在某些情况下，一些精神病人能够自由做出众多选择方案，却存在犹豫不决难以选出最终方案的情况，

---

① 注：美国著名医学伦理学家阿佩尔鲍姆（Appelbaum）等提出了决策能力四标准说。这四个标准是：（1）决定表达能力，存在意识障碍、无法进行交流或做出的决定前后不一致的患者被视为无决策能力。（2）理解能力，对即将要做出的特定决定所需信息的理解或解读能力。（3）评判能力，即评判参加临床研究或治疗的决定对其自身影响的能力。（4）判断和推理能力，指患者能否根据医生所提供的治疗信息对治疗做出逻辑性判断。

或者选出的最终方案不符合常理，或者即使选择出符合常理的最终方案但是却难以付诸实施，这种情形下精神病人的"最终决策能力"也是不完整的。如果精神病人的最终方案符合常理且能够付诸实施，就表明其最终决策能力是完整的。如果在他人的帮助下能够做出符合常理的最终方案且能够付诸实施，就表明其最终决策能力部分受损。如果精神病人的最终方案不符合常理且不能够付诸实施，就表明其最终决策能力完全丧失。

当然，评估精神病人知情同意能力的完整性程度，以上四大内容不是彼此分离的，而是相互统一的。如果精神病人的"信息认知能力""信息理解能力""自由同意能力"和"最终决策能力"中存在部分受损的情况，就不能完全否定他的意见和建议，就必须给予他知情同意权利。只有"信息认知能力""信息理解能力""自由同意能力"和"最终决策能力"完全受损，才能完全转移他的知情同意权利。

2.2.1.2 精神病人知情同意能力的社会性误读

第一，精神病人完全缺乏知情同意能力。虽然精神病人的感知觉、情感和意志智能与常人相比存在很大差异，但人们不能因此而断定他们的知情同意能力就完全丧失，因为精神疾病并不是判断精神病人同意效度和信度的标准。就一般情况来说，轻型精神病人（哪怕是精神分裂症患者）的知情同意能力还是具有较好信度和效度的，还有一些症状较重精神病人的知情同意能力也是比较完整的，例如说恋物癖者。因此，在精神医学领域落实和贯彻知情同意原则时，一定不要把知情同意能力和精神疾病混为一谈，要切实分开处置。

第二，精神病人知情同意能力与病情严重性无关。总体而言，精神病人的病情越重其知情同意能力越缺乏，精神病人的病情越轻其知情同意能力就越完整。譬如：某个精神分裂症患者，疾病轻微时他具有较好的自知力，能够遵守社会规则，行为举止符合社会常理，其知情同意能力较为完整，他所做的决定是具有较高信效度的，人们应该尊重他的决定或观点；疾病较重时，他的自知力变得较为羸弱，对社会规则的遵守变得艰难，行为举止有些异于社会常理，其知情同意能力存在某种程度的缺失，他所做的决定的信效度就变得低下，人们应该在仔细分析的基础上尊重他所做的合理合德的决定或观点；疾病严重时，他的自知力相当低下，完全不能遵守社会规则，行为举止悖于社会常理，其知情同意能力完全丧失，他所做的决定失去信效度，人们应该在仔细分析的基础上拒绝他的决定或观点，应该选择代理人来帮助他实现知情同意权利。

第三，精神病人知情同意能力与精神疾病种类无关。精神病人知情同意能力与精神疾病的不同种类之间存在一定程度的关联性。就普通疾病来说，绝大多数情况下疾病的种类并不影响他们的知情同意能力。譬如，轻微肠胃病患者和较为严重肿瘤疾病患者的知情同意能力基本上不存在差别。然而，精神医学领域却不同，大概率上患有症状较为严重类型精神疾病的精神病人的知情同意能力比患有不太严重类型精神疾病患者的知情同意能力要低下一些或者完整性程度要欠缺一些。具体来说就是，由于精神疾病的种类繁多，一些种类虽然病情较轻，但知情同意能力受损却较为严重。一些种类虽然病情较重，但知情同意能力受损却并不严重。

2.2.2　精神病人知情同意能力评估模式及其伦理评析

2.2.2.1　传统评估模式与现代评估模式

在精神医学领域，知情同意能力评估指的是对精神病人知情同意能力的完整程度进行评估的行为或观念。精神病人进行知情同意能力评估的目的包括直接目的和间接目的。直接目的是保护精神病人的知情同意权利，间接目的是保护精神病人的身心健康和自由、平等和人格尊严等人身权利。知情同意能力评估是实施代理同意的首要步骤。因为只有依据评估结果相关机构才能确定该精神病人是否需要代理人或者代理人的代理权限。如果评估结果表明，精神病人的知情同意能力完整或者损害程度并不使其决定的信度超出有效范围，那么就无需为其安排代理人。如果评估结果表明，精神病人的知情同意能力的损害程度使其决定信度一定程度上超出有效范围，那么就必须为其安排代理人，但是该代理人的代理权必须予以限制。当精神病人决定信度无效时代理人具有完全代理权，当精神病人决定信度有效时则由代理人提建议，精神病人本人最终决定。为了确保知情同意能力评估结果的准确性，相关评估工作必须由专业化水平较高的具有评估资格的精神医学医疗机构和精神卫生医务人员来执行。由于国内绝大多数基层精神卫生医务人员对于精神病人知情同意能力的评估知识都较为欠缺，因此应该有专业化水平较高的精神卫生医务人员对他们进行培训。评估结果确定以后，精神卫生医务人员应该把结果提供给相关政府或社会部门（如村委会、居委会或其他负责精神病人管理的机构等），使他们能够及时决定精神病人是否需要代理人。只有把知情同意能力评估这个首要步骤的工作做得科学、详尽和谨慎，代理同意原则的实施才能顺利开展，精神病人的知情同意权利和其他人身权利才能得到有效保护。精神病人知情同意能力评估模式包括两大类，即传统评估模式和现代评估模式。

第一，传统评估模式。在精神病人的知情同意能力评估的历史发展过程中，精神卫生医务人员在经验积累和自身观察的基础上总结出了一种较为简单便捷的传统评估模式。传统评估模式指的是精神卫生医务人员凭借自身的医学知识、临床经验和诊断直觉形成的直接对精神病人知情同意能力高低进行判断的方式。概而言之，该模式由"观察—问诊—咨询—判断"四个步骤有机组建。首先，精神卫生医务人员对接诊病人的体态外貌、行为举止、言语表达和思维意志进行观察。在绝大多数情况下，如果病人体态外貌明显异于常人（如奇装异服、眼神空洞等），行为举止明显不合常理（如攻击行为、诳语行为等），言语表达明显不合常态（如含混不清、沉默不语等），思维意志明显不合逻辑（如答非所问、跳跃思维等），医务人员就大致可以判定病人知情同意能力可能存在受损情况。其次，精神卫生医务人员对病人本人就现有病情、既往病史以及其他一般情况（如性别、年龄、婚姻、学历、籍贯等）进行详细问诊。如果病人在回答过程中对病情病史的主诉虽然完成但是真实性不高，医务人员就大致可以判定病人知情同意能力存在受损情况。如果病人在回答过程中对病情病史的主诉不能完成，医务人员就大致可以判定病人知情同意能力完全受损。再次，精神卫生医务人员对接诊病人的代理人（亲属、陪护人员等）进行咨询。由于观察和问诊难以充分掌握病人的疾病信息和社会支持，为了进一步准确判断病人的知情同意能力损害情况，医务人员尽可能详尽地向病人的代理人（亲属或陪护人员）咨询，咨询内容主要为问诊时的相关信息，仔细对照后再一次确定病人的知情同意能力情况。如果二者基本相符或大致相符，那么病人的知情同意能力应该是较为完整的。如果二者基本不符或者完全不符，那么病人的知情同意能力则是受损严重或完全丧失的。因此，医生在门诊与入院时观察与询问患者或者家属及陪护以获取相关信息，与以往的经验进行对比分析，确定患者同意能力的效度，以确保患者的知情同意权利能够有效实现。① 最后，把"观察""问诊"和"咨询"三个环节中的信息结合起来，对病人的知情同意能力进行最终判断。由"观察—问诊—咨询—判断"四大环节组建的传统评估模式"简便易行，操作性强，能够有效提高精神科疾病诊断效率"②，在当前的精神病人知情同意能力评估领域中应用极为广泛。如果精神卫生医务人员临床经验丰富，基础知识扎实，观察问诊认真负责，信息掌握全面，传统评估模式所评估精神病人知情同意能力的结果是较为科学的。正因为如此，在现代精神医学出现之前，传统评估模式在精神病人知情能力评估领域占据绝对性主导地位，在临床治疗与科研中广泛应用。③

第二，现代评估模式。精神病人知情同意能力现代评估模式指的是接受过专业性训练的精神卫生工作人员运用精神病人知情同意能力评估量表或者评估问卷对精神病人的知情同意能力完整程度或者精神病人同意信度高低做出判断的标准化评估方式。现代评估模式的主要操作工具是评估问卷或评估量表。迄今为止，国内外研究者尝试对个体的知情同意能力进行量化评定并研制出 20 种左右相关评定工具，其中国外占 19 种，国内知情同意能力临床评估表占 1 种（Semi-Structured Inventory Competence Assessment，SSICA）。其中最具代表性的包括麦克阿瑟临床治疗知情同意能力研究工具（MacArthur Treatment Competency Research Instruments，MacTC-RI）、麦克阿瑟临床治疗知情同意能力评估工具（MacArthur Competency Assessment Tool Treament，MacCAT-T）、麦克阿瑟临床研究知情同意能力评估工具（MacArthur Competency Assessment Tool-Clinical Research，MacCAT-CR）、加利福尼亚理解能力评定量表（California Scale of Appreciation，CSA）、结构式评定工具知情同意能力定式检查与等级评定表（Structured Interview for Competency/

---

① 刘庆海，李秀玲，詹来英，等 . 知情权和选择权在精神分裂症急性期住院的应用研究 [J] . 精神医学杂志，2008（02）：103 – 106.

② 罗光强，李凌江 . 精神分裂症患者知情同意能力评估模式的伦理分析 [J] . 医学与哲学（人文社会医学版），2010，31（12）：29 – 30 + 38.

③ 罗光强 . 精神分裂症临床干预过程中知情同意问题的伦理研究 [M] . 南宁：广西人民出版社，2017：117.

Incompetency Assessment Testing and Ranking Inventory，SICIATRI）签字同意测评工具（ESC）和国内制定的医学研究知情同意能力评估量表（SACC-CR）与临床治疗知情同意能力评估量表（SACC-CT）。评估标准化是精神病人知情同意能力现代评估模式的主要特征。第一，评估工具标准化。不管是国内还是国外的评估工具，都是严格按照调查问卷和医学量表的规定进行科学设计，既包括封闭式问题，也包括开放式问题，说明详细，格式规范，条目清晰，操作简便，评估时长适中，有较好的信度和效度。第二，工具评估内容精细化，譬如，麦克阿瑟临床研究与治疗能力评估工具（MacCAT-CR）设置 21 个条目（其中包括 5 个开放式问题和 13 个封闭式问题）并配有详细的使用说明，对精神病人的接受力、理解力和判断力都进行了详尽的评估。① 第三，评估步骤标准化。首先，评估步骤包括"填写前讲解—填写中指导—填写后咨询核对—无效问卷剔除—统计分析"五个步骤。填写前评估人员必须对评估问卷或评估量表进行充分讲解，指导精神病人充分理解的基础上才能开始填写，填写中评估人员对精神病人遇到的问题进行指导，填写后咨询精神病人修改意见，调查问卷或量表完成后按标准剔除无效问卷，最后应用统计工具进行分析。不管评估人员如何更换，这些评估步骤都必须严格实施。

相对于传统评估模式来说，精神病人知情同意能力现代评估模式的优点十分明显。第一，评估结论客观准确化。由于评估问卷或量表是由专门研究精神病人知情同意能力的专家在大量实证研究和精密论证的基础上研制而成，它的准确度相对来说是比较科学的。应用此类评估工具进行评估，评估结果的客观性和准确度一般比较高。如 MacCAT-T 和 MacCAT-CR 综合评定了决策能力的 4 个方面，具有良好的信效度，并被研究者在世界范围内广泛应用于精神障碍患者。② 第二，评估行为抗干扰性强。由于评估问卷或量表的内容是固定的，评估程序也是确定的，数据分析也是利用统计学的科学工

---

① 罗光强.精神分裂症临床干预过程中知情同意问题的伦理研究［D］.长沙：中南大学，2010.

② Kim S Y，Caine E D，Currier G W，et al. Assessing the Competence of Persons with Alzheimer's Disease in Providing Informed Consent for Participation in Research［J］. American Journal of Psychiatry，2001，158（5）：712–717.

具，因而外在人为因素很难干扰评估过程。即使评估主体、评估对象和评估环境都完全改变，只要按照现代评估模式的规定程序进行，评估行为都不会对评估结果造成明显影响。第三，评估主体可普及化。现代评估模式对评估主体的医学知识、临床经验和心态情绪的要求不是十分苛刻。现代评估模式克服了传统评估模式对评估主体医学知识、临床经验和心态情绪诉求的严苛性缺陷，使得评估主体得以普及化。只要经过对评估工具和评估规范进行培训，绝大多数的精神卫生人员都可以应用这些评估问卷和量表。在评估结论客观准确化、评估行为抗干扰性强和评估主体可普及化的综合作用下，现代评估模式大大提高了精神病人知情同意能力评估的准确度，有力地保护了精神病人知情同意权利。

现代评估模式也存在一些不足。一方面，在现代评估模式中，经验丰富的权威专家与一般评估人员所获得的结果基本相同，医生的知识水平、经验积累与道德素养的重要性相对退居其次，因而难以得到道德辩护。① 另一方面，现代评估模式的应用较为耗费时间，程序也较为繁杂，不像传统评估模式那样简单易行。当前，我国大多数医疗机构没有普及现代评估模式，很大一部分原因就是该模式在实际应用过程中程序繁杂耗时导致效率不高。

2.2.2.2　精神病人知情同意能力评估模式的伦理评析

第一，追求实体正义是精神病人知情同意能力传统评估模式的伦理价值。

传统评估模式的经验评估方式所内涵伦理价值是以实体正义的方式表现出来的。实体已可称之为本体，是事物最本原的属性，是任何事物的存在的合理性和合道德性的基础。因此，实体正义指的是事物最本原的属性所体现出来的对人类自身存在意义和存在秩序的道德属性。实体正义的展露形式随着领域或环境的变化而变化。精神医学领域精神病人知情同意能力传统评估模式也存在自身的实体正义及其表现形式。就精神病人知情同意能力传统评估模式实体正义本身来说，它表现为精神卫生医务人员极力提升自身精神医学水平、积极树立全心全意为精神病人服务观念的基础上，恪尽职守、合理

① 罗光强，李凌江. 精神分裂症患者知情同意能力评估模式的伦理分析 [J]. 医学与哲学（人文社会医学版），2010，31（12）：29 – 30 + 38.

准确地评估出神病人知情同意能力完整程度，以便充分有效地保护精神病人的身心健康和人身权利。譬如，在传统评估模式的实施过程中，精神科医生如果自身临床诊疗水平非常高，在诊疗目的上充满善意，病史采集和体格检查认真细致，那么这种情境下的传统评估模式的实体正义就得到了充分展露。就精神病人知情同意能力传统评估模式实体正义的表现形式来说，它表现为精神卫生医务人员通过自身经验和水平准确做出评估。因此，对于精神障碍患者知情同意能力的评估，评估工具应该作为临床医生的辅助工具，而不能完全取代临床医生的判断。①

第二，追求程序正义是精神病人知情同意能力现代评估模式的伦理价值。

当代美国著名伦理学家弗兰克纳认为："义务论主张，除了行为或规则的效果的善恶之外，还有其他可以使一个行为或规则成为正当的或应该遵循的理由，这就是行为本身的某种特征，而不是它所实现的价值。"② 弗兰克纳的言下之意就是说，义务论既追求效果的善，也追求过程的善。这种过程的善就是程序正义。在传统评估模式中，精神卫生医务人员把精神病人知情同意能力评估的准确结果视为充满实体正义的道德义务，而对于评估方式、评估步骤和评估环节等程序性的过程却有所忽视。现代评估模式与传统评估模式则有所不同，它在关注评估动机或出发点的基础上更注重评估程序的科学性、合理性和合道德性。依据弗兰克纳的观点，现代评估模式这种对评估程序科学性、合理性和合道德性的追求体现的就是程序正义。③ 精神病人知情同意能力现代评估模式的程序正义主要表现在以下两个方面。第一，体现公开性。"正义不仅应得到实现，而且要以人们看得见的方式加以实现。"④罗尔斯的观点指出了公开性对于程序正义的重要性。以其公开透明的评定程序体现了对程序正义的追求，正是精神病人知情同意能力现代评估模式的道

---

① 黄晶晶，李华芳. 精神障碍患者知情同意能力的评定方法［J］. 中国心理卫生杂志，2015，29（06）：437-441.

② ［美］弗兰克纳. 善的求索［M］. 沈阳：辽宁出版社，1987：31.

③ 罗光强. 精神分裂症临床干预过程中知情同意问题的伦理研究［M］. 南宁：广西人民出版社，2017：147.

④ ［美］罗尔斯. 正义论［M］. 何怀宏，等，译. 北京：中国社会科学出版社，1988：86.

德价值所在。在现代评估模式中，精神病人知情同意能力的评估内容和评估过程都是公开的，评估对象如有意见随时可以表达，代理人（亲属和监护人员）也可以对评估过程进行监督。譬如，精神病人知情同意能力评估量表和问卷文字表达精确，格式规范，条目分明，症状标准、严重标准、病程标准、排除标准都予以详细说明。第二，体现平等性。平等性是程序正义的基本属性。一方面，评估人员和精神病人的地位在现代评估模式精神病人知情同意能力评估量表和问卷的填写过程中是平等的，没有拥有传统评估模式中的权威和决定地位。因为评估人员只是具有介绍说明作用，无权强制要求精神病人接受自己的见解。另一方面，这也促使患者之间的地位日趋平等，因为任何一个患者，不管地位高低，财富多少，都必须按照标准来诊断，其同意能力不可夸大也不可缩小。① 精神病人之间的地位在现代评估模式精神病人知情同意能力评估量表和问卷的填写过程中是平等的。不管精神病人之间的地位、财富以及容貌存在何种差别，他们都必须按照相关要求进行填写，在现代评估模式中精神病人知情同意能力评估工具前都是平等的。

2.3 组建要素与发展历程：精神医学领域中的知情同意原则概述

2.3.1 知情同意原则及其组建要素

2.3.1.1 知情同意原则的内涵阐释

知情同意原则指的是在医务人员提供与疾病治疗或医学研究足够丰富信息、病人充分理解所获信息的基础上，病人完全自由自主地做出是否接受疾病治疗或医学研究决策的医患交往原则。该原则是现当代社会中医疗实践与科学实践（与人体试验相关的实验或试验）所遵循的最基本的伦理原则②，在临床治疗与医学研究中已经得以广泛运用，已经成为判断所有临床治疗活动与医学研究行为是否符合医学伦理规范最为重要的准则，甚至从某种意义上说已经成为现代医学伦理中的黄金法则。与此同时，知情同意原则作为医

---

① 罗光强，李凌江.精神分裂症患者知情同意能力评估模式的伦理分析［J］.医学与哲学（人文社会医学版），2010，31（12）：29－30＋38.

② 聂文军.规范伦理视域下知情同意原则的局限及其补救［J］.湖南师范大学社会科学学报，2013，42（04）：11－15.

疗伦理和相关科学实验的道德原则充分体现了医患关系的平等、研究者和受试者关系的平等，体现了对患者和受试者的道德尊重，呈现出了厚重的道德性质。① 同时，知情同意原则的基本社会功能是防止医务人员的权力滥用、限制医生对病人的权力、授予病人在医疗保健中的决定权。②

　　医学科研中的知情同意原则兴起的最初标志是1947年的《纽伦堡法典》中所确立的受试者"自愿同意"原则。③ 虽然《纽伦堡法典》没有明确提出知情同意的概念，但上述规定显然具备了知情同意原则的一些要素，是医学科研中知情同意原则的先声。④ 第一次明确知情同意问题，并对"治疗性研究"和"非治疗性研究"规定了不同的知情同意要求的文件是《赫尔辛基宣言》。《纽伦堡法典》公布17年以后，第18届世界医学协会联合大会的《赫尔辛基宣言》中就清楚地表明"自愿原则"已经完全适用于临床疾病治疗领域。它规定："参加研究的对象必须是自愿的。"⑤ 如果说《赫尔辛基宣言》对于自愿原则的规定还不够完善的话，那么2005年联合国教科文组织大会通过的《世界生物伦理和人权宣言》就进一步完善了自愿原则的具体细节问题。如该宣言的第6条规定：只有在当事人事先、自愿地做出知情同意后才能实施任何预防性、诊断性或治疗性的医学措施；必要时应征得特许。⑥ 1978年，美国"保护参加生物医学和行为学研究人体实验对象的全国委员会"发布的《贝尔蒙报告》中，医学科研的知情同意原则得到了全面的阐述。⑦

　　知情同意原则由知情原则和同意原则共同组建。知情原则指的是在临床治疗与医学研究过程中医务人员或者医学研究人员应该对病人、实验对象或

---

　　① 聂文军. 规范伦理视域下知情同意原则的局限及其补救［J］. 湖南师范大学社会科学学报，2013，42（04）：11-15.

　　② 聂精保，赵明杰. 知情同意在中国不适用吗——"文化差异论"的认知错误［J］. 医学与哲学，2002（06）：18-22.

　　③ 刘月树. 知情同意原则的中国化：一种生命伦理学视角的转换［J］. 伦理学研究，2013（01）：128-132.

　　④ 刘月树. 知情同意原则的起源与发展［J］. 医学与哲学（A），2012，33（05）：17-19.

　　⑤ 参见《赫尔辛基宣言》。

　　⑥ 参见《世界生物伦理和人权宣言》。

　　⑦ 刘月树. 知情同意原则的中国化：一种生命伦理学视角的转换［J］. 伦理学研究，2013（01）：128-132.

者上述人员的代理人充分提供与疾病治疗与医学研究相关的信息的医学伦理原则。知情的内容十分丰富，主要包括两大内容。第一，必需的疾病信息。具体来说就是，医务人员告知病人病情和治疗情况、保守或风险治疗的优缺点、疾病治疗预后情况理想程度、医疗费用的支付方式和报销比例、医学研究的风险与获益、拒绝参与研究的无影响性等。第二，医务人员向病人、实验对象或者上述人员的代理人充分提供与疾病治疗与医学研究相关的信息，同时也应该帮助病人、实验对象或者上述人员的代理人掌握做出正确决定的技能技巧。譬如，对病人、实验对象或者上述人员的代理人进行临床治疗和医学研究决策能力培训。当然，告知与帮助这两大内容的顺序可以灵活调整，既可以先告知再培训，也可以先培训再告知。孰先孰后取决于病人、实验对象或者上述人员的代理人对疾病或研究的熟悉程度。

从理论上来说，知情原则的关键点在于病人、实验对象或者上述人员的代理人真正理解医务人员的告知内容，做到真正知情。之所以"真正知情"如此重要，是因为知情同意原则的德性伦理基础来源于人对自身的终极决定权，而病人的身体、人格永远属于他自己。① 当前我国存在的问题主要在于很多情况下病人、实验对象或者上述人员的代理人并未做到真正知情。譬如，医务人员为做到"尊重自主权"所要求的客观中立也不得不在医疗决策中最大限度地放弃自身的价值立场，知情同意也就在某种程度上成为了一种空泛的形式。② 也有人认为，"在同意层面，为追求程序的合法性而放弃了医生的告知义务，忽视了患者对信息的实质理解。"③ 因而，即使知情步骤已完成，后来出现医患纠纷的时候，病人方面第一个反驳意见就是提出"我不理解你们所讲的，我又不是医生"，知情原则一落实就沦为空谈。为了确保知情原则在医学研究中得到有效落实，世界第一部医学研究伦理文件——《纽伦堡法典》就明确规定：对于试验的项目有充分的知识和理解，足以做出肯定决定之前，必须让他（指实验对象）知道试验的性质、期限

---

① 张英涛，孙福川. 论知情同意的中国本土化——中国文化视野中的知情同意走向 [J]. 医学与哲学，2004，25（9）：12 – 15.

② 刘月树. 知情同意原则的中国化：一种生命伦理学视角的转换 [J]. 伦理学研究，2013（01）：128 – 132.

③ 陈化. 知情同意在中国医疗实践中的介入：问题与出路? [J]. 中州学刊，2015（6）：94 – 99.

和目的。①

　　同意原则指的是在医患交往领域，病人、实验对象或者上述人员的代理人自由自主地做出是否接受疾病治疗或者医学研究的医学伦理原则。同意原则的关键点是"完全自愿"。它要求病人、实验对象或者上述人员的代理人同意决定的做出必须是完全自主的。如果存在任何外力的胁迫、利诱或者强制，即使病人、实验对象或者上述人员的代理人做出同意决定，这个决定也是无效的。因此，著名的医学伦理研究人员芒森认为，简单地用"是"或"否"来作为同意权给予患者、受试者或者他们的家属是难以行得通。因此，为了确保同意原则能够有效落实，国际医学伦理组织制定了一系列制度规范。世界第一部医学研究伦理文件——《纽伦堡法典》第一条就明确规定："受试者的自愿同意绝对必要。"② 当然，我们也要知道，虽然《纽伦堡法典》对于"自愿原则"的重视主要用于医学研究领域，但是它却对后来世界范围内医学临床疾病治疗中知情同意原则的制定具有决定性的指导意义。可以说没有《纽伦堡法典》对于"自愿原则"的规定，医患交往中的知情同意原则基本上难以形成。因此，相对于知情原则来说，同意原则的内容虽然简单，但是地位却比知情原则重要得多。从逻辑上来说，知情原则是前提性的，而同意原则则是目的性的。知情原则之所以具有存在论层面的意义，就是因为它能够使同意原则得以实现。

2.3.1.2　知情同意的四大组建要素

　　第一，"信息告知"是现代医学针对医务人员而设计的体现医患疾病诊断地位平等的医患交往程序。它的形式目的是确保病人、实验对象或代理人做出同意与否决策时能够拥有足够丰富的依据，根本目的是维护病人的道德权利和健康权益。如果从逻辑内涵来分析，"信息告知"的媒介（或中介）是医务人员，接受客体是病人、实验对象或代理人。但是，如果从接受者——病人、实验对象或代理人的角度来分析，信息接受的主体便转变为病人、实验对象或代理人，医务人员不再是主体而是变成了接受客体。那么，为什么会出现同一个行为的主客体会发生如此明显的反差呢？根本原因在于

---

① 参见《纽伦堡法典》。
② 参见《纽伦堡法典》。

当同一主体所承担的道德义务不同时，它的角色地位就会发生转化。当人们强调"信息告知"行为所内含的道德义务时，医务人员就成为这一行为的主体。当人们强调道德权利时，"信息告知"行为的主体转化为病人、实验对象或代理人。

"信息告知"是病人、实验对象或代理人参与疾病诊疗或者医学研究过程中确保其道德权益和健康权利得以充分实现的关键步骤。从实现程序来讲，如果没有知情这一步骤，"信息告知"是一种实体性程序。也就是说，不管疾病情况如何、不管医学实验难度如何，也不管其他情况如何，这一程序都必须按质按量、扎扎实实地完成。如果这一程序不严格到位，病人、实验对象或代理人的信息获知就不可能充分，后面的同意程序就等同于虚设，毫无意义。因为在没有充分知情的情况下，在没有足够丰富的信息准备的情况下，病人、实验对象或代理人所做的任何决定都将缺乏信度和效度。然而，不管在临床实践还是医学研究中，纯形式层面的告知并不缺乏，但是告知的语词、方式流变为晦涩难懂的专业术语，甚至是缺乏情感色彩的文字。① 因此，信息告知必须要成为医务人员的道德义务而不是纯粹的法律形式。当"信息告知"成为医务人员不可推卸的道德义务时，病人、实验对象或代理人随即获得了医学、医务人员以及社会舆论的尊重，同时也标志着现代医学与现代文明之间的关联性处于人们的理想预期状态。随着现代医学和现代医患交往伦理的完善与充实，"信息告知"义务逐渐跨越伦理边界进入法学领域，得到了法律的认同。世界各国都在或紧或慢地把医生的告知义务载入法律条文，如我国的《医疗机构管理条例实施细则》就明确规定了患者知情权与医生的告知义务。②

第二，"信息理解"指的是医务人员在实施知情同意过程中使病人、实验对象或代理人对所告知的与疾病治疗或医学研究相关的信息的充分知晓与领悟的医患交往诉求。由于疾病治疗和医学研究都涉及专业性非常强的知识，病人、实验对象或代理人都是非医学专业人员，对医务人员告知的信息

---

① 陈化. 知情同意在中国医疗实践中的介入：问题与出路？［J］. 中州学刊，2015（6）：94－99.

② 《医疗机构管理条例实施细则》第 62 条中规定：医疗机构应当尊重患者对自己的病情、诊断、治疗的知情权利。在实施手术、特殊检查、特殊治疗时，应当向患者做必要的解释。因实施保护性医疗措施不宜向患者说明情况的，应当将有关情况通知患者家属。

一般都难以在短时间内充分理解或领悟。如果医务人员仅仅在形式上或程序上完成"信息告知",而病人、实验对象或代理人对所接收的信息茫然无知,这种"信息告知"也是毫无意义的。因此,"信息理解"对于知情同意原则的实现来说也具有举足轻重的作用。但是,有一点我们必须了解。那就是"信息理解"对于知情同意原则实现的举足轻重作用并不意味着它与"信息告知"要素一样具有同等的程序地位。与"信息告知"不同的是,"信息理解"这一要素本身不具备独立性,必须依附于"信息告知"要素,是现代医学为了确保医患交往过程中知情同意的第一个组建要素——"信息告知"得以真正实现而设置的补充性或外围性程序。言下之意就是说,"信息理解"要素作为医患交往程序不是确定不变的,不是程式化的。如果病人、实验对象或代理人对医务人员所告知的信息非常难以理解,那么"信息理解"要素就必须强化或者说"信息理解"要素的实现需要充分延长。如果病人、实验对象或代理人对医务人员所告知的信息早已了然于胸,那么"信息理解"要素就可以极为简化或者说"信息理解"要素的实现时间可以充分缩减。

"信息理解"要素的实现程度与两种因素相关。第一,它主要与告知主体——医务人员相关。医务人员对于"信息理解"要素的实现程度起着决定性的作用。信息告知的方式、态度、氛围、时间以及详细程度等与"信息理解"要素的实现程度的关联性十分紧密。告知方式越灵活、告知态度越温和、告知氛围越融洽、告知时间越长久、告知内容越详细,病人、实验对象或代理人就越容易理解和接受,"信息理解"要素的实现程度就越高。因而,为了提高"信息理解"要素的实现程度,医务人员应该在告知方式、态度、氛围、时间以及详细程度上着力。第二,它一定程度上也与病人、实验对象或代理人的受教育程度、心态、情绪等因素密切相关。病人、实验对象或代理人的受教育程度越高、心态越良好、情绪越稳定,"信息理解"要素的实现程度也会越高。当病人、实验对象或代理人的受教育程度不高、心态不好、情绪不稳定时,医务人员就应当想办法对他们进行相关医学知识的培训,调整他们紧张害怕的心态,缓解他们焦虑不安的情绪。

第三,"自由同意"指的是病人、实验对象或代理人在充分理解疾病治疗或医学研究相关的信息的基础上自由自主地做出参与疾病治疗和医学研究与否决定的医患交往程序。由于疾病治疗和医学研究都关涉到病人和实验对象的身体健康和人格尊严等核心利益，这些核心利益的保护或放弃都必须由病人和实验对象或者他们的代理人来决定，因此，"自由同意"的主体只能是病人、实验对象或代理人。"自由同意"是知情同意原则第一要素——"信息告知"和知情同意原则第二要素——"信息理解"的目的。虽然"信息告知"相对于"信息理解"来说具有主体性，但相对于"自由同意"这一要素来说，它又失去了主体性，只具有从属性。也就是说，如果"信息告知"和"信息理解"不是以"自由同意"为目的，它具有自身的完全自洽性，那么知情同意原则就失去了现代医学伦理的意蕴，医患交往又回到传统医学模式所限定的医患地位不平等的状态之中。换句话说就是，如果"信息告知"和"信息理解"不是以"自由同意"为目的，医学将重新沦陷到传统医学模式中去，病人将会失去健康和尊严的自我决定权。

"自由同意"这一要素包含两层含义。第一，"自由同意"中的"同意"诉求要求病人和实验对象参与的现代医疗诊治和医学研究的进行和开展必须在病人、实验对象或代理人表示同意的基础上才能得以允许。当然，同意的形式可以有不同的表达方式，可以由病人、实验对象亲笔签字同意，也可以由代理人签字同意。尽管不同的科室或者说不同的疾病谱系其知情同意书的内容不同，但是不管怎样，病人、实验对象或代理人的"自由同意"必须是亲笔签字，口头同意或临时请人代签绝对不符合程序规定。第二，"自由同意"中的"自由"这一诉求要求现代医疗诊治和医学研究必须尊重病人、实验对象或代理人的充分自主性。① 它体现了现代医学对病人、实验对象或代理人平等地位的尊重，也充分体现了病人和实验对象对自身道德权利和健康权益的决定权或主宰权。那么要如何才能做到病人、实验对象或代理人在做出决策时完全处于自由状态呢？要完全实现自由状态，以下两个层面必须引起重视。第一层面，病人、实验对象或代理人做决定时所受到的显

① 注：这种自主性并非指患者对于医生提出的治疗方案简单地给予"是"与"否"的表态，而是患者综合自身实际情况后对各项方案的优劣进行判断并抉择。在西方，一个完全行为能力的病人具有医疗决定的最终权威，每个人都要为自己的选择承担责任。在中国，病人的临床决策由家庭做出，或者说家庭才是医疗选择的最终决策者（参见陈化《知情同意在中国医疗实践中的介入：问题与出路》一文）。

性外在强力必须得以避免。所谓显性的外在强力指的是对人的生命财产安全形成明显威胁的力量，如压力、威逼或胁迫等。病人、实验对象或代理人做出是否参与疾病诊治或医学研究的决定时，不能够对其施加任何外在的压力、威逼或胁迫。如果病人、实验对象或代理人感觉到外在的压力、威逼或胁迫存，他做决定时就会过多考虑自身的安全和利益损害问题而不是考虑病人或实验对象的安全和利益。这样，所做出的决策就会不利于病人和实验对象。第二，必须排除隐性的外在压力给病人、实验对象或代理人带来的难以抗拒的诱惑。所谓隐性的外在压力指的是金钱、待遇、地位、荣誉等能给压力承受者带来诱惑而使其做出错误决定的力量。在病人、实验对象或代理人做出是否参与疾病治疗或医学研究的决定时，医务人员或研究人员不能够提供或描述金钱、待遇、地位或者荣誉等易于诱使上述人员做出错误决定。如果要给予病人、实验对象或代理人一定的物质性或精神性的补偿，也必须在法律制度允许的范围之内。

第四，"同意能力"。"同意能力"是知情同意原则得以实现的第四个组建要素。它指的是病人或实验对象做出参加疾病治疗或医学研究决定时所表现出来的综合素质或者心智状况。综合素质或者心智状况良好，决定的信度和效度高，则表明其同意能力高。综合素质或者心智状况糟糕，决定的信度和效度缺乏，则表明其同意能力低。在绝大多数情况下，病人或实验对象的"同意能力"是完整的。但是，在某些特殊情况下，病人或实验对象的"同意能力"则是不完整的，如重型精神病人、尚未达到法定责任年龄的小孩、神志不清的重病患者等。从医学的角度来说，知情同意能力与自知力的含义基本相似，在知情同意能力评估量表尚未问世之前，就是通过对病人或实验对象的自知力测评来判断其知情同意能力的。"同意能力"之所以能够成为知情同意原则的组建要素，主要有以下几点原因。第一是为了确保知情同意原则实现的公平性。一般情况下，病人或实验对象是正常人，具有知情同意能力，所做的决定信度和效度与他们的心智状态基本一致，通过自身能力能够较好地保护好自我权益。采信这些人的决定，相对于保护他们的权益来说较为公平的。然而，在个别情况下，一些病人或实验对象的知情同意能力受损或丧失，他们所做的决定信度和效度与他们的心智状态基本失衡，仅仅通过自身能力难以保护好自我权益。如果采信这些同意能力受损或丧失的病人或实验对象的决定相对于保护他们的权益来说是则是不公平的。第二是为了确保知情同意原则的实现避免陷入形式化。如果仅仅凭借"知情"和"同意"两个程序的履行就认定知情同意原则得以实现，这种判断就完全可能陷入形式主义，因为医务人员或研究人员完全有可能对一些缺乏知情同意能力的病人或实验对象进行威逼利诱，不管他们是否知情、是否真正自愿同意，都可以让他们签字表示同意。甚至在某些极端情况下还可以忽略这个程序直接代替病人或实验对象签字同意。

"同意能力"相对于"信息告知""信息理解"和"自由同意"三个组建要素来说有其特异性，即实施优先性。虽然，从重要性的逻辑排序来说它排在最后，但是在具体实施知情同意原则时，首先进行的步骤不是医务人员的"信息告知"，而是首先对病人或实验对象进行同意能力的评估。那么为什么会出现这个现象，或者说"同意能力"评估为什么具有优先性呢？主要原因在于这种操作模式可以提高疾病诊疗或医学实验过程中知情同意原则落实的效率。在病人或实验对象的同意能力是否完整尚未清楚的情况下，医务人员按部就班地履行告知和同意的程序，结果最后却发现这些病人或实验对象根本上不具备接受信息和做出有效决定的能力，这样就会严重降低知情同意原则的实现效率。因此，在一般情况下，"同意能力"这一组件要素的实现往往放置在知情同意原则贯彻落实的第一步，即首先对病人或实验对象的同意能力进行判断，再进行告知和同意步骤。这样就能避免不必要的麻烦，提高知情同意原则的实施效率。因此，医务人员或者实验人员在征求病人或实验对象的知情同意时，首先要考虑到的并不应该是医务人员如何去告知信息，而是首先应该考虑病人或实验对象的同意能力问题或者决定的信度效度问题。如果评估结果表明患病人或实验对象的同意能力完整，那么他们所做出的决定或者签署的知情同意书就具有法律和道德效力。如果评估结果表明患病人或实验对象的同意能力受损较重或者完全丧失，那么他们的决定或者签署的知情同意书就缺乏法律和道德效力。这种情况下，为了保护病人或实验对象的基本权益，寻找代理人签署知情同意书、帮助他们行使知情同意权利就成为落实知情同意原则最为紧要的任务。

2.3.2 知情同意原则的理论地位与源流辩证

2.3.2.1 知情同意原则的理论地位

知情同意作为医学伦理原则体现了现代医学对人的权利和地位的重视提高到了新的高度。现代生物—心理—社会医学模式与传统医学模式相比，一个最为显著的特征就是病人在疾病治疗过程中诊疗地位的急剧提高。传统医学模式，无论是神灵主义医学模式、自然主义医学模式还是近代的生物医学模式，从医患交往权利分配公正性来讲，这些模式本质上都属于"主—仆"模式。在医患交往的"主—仆"模式中，医务人员因属于权利支配方而享受"主人"地位，病人因属于权利被支配方而处于"仆人"地位。在现代医学模式中，医患交往权利分配的"主—仆"模式日渐消隐，病人从医务人员那里获得了比以前传统模式多得多的权利，甚至从理论上来说取得了与医务人员基本同等的诊疗地位。也就是说，在现代医学模式中，病人的权利大到可以同意或拒绝治疗方案这一基本等同于医务人员对等权利的程度。这种权利是什么呢？它就是知情同意权。

从伦理学的角度来说，知情权利的获得体现了病人的人格尊严在疾病诊疗过程得到了应有的关注和尊重，同意权利的获得体现了病人的思想和意志自由在疾病诊疗过程得到了应有的关注和尊重。人格尊严和意志自由是人之为人最为根本的判断依据。一个人拥有人格尊严和意志自由，那它就是一个完全意义上的社会人。一个人失去人格尊严和意志自由（法律宣布剥夺除外），那它就不是一个完全意义上的社会人，就是一个生物属性维度的自然人。那么如何才能确保病人知情同意在疾病诊疗过程中顺利实现呢？一个重要的做法就是把它原则化（抑或准则化）。在二战结束后的纽伦堡医学审判中，知情同意就以原则的形式得以确立。《纽伦堡法典》的第一条就明确规定：受试者的知情同意绝对必要。① 虽然知情同意原则最早是对医学研究领域实验对象权利的保护，但随后不久就逐渐普及到医学各领域中。知情同意权利的获得标志着病人突破传统医学模式家长主义似的束缚，获得了作为具有与常人一样的人格尊严和意志自由权利的社会人地位。这一点提示：在我

---

① 参见《纽伦堡法典》。

国传统医疗文化语境中，要对病人家属代行知情同意权做出明确而具体的规定，必须重点讲清家属代行知情同意权的合理性和条件性以及不能损害病人本人及其知情同意权这个前提。①

2.3.2.2 知情同意原则的源流辩证

美国生命伦理学家芳登（Faden）和比彻姆（Beauchamp）在《知情同意的历史与理论》一书中提出，知情同意原则在医疗实践和医学科研两个领域有着各自独立又相互影响的发展历程。② 然而，知情同意原则究竟是形成于现代医学模式时期还是传统医学模式时期，不同的人有不同的见解。有人认为它的形成是一个日渐累积的过程，传统的医学模式的演变历史就是知情同意原则萌芽和形成的历程。观今宜鉴古，无古不成今。把知情同意原则的产生与西方古代医学的形成发展建立有机联系是一种客观理性的研究态度。但是，人们要注意的是，这种客观理性的研究态度并不就等于该原则就直接产生形成于西方古代医学时期。如果硬是要把二者之间建立一种稳固的联系就只能这样描述，即知情同意原则的形成与病人长期以来在与剥夺或忽视病人人格尊严和自由意志的传统医学模式的抗争息息相关。譬如，有研究者认为，西方20世纪前漫长的医患交往史就是一部病人"沉默"史，医生在制定诊疗方案时具有权威性，病人无权进行任何诉求或干预。③ 因此，知情同意原则形成于传统医学模式时期的观点还是值得商榷的。

知情同意原则产生形成于现代生物—心理—社会医学模式作为医患交往基本环境的医患权利公平配置呼声强烈的历史时期。这一时期，人们对人格尊严、意志自由与身心健康之间的关系进行柏拉图追问式的反思，逐渐认识到人们的自我价值认知（如"我"是中心还是"他者"是中心）、社会观念（如家庭是和睦的还是离乱的）和心理状态（如性格是开朗的还是封闭的）等非生物性因素也是疾病产生的重要因素。如果在疾病诊疗过程中，医务人员违背病人意志，剥夺病人自由或者损害病人尊严，客观上就等于以

---

① 张英涛，孙福川. 论知情同意的中国本土化——中国文化视野中的知情同意走向 [J]. 医学与哲学，2004，25（9）：12-15.

② 刘月树. 知情同意原则的中国化：一种生命伦理学视角的转换 [J]. 伦理学研究，2013（01）：128-132.

③ 朱伟. 中国文化环境中的知情同意：理论与实践 [D]. 武汉：华中科技大学，2007.

使病人遭受精神创伤的代价来诊治另一种肉体疾病，这种疾病诊疗的社会进步意义就不大了。为了尽量避免上述现象发生，知情同意原则就应运而生。迄今为止，知情同意原则已经成为广为接受的规范疾病治疗和人体研究行为的最为重要的道德原则之一。譬如，日本厚生省于1989年10月公布的《医药品临床试验实施基准》规定，实施治疗之际，被试验者的同意为必要不可欠缺的条件，口头同意的应以书面记录保存。① 现代医学与生命伦理学的发展成果表明，知情同意原则对医疗卫生领域医务人员、科研人员行为的规范，对病人身心健康和伦理权益的维护发挥了重要作用。

当然，我们也要一分为二地看待医学领域知情同意原则的产生与传统医学模式产生、形成和发展之间的关系。知情同意原则虽然没有直接萌芽于传统医学模式之中，但传统医学模式还是对该原则的萌芽产生了一定的影响。在古代神灵主义医学模式时期，医患之间的交往隐隐约约渗透着知情同意的因素，知情同意对医患交往或多或少地产生了间接性的作用。譬如，达拉·沃贾考察知情同意的历史流变时发现，医疗卫生保健领域中医生对知情同意的关注可以追溯到古希腊和古罗马的拜占庭帝国时期。② 但是，他对这种知情同意与现代医学模式中的知情同意做了区分，认为拜占庭帝国时期的医务人员在疾病治疗过程中征求患者的同意也许是出于礼节或是害怕承担失败后果，而现代医学模式中的知情同意原则是医务人员主动地遵守规范、尊重患者在疾病治疗过程中的平等地位。由于古代西方医务人员的所谓知情同意并不包含我们今天所理解的平等、尊重等因素，因此把知情同意原则判断为传统医学模式的直接产物还是较为轻率的，不过把知情同意原则与管带医学模式联系起来分析的思路和态度还是可取的。

学术界还有另外一种较为流行的观点，即知情同意原则的形成与二战以后的纽伦堡审判直接有关。譬如，有人认为知情同意权作为病人的权利早在二战后就得到了法律保障，西方国家也普遍认为尊重当事人的意志应该成为医学领域的一项基本原则。这种解读并不完全准确，纽伦堡审判只是对医学人体研究做出"知情同意绝对必要"的要求，并未就医学诊疗的知情同意

---

① 陈秀丽，陈伟，袁江帆. 医疗知情同意的历史和现状［J］. 中国医院，2011，15（3）：13－15.
② 朱伟. 中国文化环境中的知情同意：理论与实践［D］. 武汉：华中科技大学，2007.

问题做出决议。真正催生医学领域原则普及和推广的是 20 世纪中后期以美国为代表的病人权利运动的蓬勃兴起。1970 年美国全美福利权益组织起草文件提出全面尊重病人权利的具体条款。在这些条款中明确声明：新的医院标准必须强调病人自愿参与教学和研究计划，必须清楚认识到知情同意的必要性，必须与病人进行有效的交流。如果医院不符合该委员会的标准，病人由于医疗疏忽而受到损害，陪审团可以判医院事故罪。①

2.3.3　精神医学领域知情同意原则的发展历程

2.3.3.1　《纽伦堡法典》：精神医学领域知情同意原则的发轫

作为具有共性的伦理规范，精神医学领域中的知情同意原则发轫于《纽伦堡法典》的颁布。自 1946 年知情同意原则在《纽伦堡法典》中被明确提出和阐释后就成为世界医学界公认的医学伦理道德。② 《纽伦堡法典》第一条明确指出："受试者的自愿同意绝对必要。"③ 虽然《纽伦堡法典》关于"知情同意绝对必要"内容是针对医学领域人体试验而制定的，但是后来世界各国医疗卫生领域有关知情同意方面的所有规范、准则或原则都是依据《纽伦堡法典》对"知情同意绝对必要"这一问题的强调而来的。毫无疑问，精神医学领域的知情同意原则也发轫于《纽伦堡法典》。

然而，有人会存在疑问，为什么精神医学领域的知情同意原则发轫于《纽伦堡法典》呢？因为《纽伦堡法典》的内容与精神病人的知情同意不存在直接关联，最多也只能说是相关而已。对这个问题的回答我们要了解一下《纽伦堡法典》的出台背景。众所周知，第二次世界大战结束后，1946 年同

---

① 张敏智，朱凤春. 病人权利概论 [M]. 大连：大连出版社，2001.
② 孟竞玲. 知情同意的中国式困境分析 [J]. 医学与社会，2011，24（7）：71－72，78.
③ 注：《纽伦堡法典》第一条的详细内容为：受试者的自愿同意绝对必要。这意味着接受试验的人有同意的合法权利；应该处于有选择自由的地位，不受任何势力的干涉、欺骗、蒙蔽、挟持、哄骗或者其他某种隐蔽形式的压制或强迫；对于试验的项目有充分的知识和理解，足以做出肯定决定之前，必须让他知道试验的性质、期限和目的；试验方法及采取的手段；可以预料得到的不便和危险，对其健康或可能参与实验的人的影响。确保同意的质量的义务和责任，落在每个发起、指导和从事这个实验的个人身上。这只是一种个人的义务和责任，并不是代表别人，自己却可以逍遥法外。

盟国对德国法西斯战犯进行了闻名世界的纽伦堡大审判①。人们总是以为纽伦堡大审判纯粹是一场军事审判。实则不然，纽伦堡大审判虽然主要是军事审判，但是除军事审判之外还有另一场审判，即医学审判。纽伦堡医学审判主要针对臭名昭著的纳粹人体试验的研究人员进行审判。沦为纳粹人体试验对象的不仅有战俘、被定位为劣等民族的人、酗酒者以及癌症患者，同时还包括精神病人。纳粹人体试验研究人员把犹太人和精神病人定位为"不值得活下去的生命"，对他们进行了惨无人道的人体试验。因此，从这一层面来理解，精神医学领域的知情同意原则发轫于《纽伦堡法典》是很有道理的。不过，我们也要客观理性地认识到，知情同意原则虽然发轫于《纽伦堡法典》，但并不能就简单地认为，《纽伦堡法典》对精神医学领域如何具体落实实施知情同意原则具有直接的指导意义。《纽伦堡法典》"受试者的自愿同意绝对必要"只是一种高屋建瓴式的宏观指导，并不是临床实践中的操作规范或操作指南。如果不把它予以规范化或者制度化，在临床治疗中它就会陷入过于笼统的状态而失去实际作用。

2.3.3.2　《夏威夷宣言》：知情同意原则在精神医学领域中的系统性展开

20世纪50年代以后，《纽伦堡法典》的规范作用在逐步从医学研究领域拓展到临床医学治疗领域，不同的临床医学部门都针对各自自身特征做了专门的知情同意规范。20世纪70年代之前，精神医学领域要么没有落实知情同意原则，要么采用其他临床治疗领域的知情同意规范作为装饰或摆设。利用精神病学概念、知识和技术做出违反人道主义的事情案例时有出现，例如二战期间一些国家政府滥用精神病学知识和技术，施以医疗暴行。② 尤其是在纳粹德国，从1939年到1945年有近18万精神病患者被杀，而这些有

---

① 纽伦堡审判（又称欧洲国际军事法庭）指的是1945年11月21日至1946年10月1日间，由第二次世界大战战胜国对欧洲轴心国的军事、政治和经济领袖进行的数十次军事审判。由于审判主要在德国纽伦堡进行，故总称为纽伦堡审判。这场审判中的被告共计22名，均为纳粹德国的军政首领。另外包括德国内阁在内的6个组织也被调查和判决，其中3个判决为犯罪组织，另外3个则无罪。除了这22名被告和6个团体外，其余被告均在1946年至1949年接受美国军事法庭审判调查，即纽伦堡后续审判。

② 李亚琼，谢侃侃，李艳，等. 从《夏威夷宣言》到《马德里宣言》[J]. 临床精神医学杂志，2011，21（05）：356－357.

违人道的行为竟被冠以"安乐死计划"的名字。① 20 世纪 70 年代以后，人们逐渐认识到精神卫生伦理建设的重要性，意识到对精神病人道德权利的保护与疾病治疗同样很重要。随着对精神疾病的深入了解，人们发现很多精神病人本来具有的知情同意能力却被强行剥夺了，这对于精神病人来说是极为不公平的。为了充分有效地保护精神病人的道德权益，1977 年，在美国夏威夷召开的第六届世界精神病学大会上专门对精神医学领域中的知情同意问题进行讨论，并颁布《夏威夷宣言》——《关于精神病医学伦理的原则》，作为全世界精神医学工作者、研究者必须遵守的指导和规范。② 《夏威夷宣言》提出的基本伦理原则和后来影响极大的生命伦理学"四大原则"相类似，即尊重自主原则、不伤害原则、有利原则和公正原则。③

2.3.3.3 《马德里宣言》：知情同意原则在精神医学领域的补充与完善

从"信息告知"到"信息理解"再到"自由同意"，《夏威夷宣言》对于精神病人知情同意权利的系统性保护起到了重要作用。然而，虽然知情同意原则应用在精神医学领域中持续深化，但是不久以后，一些问题又逐渐显

---

① Cranach M. The Killing of Psychiatric Patients in Nazi-Germany between 1939—1945 ［R］. Arztlicher Direktor：Israel Psychiatric Association，2001.

② 注：《夏威夷宣言》的指导和规范主要表现在以下三个方面：首先，《夏威夷宣言》在人类医学发展史上首次展露了精神医学领域对精神病人知情同意权利的绝对重视。在精神医学发展史上，虽然偶尔有研究者或者医务人员提到过精神病人的知情同意权问题，但都只是个别案例，没有引起人们的足够关注。《夏威夷宣言》的发表首次体现了对精神病人知情同意的绝对重视。该宣言总共 10 条要求，其中有 8 条（3、4、5、6、7、8、9、10）与知情同意原则相关。其次，《夏威夷宣言》对精神医学领域中知情同意原则的实施做了初步性规定。譬如，第 3 条讲的是病人同意或代理同意问题，第 4、7 条讲的是信息告知问题，第 5 条讲的是代理同意的实施条件问题，第 6 条讲的是强制治疗中的知情同意问题，第 8、9、10 条讲的是知情同意与信息保密、教学和研究的问题。再次，《夏威夷宣言》对知情同意原则的实施要素做了完整的规定。知情同意包括信息告知、信息理解、病人同意和同意能力四大要素。《夏威夷宣言》对信息告知、信息理解、病人同意三大要素的实施做了较为详细的规定。譬如：第 3 条把知情同意作为医患双方的建立关系的必要前提，指出"病人与精神科医生的治疗关系应建立在彼此同意的基础上"。第 4 条对医生的告知问题做了阐释，指出"精神科医生应把病情的性质、拟做出的诊断、治疗措施（包括可能的变化）以及愈后告知病人"。第 5 条对精神病人的同意权利的保护进行了强调，认为"不能对病人进行违反其本人意愿的治疗，除非病人因病重不能表达自己的意愿，或对旁人构成严重威胁"。第 6 条对强制治疗的知情同意实施的具体细节进行了补充说明，指出"当强制治疗不再具备前提条件时就应该释放病人，除非病人自愿继续接受强制治疗"。

③ 杨建兵，李恩昌. 医学伦理学发展溯源——写在新中国医学伦理研究 30 周年前夕之一［J］. 中国医学伦理学，2008，21（06）：17 - 19.

露了出来。随着人权运动的浪潮，社会态度不断变迁，以及科学技术的发展，精神医学面临安乐死、拷问、执行死刑、性别选择和器官移植等更多新的伦理挑战。① 譬如，精神疾病诊治过程中医务人员和病人的关系到底是双方合作关系还是单方指导关系？医务人员与代理人之间谁应该更为主动地保护病人的知情同意权利？怎样对精神病人进行评估？这些问题不解决，很多情况下精神病人的权利保护又沦为空话，没起到实质作用。为了弥补《夏威夷宣言》对精神病人知情同意权利保护的不足和缺漏，经过社会各界近20 年的努力，精神病人知情同意权利保护的不足问题在 1996 年世界精神病学协会的《马德里宣言》中终于得以基本解决。虽然还有一些特殊领域的问题，1999 年世界精神病学协会在德国汉堡通过的"特殊的道德准则——《马德里宣言》的补充"这一文件中也做了较好的完善。主要表现为以下四个方面。

第一，《马德里宣言》明确了精神疾病诊治过程中医务人员和病人的关系是一种合作关系。该宣言的第 3 点指出，"在治疗过程中，病人应该被正当地看作是合作伙伴。治疗者与病人的关系必须以相互信任和尊重为基础，让病人自由地和知情地做决定。"② 这就清楚地告诉人们，精神医生和精神病人是合作关系、是朋友关系，而不是监管和被监管、控制和被控制或者是敌对关系。《马德里宣言》确认精神疾病的治疗对双方都有利，而不是以往那样认为这种治疗只对病人有利，医生属于旁观者。第二，《马德里宣言》对精神病人知情同意权利的实现过程中医务人员与代理人之间谁更应该表现出主动性问题进行了解答，提出了医生主动观。该宣言的第 3 点指出，"当病人由于患精神病不能做出适当判断时，精神科医生应当与家属商量。"③ 从文中可以分析出，是医生而不是病人家属就精神病人知情同意权利保护问题主动做出反应。第三，《马德里宣言》对精神病人评估过程中"告知"的优先性做出了说明。《夏威夷宣言》实施以后，精神医学研究领域逐渐开展对精神病人进行评估，但是这种评估绝大多数情况下都没有详细告知精神病

---

① 李亚琼，谢侃侃，李艳，等. 从《夏威夷宣言》到《马德里宣言》［J］. 临床精神医学杂志，2011，21（05）：356－357.
② 参见《马德里宣言》。
③ 参见《马德里宣言》。

人本人或者代理人，导致一些不必要的对精神病人的二次伤害。为了规范精神病人的评估行为，《马德里宣言》对评估的优先性做出了一些规定。它指出，"如需要对某人进行评估时，精神科医生的责任首先是要向被评估者说明这一干预的目的、结果的用途以及这一评估可能带来的影响。当精神科医生处于一种第三人的位置时，这样做就显得尤为重要。"① 第四，《马德里宣言》对一些特殊情况下（如器官捐赠、遗传研究等）的知情同意问题做出了具体规定。②

---

① 参见《马德里宣言》。

② 注：《马德里宣言》关于器官捐赠、遗传研究过程中知情同意问题的具体规定主要如下：（1）"精神科医生在器官移植问题上的职责是要阐明器官捐赠相关问题以及提供有关宗教、文化、社会和家庭因素的意见，以保证所有相关人员都能做出知情的和适当的决定。精神科医生不应作为病人的决策代言人，也不应运用心理治疗技术来影响病人对这些事情的决定。精神科医生应致力于尽可能充分地保护病人并帮助他们发挥自主作用。"（2）1999 年世界精神病学协会在德国汉堡通过的文件——"特殊的道德准则——《马德里宣言》的补充"中指出："精神科医生应当保证：参加遗传研究的人和他们的家属要获得充分的知情同意；他们拥有的任何遗传信息应受到足够的保护，以防被非法获得、被误解或误用；与病人及家庭交流时要谨慎地说明，当前的遗传知识是不完全的，可能被将来的结果所修正。"

3　精神医学领域中的代理同意原则及其人性预设伦理风险

　　由于精神病人的知情同意能力缺乏完整性或者存在缺陷，为了保护他们的身心权益，人们特意特设置了"代理同意"制度并且使之成为一种具有普遍意义的伦理原则。精神医学领域代理同意原则的实施对于精神病人知情同意权利以及其他关涉权益的有效保护起到了较好的作用。然而，在代理同意原则的实施过程中却同时也不可避免地产生了一系列代理失范反问题并且逐渐演变为现象。作为现象存在的代理失范问题不但对精神病人本人造成了极大损害，而且有时跨越边界对非精神病人以及整个社会带来了巨大破坏。那么，为何精神医学领域代理失范会造成如此严重的后果？这个问题的答案与精神医学领域代理同意原则的人性预设的始源性缺陷所内含的伦理风险关联紧密。为了有效应对精神医学领域代理失范现象，深入分析精神医学领域代理同意原则及其人性预设的始源性缺陷和伦理风险就成为不可回避的课题。

3.1　精神医学领域中的代理同意原则

3.1.1　内涵、演进与意蕴：精神医学领域代理同意原则的多维解读

3.1.1.1　代理同意原则基本内涵

　　代理同意指的是某个具有法律或道德知情同意能力的主体在法律或道德允许的前提下代替另外一个缺乏法律或道德知情同意能力主体做出行为决策的行为或现象。代理同意是指当行为人对关涉自身利益的事情不具有行为能

力或决策能力做决定时，由其他人代理其做出。① 在代表社会中弱势群体做决定时，最佳利益原则被认为是最合理、最客观、最公平的原则。② 医学领域代理同意（Proxy Consent）的含义是"当病人（受试者）无行为能力或限制行为能力，即无法自主地做出医疗或研究的相关决策时，医生或研究者寻求其近亲属、监护人或委托代理人的同意。"③

代理同意原则指的是当某个主体知情同意能力不足以保护自身的身心健康和人身权利时社会必须为其设立代理人并代替他行使知情同意权利的原则。在医学领域，人体试验研究及临床医疗实践中的代理同意存在因利益分歧、目的不当、代理能力缺陷等带来的医疗、道德、伦理风险，应当完善相关规范，加强监管。④ 代理同意原则的实施必须具备两大前提。第一，代理人必须具备完全的知情同意能力。知情同意能力受损或丧失或者知情同意信度和效度缺乏社会认同的人不能够成为代理人，如完全丧失认知、理解和判断能力的病人，精神疾病发病期、阿尔茨海默病、严重智力障碍、严重的抑郁症、昏迷患者，及婴幼儿等⑤。第二，委托代理人的代理行为必得到法律或道德授权，其行为必须在法律和道德允许的范围之内。这里要注意的是，无论上述那种代理形式，都必须履行法定手续，签写经过公证机关公证或有关机关证明的代理书。

由于精神疾病的特异性，精神医学领域实施代理同意原则与其他医学领域相比代理同意的实施还需要注意一些特别事项：第一，代理同意书上代理人必须注明他或她愿意为代理行为承担法律或道德责任。第二，由于精神疾病患者通常情况下都难以维护自身权利，故代理书上必须注明如下内容，即代理同意书的签订目的是保护病人利益，在代理过程中代理人不得损害病人

---

① 朱伟. 论精神障碍治疗中知情同意的可能性［J］. 伦理学研究，2015（05）：128 - 134.

② S Choudhry. Best Interests in the MCA 2005—What Can Healthcare Law Learn from Family Law?［J］. Health Care Analysis，2008，16（3）：240 - 251.

③ 燕娟，王洪奇. 试论代理同意的有效性［J］. 伦理学研究，2015，79（5）：128 - 134.

④ 祝彬. 论医疗知情同意权的代理行使［J］. 医学与哲学（A），2013，34（11）：59 - 62.

⑤ 燕娟，王洪奇. 试论代理同意的有效性［J］. 中国卫生事业管理，2017，34（07）：524 - 527.

利益，不得滥用代理权。①

3.1.1.2 缺欠与规范：精神医学领域代理同意原则的演进历程

第一，代理同意原则的历史缺欠期。在历史长河中的绝大部分时间里，精神病人的人权基本上被完全忽视，根本上没得到最起码的尊重，因而代理同意原则也随之处于历史缺欠状态。20 世纪初叶以前，一个人一旦罹患精神疾病，他的作为人类而存在的人权（作为人必须和应该拥有的权利）就会被剥夺殆尽。他们没有任何决定权和知情权，其生死安危都是由外在力量来决定。也就是说，人们一旦患上精神疾病，他就基本上没有任何外在和内在的权利来保护自身，基本上就沦为社会学意义上的"动物"。精神病人的"物化"处置既使他们丧失了精神层面的人格尊严，同时也丧失了生物学层面的人身安全。在古老的宗教神话传说中，精神障碍者所表现出来的疯狂就已经是常见的情节，常被视为一种命运或惩罚。② 巴比伦与美索不达尼亚文化认为某些疾病是灵魂附体、巫术、魔力或者违反禁忌所造成；被附身既是一种审判，也是一种惩罚。③ 在宗教神学统治下的中世纪欧洲，惩罚成为"治疗"精神病人的手段。④ 在"惩罚即治疗"思想主导下，15 世纪末猎巫浪潮开始席卷整个欧洲。在这场猎杀中，精神病人和被认为是精神病人的女巫、异教徒被严刑拷打，烧死、勒死、砍头、活埋，超过二十万人丧生。⑤在文艺复兴时期，精神病人的境遇稍有一些好转，但驱逐和禁闭是最普遍被采取的对待精神病人的方式，欧洲就发生过把精神病人送上"愚人船"，使

---

① 精神医学领域代理权滥用情况主要包括：第一，以保护精神病人名义来维护代理人的利益，如拒绝必要治疗以节省代理人费用开支。第二，代理人和精神医学研究机构恶意串通使病人参加危害性大的精神医学实验，如研究机构承诺给代理人较多的利益或好处。第三，签署代理同意书时须有三方当事人，即代理人、委托代理人和第三方（如公证人、医院或法院）。如只有代理人和委托代理人双方当事人两方，第三方（如公证人、医院或法院）缺位，则不能签订代理同意书，即使签署该代理书也无效。

② ［英］罗伊·波特. 疯狂简史［M］. 巫毓荃，译. 台北：左岸文化，2004.

③ ［法］米歇尔·福柯. 疯癫与文明——理性时代的疯癫史［M］. 刘北成，杨远婴译. 北京：生活·读书·新知三联书店，2003.

④ 魏树发. 精神障碍者福利和人权之基本理念的历史考察［J］. 喀什师范学院学报，2013，34（01）：23－28.

⑤ ［英］罗伊·波特. 疯狂简史［M］. 巫毓荃，译. 台北县：左岸文化，2004.

其远走他方的情况。① 米歇尔·福柯指出："疯人被囚在船上，无处逃遁。他被送到千支百叉的江河上或茫茫无际的大海上，也就被送交给脱离尘世的、不可捉摸的命运。他成了最自由、最开放的地方的囚徒：被牢牢束缚在有无数去向的路口。他是最典型的人生旅客，是旅行的囚徒。"② 法国路易十四时期，1656 年颁布的《总医院条例》还特别允许监理人使用"火刑柱、镣铐、监狱和地牢"作为管理手段。③ 不仅如此，有些收容所以营利为目的，将精神病人像稀有动物一样展览，或者让精神病人表演舞蹈和杂技。④ 18 世纪末，法国医生菲力普·皮内尔（Philippe Pinel）在巴黎的隆尔佩特里埃疗养院和比塞特赫疗养院（Bicetre）对精神病人实行了人道主义的治疗，虽然在一定程度改善了精神病人的待遇，但没有改变精神病人的封闭管理模式。⑤ 20 世纪初美国康涅狄格州的克利福德·比尔斯（Clifford W. Beers）在被誉为全世界心理卫生运动的开山之作的著作——《一颗找回自我的心》（A Mind That Found Itself）中呼吁：维护人权，恢复精神病人的自由。它的呼吁得到了著名心理学家和精神医学家如威廉·詹姆士（Willian James）和阿道夫·迈耶（Adolf Meyer）等支持，维护精神病人合法权利、改善精神病院条件的运动得以出现。然而，哪怕就是到了 20 世纪 40 年代中后期，医学领域保护医学人体试验研究对象基本人权的《纽伦堡法典》已经出台了，精神病人的人权保护状况依然是相当糟糕的。20 世纪六七十年代，随着现代精神医学伦理初步形成，人们逐渐意识到精神病人"物化"处置的严重弊端，于是社会不再把精神病人予以"物化"，而是把他们作为人（罹患精神障碍的人）来看待，并且对他们基本人权给予应有尊重。

第二，代理同意原则的逐步规范期。人类对精神病人的尊重不是一蹴而

---

① 魏树发．精神障碍者福利和人权之基本理念的历史考察［J］．喀什师范学院学报，2013，34（01）：23 - 28.

② ［法］米歇尔·福柯．疯癫与文明——理性时代的疯癫史［M］．刘北成，杨远婴译．北京：生活·读书·新知三联书店，2003.

③ ［法］米歇尔·福柯．疯癫与文明——理性时代的疯癫史［M］．刘北成，杨远婴译．北京：生活·读书·新知三联书店，2003.

④ 魏树发．精神障碍者福利和人权之基本理念的历史考察［J］．喀什师范学院学报，2013，34（01）：23 - 28.

⑤ 魏树发．精神障碍者福利和人权之基本理念的历史考察［J］．喀什师范学院学报，2013，34（01）：23 - 28.

就，而是在长时间的历史演进过程中逐步规范。1989 年，世界心理卫生联合会在卢克索尔尼罗河大会专门为精神病人的权利保护通过的《卢克索尔人权宣言》提出新的观点，即尊重精神病人"自主决定权"。① 1991 年，联合国通过的《保护精神病患者和改善精神保健的原则》，全面规定了精神病人的权利，特别强调了精神病人的治疗权和住院权。② 1995 年，世界卫生组织的精神卫生处制定了《精神卫生保健法——10 项基本原则》，以资各国政府制订和修改精神卫生法作为参考依据。2006 年，联合国通过《残疾人权利国际公约》指出，"尊重（精神病人等残疾人）固有尊严和个人自主，包括自由做出自己的选择，以及个人的自立"，③ 标志着人们对待精神病人等残疾人的态度和方法发生了"示范性转变"。④ 除了世界性条约、宣言或者文件之外，各个国家也制定了一系列制度来保护精神病人的基本人身权利。1800 年英国颁布《精神错乱者法》（1890 年更名为《精神错乱法》），1938 年法国颁布《精神卫生法》，后来欧美各国相继颁布了精神卫生法。⑤ 1940 年以来，已经有 100 多个国家制定了自己的精神卫生法，我国香港地区和台湾地区 20 世纪 90 年代初修订和颁布了精神卫生法。⑥

　　虽然，世界性组织和各个国家都对精神病人的权利保护做出了努力和贡献，但是对于精神医学领域代理同意原则的重视和阐释主要体现在两次世界性精神病学会议——夏威夷会议和马德里会议发布的宣言之中。《夏威夷宣言》提出知情同意原则的同时也提及代理同意原则，意味着在精神医学领域演进过程中精神病人从之前"人权被剥夺的类物病患"逐步作为"人权被转让的特殊病人"而得到了起码的道德尊重。为了从道德层面把精神病人权利制度化程序化，20 世纪 70 年代人类召开了一次世界性会议，专门用

---

① 参见《卢克索尔人权宣言》。

② 参见《保护精神病患者和改善精神保健的原则》。

③ 参见《残疾人权利国际公约》。

④ 魏树发．精神障碍者福利和人权之基本理念的历史考察［J］．喀什师范学院学报，2013，34（01）：23－28．

⑤ 刘协和．精神卫生立法倾注对精神患者的关爱［EB/OL］．（2001－04－05）［2021－11－02］．http：//news. sina. com. cn/c/223880. html.

⑥ 刘协和．精神卫生立法倾注对精神患者的关爱［EB/OL］．（2001－04－05）［2021－11－02］．http：//news. sina. com. cn/c/223880. html.

来讨论精神病人的权利保护问题。1977 年，第六届世界精神病学大会通过的《夏威夷宣言》一开篇就说：医生与病人间的关系复杂。由于可能用精神病学知识、技术做出违反人道原则的事情，今天比以往更有必要为精神科医生制订出一套高尚的道德标准。[①] 显而易见，《夏威夷宣言》主要是出于道德目的而制订制度规范的。虽然《夏威夷宣言》主要精力在于保护精神病人的知情同意权（譬如，该宣言的第一至第四点都是关于要求尊重精神病人基本权利——知情同意权利），但是，第五点就提出了精神病人代理他有权利的保护与实现问题。《夏威夷宣言》第五点提出，不能对病人进行违反其本人意愿的治疗……只要可能，就应取得病人或亲属的同意。[②]"取得病人或亲属的同意"的论述很明显就关涉到"代理同意原则"问题。当然，《夏威夷宣言》关于代理同意的陈述不是很多甚至是相当简洁，与当下的重视度相比不可同日而语。但是，在知情同意权利刚刚介入精神病人诊治领域的权利保护时就予以提出，相对于代理同意原则在精神医学领域演进历程来说也算是对相当重视。

由于《夏威夷宣言》所体现的对精神病人的权利尊重还不够明晰清楚，世界精神病学协会在 1996 年批准 2002 年修订的《马德里宣言》中进行了弥补。《马德里宣言》对精神病人的代理同意原则的重要性做了非常具体的规定。《马德里宣言》的总则明确指出：在患者由于精神障碍、严重残疾或失能，导致无能力和（或）无法做出适当的判断时，精神科医师应与患者家属协商，并适时咨询法律顾问，以保证患者的人格尊严和法律权力。除非中止治疗会给患者和（或）周围人带来生命危险，其他任何情况下都不能违背患者的意愿进行治疗。[③] 虽然《马德里宣言》中没有使用代理同意原则的文辞，但是显而易见，"精神科医师应与患者家属协商，并适时咨询法律顾问"这种陈述的言下之意就是精神科医师必须征得代理人的知情同意，这是一种制度或规范，即代理同意原则。《马德里宣言》颁布后，世界各国对代理同意原则的规范度随之提高，精神病人权利的尊重度也随之提高。

---

① 参见《夏威夷宣言》。
② 参见《夏威夷宣言》。
③ 参见《马德里宣言》。

3.1.1.3 境遇共情与程序正义：精神医学领域代理同意原则的伦理意蕴

第一，代理同意在精神疾病诊治过程中展露境遇共情。

境遇共情是代理同意在精神疾病诊治过程中所表现出来的最为显而易见的伦理意蕴。共情（empathy）指的是富有表现力的对象迫使共情者感受到注视共情对象时所发生的体验。[①] 也有人认为，共情是"个体基于对另一个人情绪状态或状况的理解所做出的情感反应，这种情感反应等同或类似于他人正在体验的感受或可能体验的感受"。[②] 所谓境遇共情，它指的是人们对处于艰难遭际中的人群所表现出来的经由换位思考而形成的感同身受式的情感。譬如，人们看到残疾人、精神病人或者贫困孤儿等人群时所产生的同情之心或恻隐之心就是一种际遇共情。在精神医学领域中，代理同意的伦理意蕴——境遇共情具有境遇性和同情性两大特征。

弗莱彻认为："把爱作为境遇伦理学的主导规范和唯一原则，其他一切规范原则和德行都是爱的仆从和下属，都无条件地服从爱的准则。爱不仅是唯一永恒的善，而且是唯一的最高规范。"[③] 然而，霍布斯的观点与弗莱彻境遇伦理思想中关于"爱"这种境遇情感的阐释有所不同。霍布斯认为，境遇性情感与其说是因为看到对方的激情而产生的，不如说是因为看到激发这种激情的境况而产生的。[④] 霍布斯所说的境遇性情感对际遇共情的境遇性特征做了较为深刻的论述，因为没有境遇就不会存在际遇，境遇情感是给予共情的存在前提。那么什么是所谓的境遇性情感呢？然而，从理论上来说，境遇性情感是指随着即时境况的改变而产生变化的情感，或者说是由即时境况决定而不是由感情本身而决定的情感。

事实确实是如此。譬如，在绝大多数情形中，人们（即使是处境艰难的人们）基本不会去感同身受位高权重的官员因贪腐被抓而遭受到的痛苦，也不会去同情明星或大款因资金断裂或情感纠纷而产生的苦恼。但是，一旦上述官员、明星或大款因压力或其他原因罹患精神疾病失去廉耻感、美丑感

[①] Coxon K. Empathy, Intersubjectivity, and Virtue. Dissertation for Master of Arts. Department of Philosophy, Dalhousie University ［J］. 2003：1 – 130.

[②] Damon, W., Lerner, R. M., & Eisenberg, N. (2006). Handbook of Child Psychology：Social, Emotional, and Personality Development（Vol. 3, 6th ed）. New Jersey：John Wiley & Sons.

[③] 张明伟. 弗莱彻境遇伦理学思想探析 ［J］. 湖南社会科学，2014（02）：54 – 57.

[④] 霍布斯. 利维坦 ［M］. 黎思复，黎廷弼，译，北京：商务印书馆，1985：9.

或是非感时，哪怕是最为艰难的普通人也会对他们表现出或多或少的同情。之所以出现这种情况，根本原因就在于境遇的特殊变化使得人们对上述官员、明星或大款产生了共情。当精神疾病基本痊愈，精神病人的知情同意能力基本恢复时，如果上述官员、明星或大款又重新陷入其他原因导致的痛苦或烦恼时，人们就不会继续对他们予以同情，因为境遇已经改变。因此，有人认为，对于弗莱彻境遇伦理的某些负面价值也应引起注意，特别是要避免陷入爱虚无主义之困境，这样才能确保人们对弗莱彻境遇伦理思想保持辩正视角。① 精神医学领域中，关于实施代理同意的动力来源，人们可能会理解成为来自于特定法律规范或法定义务，事实上法律只是代理同意的形式来源。其深层次的来源依据在于人类伦理领域的境遇性共情。也就是说，一旦人们陷入到廉耻感、美丑感或是非感时基本丧失的精神疾病境遇时，即使是那些通过代理人所不认同的手段方式获得地位、财富或成就的人也会得到代理人或多或少的同情，哪怕他们对代理人带来沉重的经济或精神负担。

第二，代理同意原则在精神病人保护性规范设计中展露程序正义。程序正义是罗尔斯《正义论》提出来的一个法律和道德概念，即任何决定必须经过正当的程序，而这种程序的正当性体现为特定的主体根据法律规定和法律授权所做出的与程序有关的行为。② 代理同意在精神病人保护性规范设计中的伦理意蕴主要表现为两个方面，即精神病人代理人类型的设置体现程序正义和代理同意制度设计体现程序正义。通过上文我们已经知晓这一点，精神医学领域代理同意分为三大类型，即委托代理、法定代理和指定代理。之所以按照委托代理、法定代理和指定代理的顺序依次设定，而不是随意编排，其根本原因在于三种代理之间存在一种潜在的程序正义。这种程序正义就是指以病人为初始起点，以与病人血缘关系远近为依据的基本体现尊重病人自主性伦理理念的代理人顺序设置的道德合理性。下面进行具体分析：第一，委托代理人作为第一代理同意行为主体体现了对病人自主性的尊重。所谓委托代理，它指的是代理人依照病人发病前授意进行的代理。在精神医学领域，精神病人发病前可能会出现一些行为、言语或思维变异，但是代理人

---

① 付艳艳. 弗莱彻"爱"的境遇伦理思想述论 [J]. 河北北方学院学报（社会科学版），2014，30（05）：98－100.

② 赵旭东. 程序正义概念与标准的再认识 [J]. 法律科学. 西北政法学院学报，2003（06）：88－94.

顺序的设置依然尊重病人的自主性、尊重病人的知情同意决定权，并没有因为精神病人已经罹患疾病而取消其应有权利。第二，法定代理人的设置顺序也体现了精神病人保护性规范设计的程序正义。精神病人法定代理的顺序是配偶、父母、成年子女、其他近亲属。①

为何要按上述顺序设计精神病人法定代理？为何不按其他顺序设计？根本原因就在于精神病人代理人顺序设置时必须体现以病人自主性为核心理念的程序正义精神。相对于父母、成年子女和其他近亲属来说，配偶最有理由对病人的自主权利进行干预，因为从伦理或心理学意义上来说二者之间的一体化程度要远高于其他人群。父母、成年子女、其他近亲属之间的代理顺序也是同样的道理，即父母与病人的一体化程度要高于子女，子女与病人的一体化程度要高于其他近亲属。

精神医学领域中的代理同意制是一种体现了程序正义的医疗卫生制度，为精神病人知情同意权利的有效实现和保护的有序化提供了基本依据。从表面上看，精神医学领域中的代理同意制是使精神病人知情同意权利行为合理化、有序化的多种原则、规范或习俗的集合体。罗尔斯认为："在纯粹程序正义中，不存在对正当结果的独立标准，而是存在一种正确的或公平的程序，这种程序若被人们恰当地遵守，其结果也会是正确的或公平的，无论他们可能会是一些什么样的结果。"② 因此，从深层含义上来说，上述代理同意制体现的是一种道德意义上程序正义，只不过这种程序正义是对具体程序的设置与确认，是一种更为深层的道德序化。"如果一个社会的基本价值得到坚定而一贯的公认，且如果必要，会得到坚决的卫护，它们就构成了社会的制度支柱，并由此而增加着社会有序化的可能性。"③ 从某种意义上说，柯武刚和史漫飞的观点是对精神医学领域代理同意制所体现的程序正义这一伦理意蕴的诠释或注解。精神医学领域代理同意制本质上是关乎伦理的，它

---

① 注：我国《台湾精神卫生法》对此的规定更为详尽。它的第14条指出：罹患精神疾病或疑似罹患精神疾病者，其法定代理人、配偶或家属，应协助其就医。如经专科医师诊断系属严重病人，应置保护人。前项保护人，应依下列顺序定：一、监护人，二、配偶，三、父母，四、家属。前项同一顺序中有数人时，以亲等近者为先；亲等相同或非亲属者，以年长者为先。

② ［美］罗尔斯. 正义论［M］. 何怀宏，等，译. 北京：中国社会科学出版社，1988：86 - 87.

③ 柯武刚，史漫飞. 制度经济学——社会秩序与公共政策［M］. 韩朝华，译. 北京：商务印书馆，2002：89.

是现代医学中精神病人、医务人员和其他社会群体相互协商而达成的一种既强调实体正义又强调程序正义的契约或协议。

3.1.2 模糊、粗放与任性：精神医学领域代理同意原则的实施难题

3.1.2.1 代理情境界定失于模糊

从理论上来说，精神医学领域中的代理情境指的是病人凭借自身能力难以有效行使法律或道德赋予的使自身健康权益和人格尊严得以保全的权利，需要由别的具有知情同意能力的人来代替行使的特殊情形。我国现有的精神卫生法律制度中对代理情境的判断与界定缺乏明确的条文或制度，为了能够在临床与研究过程中实施代理同意，精神医学领域基本都是借用其他领域的法律规定。然而，现有的法律制度对代理情境的判断与界定却失于模糊，缺乏明确的条文或制度。①

精神病人知情同意能力丧失或受损而需要代理人的代理情境判定标准也欠清晰，失于模糊。《精神卫生法》第 25 条规定：精神疾病的诊断应当由精神专科执业医师做出；对确诊的精神疾病患者，医师应当如实告知本人；

---

① 关于条文或制度模糊性的说明：我国《执业医师法》第 26 条规定："医师应当如实向患者或者其家属介绍病情，但应注意避免对患者产生不利后果。医师进行实验性临床医疗，应当经医院批准并征得患者本人或者其家属同意。"《侵权责任法》第 55 条规定："不宜向患者说明的，应当向患者的近亲属说明，并取得书面的同意。"我们以《侵权责任法》第 55 条和《执业医师法》第 26 条进行说明。《侵权责任法》第 55 条已经明确对代理同意的情境做了限定，即"不宜向患者说明"，同时也对代理人进行了指定，即"患者的近亲属"。这种限定和指定表面上看好像对代理情境做了明确的界定，然而深入分析就会发现上述界定是笼统抽象的。第一，"不宜向患者说明"并没有明确表述出病人的知情同意能力状况是否完整，也许病人的知情同意能力是完整，不向她/他说明仅仅为了避免二次伤害，而不是为了保护她/他的知情同意权利。如果病人的知情同意能力是完整的，"不宜向患者说明"可能会成为损害患者权利，扩大代理人的代理权限的理由。这种情况是非常严峻的，因为在此情形下《侵权责任法》第 55 条也成为侵害病人知情同意权利的借口，也就失去了法理的支持。第二，《侵权责任法》第 55 条指明"患者的近亲属"是病人的代理人。然而，《侵权责任法》没有把以下情况考虑进去，即"患者的近亲属"没有出现在代理同意书签署现场或者病人本来就没有近亲属。如果"患者的近亲属"没有出现在代理同意书签署现场或者病人本来就没有近亲属，《侵权责任法》第 55 条就难以对病人的委托代理人予以落实，代理同意书也就不可能签署。虽然《执业医师法》第 26 条相对《侵权责任法》第 55 条对于代理同意的情境界定有了进步，但是还是存在一些问题。譬如，"医师应当如实向患者或者其家属介绍病情"和"应当经医院批准并征得患者本人或者其家属同意"两部分内容表明，《执业医师法》还是没有把家属缺位的情形予以明确说明。也就是说，当家属缺位时代理人没有被明确地限定范围。非精神医学领域代理情境的模糊性尚且如此，对于大多数情况下精神病人缺乏知情同意能力的情形来说，精神医学领域代理情境的模糊性就显得更加麻烦。

本人为无行为能力人或者限制行为能力人的，应当如实告知其监护人。① 上述规定的内容更是明确指出了行为能力对于代理情境的重要性。在我国现有法律体系以内，对于病人知情同意能力高低完缺的判断依据不是通过知情同意能力本身来判定，而是通过中间环节——行为能力（或自知力）来判别。例如，我国《执业医师法》和《侵权责任法》都对代理情境的判定指定了规范，二者虽然在文字表述上存在一定差别，但是实质内容上却是基本一致的。《执业医师法》第 24 条规定：对急危患者，医师应当采取紧急措施进行诊治，不得拒绝急救处置。② 也就是说，在急危情境出现时，《执业医师法》认为医师应当自动成为患者的代理人主动承当代理责任。然而，至于何种情境属于急危情境，《执业医师法》并未做出明确界定，或者说没有对代理情境判定标准制定出具体而清晰的判定标准。《侵权责任法》第 56 条规定：因抢救生命垂危的患者等紧急情况，不能取得患者或者其近亲属意见的，经医疗机构负责人或者授权的负责人批准，可以立即实施相应的医疗措施。③ 就代理情景来说，与《执业医师法》不同的是，《侵权责任法》用"抢救生命垂危的患者等紧急情况"代替了"急危患者"，但内容实质上完全一模一样，都是以行为能力来划分代理同意情境的前提——有无知情同意能力。我国《精神卫生法》对于代理情境的规定也说明了这一观点。就代理情境判定标准来说，世界上并不是处于空白状态，事实上一些发达国家早在 20 世纪上半叶就开始采用较为科学合理的标准，即知情同意能力判断标准。譬如，20 世纪三四十年代，欧美一些国家在精神医学领域就已经采用知情同意能力评估工具，如麦克阿瑟临床治疗知情同意能力研究工具（MacTC-RI）、麦克阿瑟临床治疗知情同意能力评估工具（MacCAT-T），麦克阿瑟临床研究知情同意能力评估工具（MacCAT-CR）、加利福尼亚理解能力评定量表（CSA）等。④ 这种评估工具能够较为科学合理地判定哪些精神病人知情同意能力权利的行使需要被代理，换句话说就是，这些工具能够非

---

① 参见《精神卫生法》。
② 参见《执业医师法》。
③ 参见《侵权责任法》。
④ 黄晶晶，李华芳. 精神障碍患者知情同意能力的评定方法［J］. 中国心理卫生杂志，2015，29（06）：437–441.

常清晰地对代理情境做出判定。显而易见，我国的代理同意情境的判定标准已经出现明显的滞后情形。

3.1.2.2 代理身份指限失于粗放

就我国目前精神卫生领域的代理人实施情况来讲，总体情况是比较有序和高效的。但是，在精神病人代理人的身份指限方面却存在一个明显的不足，即代理人身份指限失于粗放。所谓代理人身份指限，主要是指在法律制度或道德规范框架下对代理人身份所做出的指定或限定。这种身份指限的目的在于在需要代理人的情况下相关人员不能够高效快捷地为被代理者找到代理人，以避免不必要的代理推诿、代理逃避或盲目代理行为。我国精神卫生领域代理人身份指限失于粗放主要表现为以下几个方面。

第一，代理人代理身份指限笼统。就我国精神卫生领域来说，精神病人代理人的身份指限主要包括"家属""家人""亲人""近亲属""关系人"等。"家属""家人"和"亲人"主要使用于日常的诊疗活动中，譬如精神科医生呼喊"某某病人的家人来了没"，这个"家人"的言下之意就是某某病人的代理人。"近亲属"和"关系人"主要使用于比较正式的文件签署、关系认定或纠纷调解等情况下。譬如在签署知情同意书时就会使用"代理人"这种文词而不是"家人"或者"家属"。虽然我国的相关法律制度对医疗卫生领域的代理人身份指限做了规定①，但是却没有对"近亲属"和"关系人"的具体顺序做出详细规定。因为"近亲属"和"关系人"的数量、亲疏程度以及关系重要程度都是具体情况更具体变化的。打个比方，如果某个失去知情同意能力的精神病人没有父母儿女，只有堂姐弟，这种状况就难以确定该病人的实质代理人。再譬如，某个失去知情同意能力的精神病人找不到"近亲属"，必须由其他关系人来代理行使代理权，这个"关系人"（如朋友、企业领导、当地政府领导等）中的顺序也很笼统，很难确定。事实上，一些国家和地区对于代理人的身份顺序是有非常详细而明确的指限的，如我国台湾地区的《精神卫生法》就"关系人"（监护人、配偶、父母、家属等）做了非常详细的指限，同时也对上述代理人缺位的情况做

---

① 如《侵权责任法》第55条将代理人指限为"近亲属"，《病例书写基本规范》第10条将代理人指限为"法定代理人、授权人员、医疗机构负责人或者授权的负责人、近亲属、关系人"。

了弥补。

第二，代理人代理身份指限冲突。就我国精神卫生领域来说，精神代理人代理身份指限存在冲突指的是不同法律制度或道德规范之间存在矛盾或不一致。例如：《侵权责任法》第55条将病人代理人指限为"近亲属"①；而《病例书写基本规范》第10条则把病人代理人指限为"法定代理人、授权的人员、医疗机构负责人或者授权的负责人、近亲属、关系人"②；《医疗事故处理条例》第18条却又将代理行使患者知情同意权的主体明确为患者的"近亲属"③。一方面，如果从法律的角度来看，由于通常情况下精神病人的近亲属就是"法定代理人"或者"授权的人员"，《病例书写基本规范》中的"医疗机构负责人或者授权的负责人"就不应该成为能够承担法律责任的精神代理人。另一方面，《病例书写基本规范》所指限的代理者——"关系人"超出《侵权责任法》对于代理人的指限，是不具备法律效力的，但是在医疗卫生领域的专业教学中又都是这么指限代理人的，说明在现实实践中"关系人"是存在较为充分的合理性的。过去很长一段时间，我国关于患者知情同意权代理主体的立法呈分散局面，对患者知情同意权的代理主体做出了不一致的规定，导致司法实践操作困难。④ 合理性与法制性的矛盾就使得《侵权责任法》和《病例书写基本规范》彼此的地位都比较尴尬，精神医学领域代理人代理身份指限冲突就更加明显。

第三，代理人代理身份指限疏漏。精神医学领域代理人代理身份指限疏漏指的是法律制度或道德规范对病人无近亲属、无关系人或其他法定代理人

---

① 《侵权责任法》第55条"患者的知情同意权"规定：医务人员在诊疗活动中应当向患者说明病情和医疗措施。需要实施手术、特殊检查、特殊治疗的，医务人员应当及时向患者说明医疗风险、替代医疗方案等情况，并取得其书面同意；不宜向患者说明的，应当向患者的近亲属说明，并取得其书面同意。医务人员未尽到前款义务，造成患者损害的，医疗机构应当承担赔偿责任。

② 《病例书写基本规范》第10条：对需取得患者书面同意方可进行的医疗活动，应当由患者本人签署知情同意书。患者不具备完全民事行为能力时，应当由其法定代理人签字；患者因病无法签字时，应当由其授权的人员签字；为抢救患者，在法定代理人或被授权人无法及时签字的情况下，可由医疗机构负责人或者授权的负责人签字。

③ 《医疗事故处理条例》第18条：患者死亡，医患双方当事人不能确定死因或者对死因有异议的，应当在患者死亡后48小时内进行尸检；具备尸体冻存条件的，可以延长至7日。尸检应当经死者近亲属同意并签字。

④ 曹露聪. 我国患者知情同意权的立法保护体系的完善探析［J］. 现代经济信息，2013（06）：139.

的特殊情况缺乏明确规定。虽然《侵权责任法》对代理人缺位的特殊情况做了补充,但是对于精神医学领域来说仍然处于模糊状态。譬如,《侵权责任法》第56条规定"医疗机构负责人"或者"授权的负责人"就是病人的代理人。① 然而,"医疗机构负责人"或者"授权的负责人"是指"所在科室负责人还是整个医疗机构的负责人"? 这方面还存在很大问题。同时这个问题的明确回答也非常重要,因为一方面它涉及精神医学领域潜在医疗纠纷或者医患矛盾的处理,在一些特殊情况下科室负责人是难以独立解决或应对;另一方面,《侵权责任法》代理人代理身份指限疏漏可能会导致适用法律时不知如何取舍或者无所适从,从而影响精神病人权益的保护。

3.1.2.3 代理决策制定失于任性

精神医学领域代理决策制定失于任性指的是精神病人代理人在行使决策权出现的随意或任性行为。知情同意权利的代理实施与其他非医疗卫生领域的知情同意权利的代理实施存在较大差异,因为医疗卫生领域代理同意直接关涉到人的身心健康甚至生命危险。因而,代理人在医疗卫生领域行使代理权要谨慎,不可随意或任性而为。然而,在我国精神医学领域,任意或任性等随意性代理行为却屡见不鲜。精神医学领域代理决策制定失于任性主要包括两大类型,即显性任性代理行为和隐性任性代理决策的行为。

精神医学领域显性任性代理行为表现为任性放弃行为。任性放弃行为主要指代理人刻意或故意做出违背、危害或损害精神病人利益的决策行为。任性放弃精神病人利益行为的形成原因主要是因为代理人与精神病人之间存在利益冲突,代理人以自身利益为中心,忽视基本的法律制度或道德规范,任性地放弃精神病人利益以保全自身利益。2010年广州市发生的亲姐姐拒绝救治酗酒后脑出血昏迷的弟弟便是明证。

案例 3 - 1

两姐不签字拒救治　醉男弟弟最终惨死在医院

据《广州日报》报道,2010年10月,一名酒精中毒性精神障碍的酗酒

---

① 《侵权责任法》第56条:"因抢救生命垂危的患者等紧急情况,不能取得患者或者其近亲属意见的,经医疗机构负责人或者授权的负责人批准,可以立即实施相应的医疗措施。"

陷入深度昏迷的刘姓中年男子被路人送进医院，医院诊断认为大脑右侧颞叶发生出血，血液流入脑室系统及蛛网膜下腔，情况危急，必须马上进行手术。随后病人两位姐姐赶来医院表示病人系她们亲弟。由于无妻儿无工作，病人形成了酗酒的不良习惯且该习惯异常严重，行为举止表现为精神障碍，虽然经亲人朋友多次劝阻却依然无效，家人对病人的行为方式极为不满，因此，此次出事后两位姐姐拒绝医生对病人进行任何救治，不同意办理入院手续，最终签字放弃治疗致使病人死亡。①

精神医学领域隐性的任性代理决策行为表现为随意性代理决策行为。随意性代理决策行为主要指精神病人代理人在做决策时考量不周或不经思考的情况下所做出的随意性判断行为。这种行为的形成原因可能与以下因素相关。第一，精神代理人在与决策判断相关的疾病领域的知识储备不足或欠缺。一般来说，精神代理人（精神医护人员或医学研究人员除外）基本上都是医学知识较为欠缺的人员，如果不经过精神卫生医务人员的告知很难做出科学准确的代理决策。但是，如果在精神卫生医务人员的充分告知情况下，绝大多数精神病人代理人还是能够做出较为科学合理的代理决策的。不过，也还是会出现下述情况，即经过精神卫生医务人员的充分告知，精神病人代理人还是未能都充分理解告知内容但又必须做出决策。譬如，在临床实践中，如果患者拒绝治疗，而家属成员与患者意见不一致时，即使患者是行为能力人，医生也往往会尊重家属的意见。② 这种情况下，随意性代理决策行为就出现了，因为精神病人代理人必须做决策但是又对代理决策的科学性茫然无知。从另外一个方面来看，精神医学领域随意性代理决策行为的形成也与疾病本身的复杂性相关。在一些急需做出决定的"紧急情况"（如我国《侵权责任法》第56条规定的"抢救生命垂危的患者"）下，如果缺乏丰富的医学专业知识，精神病人代理人匆忙中做出诊疗与否的决策也可能会失于随意。

---

① 两姐不签字拒救治 醉男弟弟最终惨死在医院 [EB/OL]. (2010 - 10 - 15) [2021 - 10 - 29]. http://wh.110.com/xinwen/article/11201/.

② 陈化. 知情同意在中国医疗实践中的介入：问题与出路？[J]. 中州学刊, 2015 (6)：94 - 99.

3.1.3 推定同意：精神医学领域代理同意原则的实现方式

3.1.3.1 推定同意原则

所谓推定同意原则，它指的是在缺乏当事人直接同意证据的情况下人们必须依据已知的事实、理论或经验通过推理、判断等分析手段才能做出当事人应该同意的假定性预测的道德原则。① 站在哲学意义上的方法论角度，推定指的是人们在与客观事物发生联系的过程中通过已有的理论、经验或情感对该事物的形状、特征或者功能等属性进行预测以获得对该事物的认知或认识的方式，是人们认识世界的基本方法。从法律的维度来看，推定是指证据缺乏的情形下在推定者现有已知事实或常态化情理的基础上并依据已知事实，通过推理和判断等分析手段使未知事实已知化的方法。

推定同意指的是在缺乏当事人直接同意证据的情况下人们依据已知的事实、理论或经验通过推理、判断等分析手段假定当事人应该同意的行为。医学领域的推定同意实际上并不存在患者自己的同意，但是可以认为患者知道情况时就会当然同意从而推定其意思来实施行为。② 推定同意实施过程中，代理人通过推演、推断或推论等而做出委托人将来必然会同意某种社会行动或者思想观点，是精神医学领域代理同意最为重要的实施方式，在精神疾病的临床过程中应用最为有效也最为普遍。从伦理学意义上来说，推定同意应该是指代理人以社会公认的道德原则、准则或规范为基础，推断委托人在此情形之下必然会同意某种社会行动或者思想观点的思维方法或行为方式。在精神医学领域，推定同意具体是指代理人在缺乏精神病人既有约指或者现有暗示的情形之下，以自身对精神病人价值观、人生观、世界观和生活习惯的总体了解为基础，推测判定精神病人必然会做出同意参与当下疾病诊疗或医学研究的决定。例如，在精神分裂症患者实施电痉挛手术过程中的推定同意大致是以下情形：首先，医务人员咨询代理人是否同意该手术；然后，代理人以"精神病人是一个珍惜健康热爱生命的人"这一对病人生活习惯的总体把握为基础，做出"在此情况下他应该会同意进行手术"的推测，最后，

---

① 这里要注意的是，推定同意原则的应用并不强求必然性地出现"同意"这一结果，推定结果的"不同意"也是推定同意原则的基本内涵。

② 夏瑜峰. 患者推定同意在诊疗行为中的效力认定 [J]. 法制与社会，2018（15）：55-56.

在代理病人知情同意书上签字，同意对精神病人实施手术。伦理学意义上的推定同意应该是，在缺乏道德实然的情况下，推测者以公认的道德原则或规范为基础，来推测被推测者将会同意采取何种行为的道德判断方式。①

推定同意原则是医学伦理领域中的一个重要原则，已经在知情同意原则和代理同意原则实施过程中广泛运用。在医学伦理领域，推定同意原则具体来说指的是，在被推定对象缺乏知情同意能力或自知力的情况下，代理人必须在行使代理同意权利过程中，依据相关法律和伦理制度、原则或规范，通过推理判断的方式假定被推定对象在知情同意能力或自知力处于完整状态时会同意代理人当下决定或决策的医学伦理原则。与代理同意原则一样，推定同意原则也是知情同意原则的衍生性原则，是对代理同意原则的补充和完善。二者的应用前提几乎都是相同的，都是当事人的知情同意能力或自知力缺乏导致其决定的信度和效度缺失。与代理同意原则不同的是，代理同意原则的主要目的是对推定者（代理人）的身份进行规定，而推定同意原则则主要是对推定者（代理人）的推定行为进行规范。

3.1.3.2　精神医学领域推定同意原则

精神医学领域推定同意原则指的是在精神病人知情同意能力和自知力处于缺失或缺损状态时，代理人在行使代理权去代替精神病人做决定或决策时必须参考该病人处于知情同意能力完整状态时必然会做出相同的决定或决策才能做出最终的同意性判断。由于精神病人知情同意能力和自知力的总体缺失状况要比其他医学领域中的病人严重得多，知情同意原则和代理同意原则的应用极为频繁且极为审慎，因而推定同意原则的参与度也是非常之高。在某种意义上甚至可以说，精神医学领域的知情同意原则与推定同意原则几乎是同一化的，因为很少有精神病人自己愿意为自身做决定。即使是做了决定，社会对其决定的信度和效度的认可度都是极其低下。与此同时，也正是因为精神病人知情同意能力和自知力的特殊性，精神医学领域推定同意原则的应用显得极为复杂和敏感。

精神医学领域推定同意原则的复杂性主要表现为以下两种情况。第一，

---

① 罗光强．精神分裂症临床干预过程中知情同意问题的伦理研究［M］．南宁：广西人民出版社，2017：111.

很多情况下精神病人的观点无从知晓，代理人推定精神病人观点是极易完全按自身的价值观念进行决策。有学者指出，推定同意是无知之幕背后的理性人为追求自身利益的最大化所做出的，是紧急状态下法益主体放弃了对其自身轻微法益的保护。① 譬如：某个患者年轻时就患有重型精神分裂症并且完全了丧失知情同意能力，在十多年后代理人在为其做是否进行"电痉挛手术"治疗的决定。由于代理人在实施推定同意原则时基本上无从考证其价值观念，更无从考证其知情同意能力完整时做决定的情形，因而稍有不慎便会完全以自身的价值观念、经验积累甚至某种情绪为依据就做出同意或不同意的决定。第二，即使精神病人代理人推定同意结果有违伦理，也不会对精神病人代理人产生明显惩罚性后果，受损害的都是精神病人。譬如：古往今来精神医学领域中大量存在的"笼中人""铁链人""猪圈人"或者"洞中人"现象，基本上都是代理人推定精神病人必定同意代理人所实施的行为的结果。即使这些现象的后果再严重，社会对代理人的惩罚也是极其轻微甚至是免于惩罚的。但是，精神病人却不管推定结果如何都是直接受损害的人。有学者认为，基于对推定同意的文化适应性的担忧，我国不宜实行推定同意。② 这种观点是很为偏颇的，但是它从另一个方面提醒人们，为了尽可能减少推定同意原则可能对精神病人造成不必要的伤害，在其应用过程中就必须格外审慎。

3.1.3.3 精神医学领域推定同意原则的伦理内蕴

精神医学领域中的推定同意原则作为医学伦理学的重要实践原则，具有丰富的伦理内蕴。虽然，推定同意的集体主义形而上基础与我国官方乃至主流价值理想（社会主义社会道德原则）——集体主义的形而上基础是一致的。③ 但是，由于推定同意原则不是一种实体性原则而是一种程序性原则，体现了确保知情同意权利得到有效保护、代理同意原则得到有效落实，其主要伦理意蕴在于它所体现的程序正义。

---

① 魏超. 论推定同意的正当化依据及范围——以"无知之幕"为切入点 [J]. 清华法学，2019，13（02）：194－208.
② 余成普. 器官捐赠的文化敏感性与中国实践 [J]. 中山大学学报（社会科学版），2014，54（01）：131－144.
③ 颜青山. 论"推定同意"的伦理限制 [J]. 医学与哲学，2001（01）：25－27＋41.

虽然从存在主义的伦理视野来观照，推定同意原则的存在论前提是知情同意原则和代理同意原则，没有知情同意原则和代理同意原则，推定同意原则就会因失去生成基础而失去存在合理性。但是如果没有推定同意原则，仅仅只有知情同意原则和代理同意原则，那么精神病人的知情同意权利难以得到有效保护，甚至还可能造成对精神病人和精神卫生事业更大的损害。此类后果的产生与代理同意原则由人性预设的内在矛盾有关。前文我们已经知晓精神医学领域存在一种极为严重的现象，即"被精神病"现象。事实上"被精神病"现象的产生正是精神医学领域代理同意原则实施过程中忽视推定同意原则的重要性所致。"被精神病"事件同时违背了知情同意原则、代理同意原则和推定同意原则三大原则。人们对这一点是非常清楚的，即原本没有代理同意权利的"伪代理人"以精神疾病为名义强行剥夺非精神病人的人身自由权利和人格尊严权利，显而易见是对知情同意原则和代理同意原则的违背。然而，人们对所谓的"伪代理人"为何能够顺利剥夺非精神病人的人身自由权利和人格尊严权利的原因却未必清楚。之所以出现这种情况，主要是因为旨在确保知情同意原则和代理同意原则的实施程序合法合德的审慎品质缺位所致。"被精神病"事件的形成，重要原因就是相关精神卫生医疗机构或医务人员没有意识到或者故意忽略推定同意原则所要求的审慎品质在代理同意原则实施过程中的极端重要性，没有严格按照推定同意的相关程序对"伪代理人"的代理资格、诊疗对象的知情同意能力以及自知力进行审慎核验和评估就假设"非精神病人"同意"伪代理人"提出的住院治疗申请或诉求。

3.2　精神医学领域代理同意原则的人性预设

3.2.1　善抑或恶：人性的双重预设性

3.2.1.1　人性善恶的预设性

历史事实证明，自精神医学领域代理同意原则设立以后，它确实为精神病人知情同意权利和其他人身权利的保护起到了显著作用。一些人似乎认为，代理同意原则可以一劳永逸地解决精神医学领域中的诸多违法违德等代理失范现象了。然而，长期以来社会上大量存在的"笼中人""铁链人""猪圈人"，以及"被精神病"现象却警示我们，精神医学领域代理同意原则并没有达到一锤定音或一劳永逸的效果。为什么会出现这种情形呢？这是因为精神医学领域代理同意原则是一柄双刃剑，它在具有丰富伦理意蕴的同时也存在一个由人性善恶预设所导致的始源性缺陷。正是因为这种始源性缺陷的存在，系列道德风险便深藏于精神医学领域代理同意原则之内并导致诸多代理失范现象。那么，精神医学领域代理同意原则的道德风险是什么？其人性预设是什么？其始源性缺陷是什么？这些问题是应对精神医学领域代理失范现象所必须回答的。

所谓"人性"，即"在一定的社会制度和一定的历史条件下形成的人的本性"①，是"一切人普遍具有的属性，亦即一切人的共同性、普遍性"②。然而，古往今来人们对于人性（善恶）发表的论述不计其数，至今仍是众说纷纭，没有定论，由此可见问题（人性善恶）之复杂与繁难。③尽管人性善恶的探讨与思考异常重要，但是人们却往往忽视了另外一个更为先在性的问题，即对人性善恶进行分析或辩论首先映入眼帘的问题应该是什么？其实，对人性善恶进行分析或辩论，首先映入眼帘的应该不是人性到底是善、是恶还是善恶共存的问题，而是人性善恶是基于实证的证实还是逻辑的预设问题，因为人性善恶的预设在存在论上要优先于人性善恶的性质分析。人性预设（亦称之为人性假设）就是以一定的价值取向为基础，对纷繁复杂的现实人性的高度概括和抽象，是关于人的本质属性的根本看法和设定。④

那么，人性的善恶是否已经经由实证主义的实验验证了呢？迄今为止，古今中外还没有哪一个医学或者心理学等与人性研究关联性最为紧密的实证性学科的科学家声称，实验室的实验数据已经表明人性已经确定的是纯粹善、纯粹恶或者善恶共存的。尽管有一些研究者力图通过"象限分布模型"

---

① 中国社会科学院语言研究所编. 现代汉语词典（第7版）[M]. 北京：商务印书馆. 2016：1065.

② 王海明. 人性论 [M]. 北京：商务印书馆，2006：9.

③ 王忠武. 人性的生成结构与评价方法建构——关于人性善恶的象限分布模型 [J]. 江汉论坛，2018（06）：62－67.

④ 夏志强. 人性假设与公共行政思想演变 [J]. 四川大学学报（哲学社会科学版），2015（01）：121－128.

此类的实证方式去给人们一个确定的答案，结果也依然含混不清甚至更加模糊。虽然"象限分布模型"的实证研究只能说该研究者的勇气和创新精神值得尊重，但是其研究结论的说服力却远远低于他对其研究的委婉总结——"还存在纰漏和片面性"。事实上，"象限分布模型"研究没有从根本上给人们提供人性善恶的任何确定性答案，只是在假设人性是确定的基础上提供了一个大致的分布问题。这一点也说明，实证研究者很少涉足人性善恶的实证研究可能是因为他们知道人性善恶难以甚至不可能量化或者数据化。① 因此，可以说，从古至今，对于人性善恶确定性的研究一直停留在原初状态，即预设或假设状态，而不是当下状态——证实状态或验证状态。

是不是实证主义的旁观就使得人性善恶确定性的研究处于预设状态致使人们对人性善恶的探讨或辩论就止步不前了呢？答案是否定的。实证主义的合作者——解释主义对人性善恶的探讨或辩论自古以来就未曾停息过。长期以来，对人性善恶的认知、理解和辩论一直是解释主义一个久盛不衰的话题，尽管人性善恶确定性依然处于最初的预设状态。在解释主义的历史发展过程中出现了两种最具代表性的人性预设观②，即善恶分立观和善恶共存论。

3.2.1.2　善恶分立：人性善恶预设的偏激性理论

善恶分立论不是一种具有明显的流派性、具有代表性思想家的理论，只是一种对人性的预设表现为人性善恶彼此不相容观点的概括。这种观点认为，人性要么表现为善，要么表现为恶，不可能善恶共存。从客观理性的视角来讲，人类发展的事实表明仅仅具有纯粹的单一善恶人性的人是不存在

---

① 注：这里要说明的是，"实证研究者很少涉足人性善恶的实证研究"并不是说实证研究者不涉足人性善恶的研究。事实上很多人性研究的代表性人物都是实证主义者，只不过这些实证主义者通过哲学、伦理或者其他方式去研究或分析。

② 注：除了善恶分立观和善恶共存论当然，还存在另外一种与实证主义似乎有点勾连的"非善非恶"观或"人性自然"观存在。"非善非恶"观的代表人物是霍布斯，"人性自然"观的代表人物是卢梭。譬如，卢梭认为："除非我们认为人们天性邪恶完全是因为天生不懂得克制，不懂得运用理性，否则我们就得承认，人的贪婪、恐惧、愤怒以及所有动物性的激情，也许来源于自然，但并非邪恶。"我国古代也存在"非善非恶"观。如王充认为："其论性无善恶之分，譬之湍水，决之东则东，决之西则西。夫水无分于东西，犹人性无分于善恶也。"（参见《论衡·本性》）

的，善恶分立论具有极大的片面性或极端性。最为邪恶的人①也存在善良的一面，只不过是他们的邪恶人性要远远超过善良人性。譬如被世人称之为"嗜血的尼禄"的暴君尼禄对内推行了一些利民政策，对外成功化解过危机，并未完全荒废政务，甚至早年还有过善政。在人类关于人性认知的历史流变过程中善恶分立论逐渐体现为性善论和性恶论。

性善论认为人性从根本上来说是善，人们做出善良或善意之举就是其本性所致。性善论是中国传统人性论的基本观点，其代表人物孟子认为："乃若其情，则可以为善矣，乃所谓善也；若夫为不善，非才之罪也；仁义礼智非由外铄我也，我固有之也。"性善论在西方的赞成流派或者具有较大影响力的思想家并不多见，但是也存在一些哲学家具有性善论的倾向。譬如，德谟克利特的"趋乐避苦、追求幸福是人的本性"的观点也表现出较为明显的性善论倾向，文艺复兴时期启蒙思想家的性善论思想则更为明显。

性恶论是西方文化关于人性论的主要思潮，其代表人物包括奥古斯丁、霍布斯和弗洛伊德等人。奥古斯丁的"原罪性恶论"认为人人都有原罪，人只有靠自己的有罪感和忏悔才能得救。② 近代英国哲学家霍布斯认为人性本恶，人对人像狼一样充满恶意。③ 有研究者指出，现代奥地利精神分析学家弗洛伊德没有明确的论人性著作，但却是一个坚定彻底的性恶论者。④ 西方国家倡导建立民主制度和监督机制也是基于人性恶的假设而设计的，因为人的本性是恶的，所以人去做坏事是人的本能，为了防止人做恶事，就要建

---

① 注：有研究者把以下人物定性为历史上最邪恶的人。他们分别是：精神分裂症的罗马皇帝卡里古拉，野蛮兽性的罗马帝国第五位皇帝尼禄，疯狂无常的匈奴首领阿提拉，冷酷无情、背信弃义的英格兰君主约翰王，西班牙灭绝人性的宗教法庭审判官特丘马德，擅长刺刑的罗马尼亚魔鬼王子弗莱德，印加人的暴虐征服者弗朗西斯科·皮扎罗，"血腥"英国女王玛丽一世，史称"恐怖大公"的俄国沙皇伊万四世，特兰西尼亚的"女吸血鬼"伊丽莎白·巴斯里伯爵夫人，毁灭一代俄国王朝的"上帝使者"拉斯普京，屠杀犹太人数量之最的20世纪的暴君阿道夫·希特勒，布痕瓦尔德集中营纳粹阿尔斯·科赫，嗜血成性的东非暴君阿迪·阿明。

② 王元明. 中西性恶论比较及其现代意义［J］. 天津师范大学学报（社会科学版），2008（04）：1 - 5 + 11.

③ 赵海涛. 从霍布斯到卢梭：社会契约理论的心路历程［J］. 凉山大学学报，2004，6（3）：170 - 172，174.

④ 李帅. 荀子与弗洛伊德性恶论比较研究［J］. 理论界，2014（05）：92 - 94.

立完善的监督机制。① 性恶论在中国也有一些代表性人物，如荀子和韩非子。

3.2.1.3　善恶共存：人性善恶预设的共识性理论

善恶共存论是深入分析性善论和性恶论的基础上超越二者所形成的一种坚持人性是善恶对立统一的为世人更为公认的人性理论。该理论认为，人性本来就具有善恶两面，既具有善的可能性也具有恶的可能性，二者既相互对立又相互同意，彼此构成对方的存在依据。善恶共存论的代表人物不胜枚举，最为主要的代表性思想家当非德国古典哲学家康德莫属。康德认为，在实然的层次上人本性恶，在应然的层次上人的本性应该为善。② 言下之意就是说，善恶对于人来说是相容相向的，只不过是逻辑秩序的先后展露而已。在逻辑可能性维度，善恶是一种严格的单一可能性。也就是说在即时性的时空中，人性要么表现为善要么表现为恶；在实然性的为世人照面的维度，人性则主要表现为恶。所有时代和历史记载表明，性善论的假定是无根据的，仅仅是"一个好心肠的假定"；在应然性的道德期望维度人性为善，因为人应该履行义务和职责。虽然康德没有用明确的命题昭示人们人性本是善恶共存，但是上述逻辑可能性、实然性和将然性的分析表明他是一个善恶共存论者。除了康德之外，日本哲学家池田大作指出，人性是可善可恶，包含善恶两方面的可能性。③ 既存事实也告诉人们，人性本来就是善恶共生的，二者缺一不可。譬如，法律制度、道德规范和风俗习惯等都是建立在性恶论之上的，而对美好、幸福、公正的追求等是建立在性善论基础之上的。正因为人性存恶，规范制度才获得存在意义。正因为人性存善，理想、公正和幸福才给人类存续带来希望或者合理性。

从逻辑层面来讲，善恶共存论具有内在的自洽性，而善恶分立论则完全缺乏这种自洽性。自然界和人类社会存在必须遵循一个最基本的规律——即

---

① 王征兵. 论人性善恶的阶段性［J］. 宝鸡文理学院学报（社会科学版），2014，34（01）：23－25.

② 舒远招. 直指人心的人性善恶论——康德人性善恶论的层次分析［J］. 哲学研究，2008（04）：60－66.

③ 光姝瑜. 解读池田大作的人性善恶观［J］. 鄂州大学学报，2015，22（11）：27－29＋33.

动态性发展平衡律。动态性发展平衡规律要求事物的发展必须要存在二维对立统一性结构，同时在这个二维对立统一性结构中的二维因素必须保持动态的平衡。这一规律给人们对人性的善恶预设提供了极为快捷而且极为有效的分析路径，即人性预设理论必须是一种内在性的平衡结构理论，在这个平衡结构中必须具备善恶二维因素，否则人性预设理论就违背了人类社会发展的最基本规律——动态性发展平衡律。善恶共存论坚持人性预设理论必须是包含善和恶在内的对立统一的理论，因而是符合动态性发展平衡律的。善恶分立论则不然，该理论违背了人类社会的动态性发展平衡律。不管是性善论还是性恶论，都只是强调性善或者性恶的合理性，忽视对立面的合理性，不可能建立起一个动态性平衡结构。中国著名的思想家老聃在几千年前就看到了这一点。老聃在《道德经》中说："大道废，有仁义。智慧出，有大伪。六亲不和，有孝慈。国家昏乱，有忠臣。"① 老聃的这种观点就体现了明显的善恶共存论，尽管他认为性恶在逻辑上优先于性善。也有人提出人性善恶判断与不同主体观念有关，不同群体有不同的判定结果，这个群体认为此人性是恶的，而另一个群体则认为此人性是善的。② 由此可见，虽然善恶分理论中的性善论和性恶论都对人类社会的发展做出过较大贡献，但是该观点在逻辑上是存在致命性的缺陷的。善恶共存论之所以能够承认人类社会关于人性善恶预设的共识性理论，最为根本的原因就在于它使人性善恶预设理论在动态性平衡中获得了可持续性特征。从某种意义上可以说，善恶分立论只是善恶共存论的完善或者补充，或者说一种促使善恶共存论深入持续发展的推动力而已。

3.2.2　扬善蔽恶：精神医学领域代理同意原则人性预设的始源缺陷

3.2.2.1　性恶：精神医学领域知情同意原则的人性预设

要讨论精神医学领域代理同意原则的人性预设，对精神医学领域知情同意原则的人性预设进行讨论是一个不可回避的问题。一方面是因为精神医学领域代理同意原则是精神医学领域知情同意原则的延伸，精神医学领域知情

---

① 参见老聃《道德经》第十八章。
② 吴秋新. 人性善恶之我见［J］. 法制与社会，2009（05）：309.

同意原则是精神医学领域代理同意原则的母原则。另一方面是因为精神医学领域代理同意原则的合理性的重要来源之一即是精神病人代理人代理实施精神病人知情同意权利的实施过程。从道德心理学的角度来说，绝大多数道德原则、准则或规范的制定都是以性恶论为基础而建立的，都是假设人性存在阴暗或者邪恶并且必须得到约束或惩罚而获得道德应然性与合理性。譬如，中国儒家核心道德观念——"己所不欲勿施于人"之所以能够成为世界公认的道德"黄金律"，其根本原因就是它以性恶论——"己所不欲"却"施于人"——预设为前提。如果人们历来都是"己所不欲勿施于人"的，那么"己所不欲勿施于人"这一道德准则的制定就毫无意义。西方大部分观点都认为人性是恶的，其中基督教经典著作《圣经》的"原罪说"是最为代表性的观点。《圣经》认为罪恶是人的原罪，即人刚一出生就带有罪恶，人生而有罪，罪恶是天生的。① 其实，康德所坚持的重要道德准则之一——"不说谎"之所以成为准则的前提，也和中国儒家核心道德观念——"己所不欲勿施于人"一样是建立在人性本恶假设基础之上的。如果人们在社会实践过程中从未发生过建立在性恶基础上的"说谎"行为，那么康德所坚持的"不说谎"准则就失去了道德合理性。

精神卫生伦理领域的类似于中国儒家核心道德观念"己所不欲勿施于人"的"黄金律"——知情同意原则的人性预设也和众多的道德原则、准则一样是建立在性恶论基础之上，因为该原则的制定初衷就是假设精神卫生医务人员都可能存在侵犯或损害精神病人知情权和自由同意权的阴暗或邪恶人性并对其进行约束或惩罚。我们通过分析知情同意原则的内容设置的逻辑就可以知晓它的人性预设趋向问题。精神医学领域知情同意原则的基本内容是：第一，精神卫生医务人员在诊疗方案制定以后必须向病人尽可能提供病情、决策、预后及费用等方面真实而充分的信息；第二，精神病人或家属在精神卫生医务人员充分告知的基础上做出关于接受治疗与否的科学合理的自主选择；第三，精神卫生医务人员必须在精神病人或者家属做出明确承诺或

① 王征兵. 论人性善恶的阶段性 [J]. 宝鸡文理学院学报（社会科学版），2014，34（01）：23–25.

者在知情同意书上签字以后才能够确定和实施最终诊治方案。由此可见，精神医学领域知情同意原则的主要内容由提供充分信息、充分告知信息和在精神病人同意的基础上决策三大部分组成。从表上看，精神医学领域知情同意原则的三大内容似乎与人性善恶无关，事实上并非如此。不管是提供充分信息、充分告知信息还是在精神病人同意的基础上决策，它们都是对精神卫生医务人员做出的严格限制。在一般情况下，精神卫生医务人员都是被誉为"白衣天使"，是最具仁爱之心的人。为何还要通过精神医学领域的知情同意原则来限制他们呢？主要原因在于该原则的设置是基于人性预设的性恶论，设置者预先就假定精神卫生医务人员可能是阴暗邪恶的。如果不假定精神卫生医务人员的人性可能为恶，那么精神医学领域知情同意原则就失去了理论上的合理性，同时也失去了实践上的必要性。因此，精神医学领域知情同意原则的人性预设毫无疑问只能是性恶论，而不是性善论。

3.2.2.2 性善：精神医学领域代理同意原则的人性预设

在精神医学领域作为知情同意原则（也可以称之为知情同意制，因为在人性善恶预设的层面任何规范性的东西都可以称之为对人性的约束或褒扬制度）补充与延伸的代理同意原则，指的是当精神病人的知情同意能力存在明显缺陷时，为了有效保护他们的知情同意权利而把该项权利转移给精神病人代理人来实施的伦理原则。这一原则不仅直接破解了缺乏知情同意能力的精神病人的自由选择权的实现难题，也使精神卫生医务人员在临床干预过程中避免了由于信息不对称所导致的"被动性家长主义"道德指控，同时还使作为病人亲属的道德情感获得了道德规范的认可而从孤立无援的个体性力量上升为公众声援的社会性力量。因而，自20世纪70年代代理同意原则介入医学领域以来，人们很大程度上认为该原则已经成为只会为病人带来正面效应的道德"黄金律"。虽然，把精神医学领域代理同意原则作为保护病人权益的"黄金律"来看待有些极端化倾向，但是这种理解也具有很大的合理性。那么，为何精神医学领域代理同意原则能够获得如此之高的道德地位呢？根本原因在于，该原则的始源性基础与其他诸多的道德原则不同，它是建立在人性预设的性善论基础之上。

虽然精神医学领域代理同意原则因为作为知情同意原则的延伸而获得道

德的维护和世人的公认，但是从人性论的角度来说，该原则却不是依照作为精神医学领域知情同意原则延续的逻辑路径，而是以独立性甚至对峙性的姿态取得与知情同意原则的平等道德地位。说得明白一点就是，精神医学领域代理同意原则的人性论基础并不依附于精神医学领域知情同意原则的性恶论，而是恰好相反地选择了性恶论的对立面——性善论。那么，为何作为精神医学领域知情同意原则延续的精神医学领域代理同意原则却在人性论基础上走向了与母原则相对的境况呢？主要原因是精神医学领域代理同意原则的存在论意义决定了代理同意原则的性善论预设。我们知道，精神医学领域代理同意原则的设置目的与精神医学领域知情同意原则截然不同。精神医学领域代理同意原则直接的设置目的不在于限制精神病人代理人人性的阴暗与邪恶，而是在于通过把本来属于精神病人的知情同意权利转交给精神病人代理人的方式来实现精神医学领域知情同意原则的善良意志或善良旨归从而保护精神病人的基本道德权益。如果把精神医学领域代理同意原则的人性理论预设为性恶论，那么从理论上来说，精神病人代理人的人性应该是阴暗或者邪恶的。如果精神医学领域代理同意原则的人性论预设确实为性恶论的话，那么悖论就出现了。这种悖论就是：精神医学领域代理同意原则的设立者明明知道阴暗邪恶的精神病人代理人本来就不愿或者不会去保护病人的道德权益，却还是坚持让阴暗邪恶的精神病人代理人代替病人行使旨在保护病人基本道德权益的权利。显而易见，精神医学领域代理同意原则的设立者不会犯这样的错误，因为这种设置在逻辑上显得既滑稽可笑同时也是不可能的。另外，因为精神病人知情同意能力存在缺陷，一些病人甚至完全丧失知情同意能力，他们难以甚至无力通过自身力量有效保护自身。如果精神医学领域代理同意原则的设立者不坚持性善论，不把代理人假定为性善之人而把知情同意权利转移给他们，那么精神病人的生存将极其艰难。精神医学领域代理同意原则的设立者是必须假定或者必须相信"病人代理人的人性应该是善良的"，才能把病人的知情同意权交给代理人。因此，精神医学领域代理同意原则的人性论基础毫无疑问必须是性善论。

3.2.2.3 扬善蔽恶：精神医学领域代理同意原则人性预设的始源缺陷

精神医学领域代理同意原则真的就是类似于世界著名思想家——中国儒家学派的创始人孔子提出的"己所不欲、勿施于人"一样的道德"黄金律"

吗？答案是否定的。理论预设终归是一种对将然的推测，决然不能把它作为既成事实来否定某种背离预设的将然。精神医学领域代理同意原则所坚持的"精神病人代理人的人性应该是善良的"的性善论预设断然不能否定将然状态中的"精神病人代理人的人性实际上是阴暗或邪恶的"这种可能性。因为在任何与人相关的领域里，性善论从来就未曾展露出优于性恶论的具有说服力的论据。研究者完全有理由从性善论出发，周全地构想精神医学领域代理同意原则可能带给病人的各种道德利益。与此同时，研究者也同样完全有理由从性恶论出发，详尽地设想精神医学领域代理同意原则可能带给病人的各种伦理风险。因此，精神医学领域代理同意原则的人性预设理论基础——性善论存在着先在性"扬善蔽恶"的始源缺陷。这种"扬善蔽恶"始源缺陷表现为精神医学领域代理同意原则在极力弘扬人性本善的同时却在某种程度上轻视了性恶论的强大的生命力。

精神医学领域代理同意原则不仅在理论层面表现出人性预设的性善论与性恶论之间"扬善蔽恶"始源缺陷，现实生活也为这种"扬善蔽恶"始源缺陷提供了事实依据。我们已经知晓精神医学领域代理同意原则的实施过程中存在诸多违法违德行为。事实上这种代理人的违法违德行为就是精神医学领域代理同意原则对于性恶论的忽视而形成的产物。不管是外显违法违德行为还是内隐性违法违德行为，不管是卸责性违法违德行为还是获利性违法违德行为，不管是传统型违法违德行为还是现代型违法违德行为，这些行为都是带有人性预设中的性恶论倾向的。如果诚如精神医学领域代理同意原则设立者的初衷所是，那么精神医学领域就不可能出现如此之多甚至后果异常严重的暴力行为。这些事实性的违法违德行为之所以会频繁出现一方面与精神医学领域代理同意原则的实施不严谨有关，但最为根本的是其性善论的一维性人性预设与人性的善恶共存性存在"扬善蔽恶"始源缺陷。精神医学领域代理同意原则设立时把精神病人代理人预设为良善之人，但在实际实施过程中精神病人代理人却是善恶共存的人，甚至一些精神病人代理人在代理同意原则实施过程中所呈现出来的"恶性"要远远多于"善性"。人类的历史经验和历史事实表明，精神医学领域代理同意原则在人性预设方面是存在始源缺陷的，即用一维性的性善论去遮蔽二维性的善恶共存论，导致对代理人形成"扬善蔽恶"的非理性思维。

3.3 精神医学领域代理同意原则人性预设"扬善蔽恶"的道德风险

3.3.1 代理家长主义

家长主义（也叫父爱主义）通常是指某一集体或个人为了使当事人的权益免受不必要损害而违背当事人的意愿对当事人的意愿进行强行干预的思想或理论。或者说，家长主义指的是"为了他人的利益，可以不顾当事人的愿望或看法去安排他人的生活"①，或者"为了被干涉者的福祉、益处、幸福、需求、利益或价值，对其行动的自由进行强制的干涉并因此得到辩护"② 的思想或理论。形象地说，家长主义的核心表象就是"像父亲那样行为或对待他人像对待孩子一样"③。医学家长主义则是特指在医务人员为了使病人的权益免受不必要损害而对病人的行为或观念进行强行干预的思想或理论。医学家长主义根源于医生救死扶伤的绝对义务诉求与家长对子女不求回报的绝对奉献精神之间的无限契合性。《希波克拉底誓言》要求医务人员做到绝对自律，即"我要竭尽全力，采取我认为有利于病人的医疗措施，不能给病人带来痛苦与危害"④。医学家长主义有以下两个主要特征：一是干预的随意性，即医生凭借自己的价值观念对病人的行为或观念随意干预；二是干预目的的尚善性，即医务人员干预的目的在于维护病人的权益免受不必要损害而非牺牲病人权益。

现代医学模式中，医学家长主义虽然依然得到一些研究人员的支持，但总体来说持反对态度的人还是居多的。为何会出现这种情况，最为重要的原因就是医生以保护病人利益为名义强行剥夺了病人的知情同意权。随着医学领域代理人的出现，医学家长主义基本得到有效抑制。因此，有人认为，代理人的出现标志着精神医学领域中的家长主义已经一去不复返，精神病人的自主权能够得到充分实现和有效保护。原因在于：代理人的出现，精神医学

---

① I. C. Henry and Glen Pashley. Health Ethics ［M］. Lancaster：Quay Publishing，1990：31.

② Gerald Dworkin. Paternalism ［M］. in S. Gorovitz et al.，Moral Problems in Medicine（Englewood Cliffs，NJ；Prentice-Hall，1976：185.

③ 刘玮玮，贾洪波. 家长主义之于老年患者的道德正当性标准 ［J］. 齐鲁学刊，2018（03）：70 – 75.

④ 希波克拉底. 希波克拉底誓言 ［M］. 綦彦臣，编译. 世界图书出版公司，2004.

领域的医患之间"医生—病人"式的二维交往模式由转变为"医生—代理人—病人"这种三维模式，而代理人是一个具有完全知情同意能力的人，在理论上完全具有保护病人权利的能力。情况真的如此吗？答案是否定的。因为，随着医学家长主义的逐渐消隐，一种新的家长主义又随之而生。这种新的家长主义就是代理家长主义，它取代原来的医学家长主义继续对精神病人的知情同意等权利进行剥夺或威胁侵害。

所谓精神医学领域代理家长主义，指的是精神病人的代理人（包括医务人员、监护人或亲属等）为了使精神病人的权益免受不必要损害而对精神病人的行为或观念进行强行干预的思想或理论。精神医学领域中的代理家长主义相对于医学家长主义来说有以下三个主要特征：一是干预的随意性，即代理人凭借自己的价值观念对精神病人的行为或观念随意干预；二是干预目的的尚善性，即代理人干预的主观目的在于维护精神病人的权益免受不必要损害而非牺牲精神病人权益；三是委托代理人的弱反抗性，即精神病人不会对代理人的决定提出即时反对意见。精神医学领域医学家长主义可以分为柔性代理家长主义（如父母亲等代理人强制不愿意住院的精神病人住院治疗）和刚性代理家长主义（如父母亲等代理人以尊重自由权利为名义放任病情严重的精神病人四处流浪）等类型。

精神医学领域代理家长主义是怎样形成的呢？总体来说，它的形成与精神医学领域代理同意原则人性预设"扬善蔽恶"始源缺陷紧密相关。第一，"扬善蔽恶"始源缺陷导致社会对精神医学领域代理人家长主义行为的无原则宽容。精神病人由于自知力损害导致其知情同意能力受损，难以做出具有足够信度和效度的决策或判断。因而，精神病人对于侵害自身权利的行为常常表现出弱反抗性。精神病人的弱反抗性指的是其对侵害行为的反抗力度不足以对压力源形成威胁或者难以改变压力程度。有些精神病人代理人深知这一点，他在行使代理权时一般不会考虑来自精神病人这个层面的压力。代理人只要认为是为了维护精神病人的权益，不管做出何种决定（即使这个决定严重损害了精神病人的其他权益）都会觉得理由充分，都是自信满满。在精神医学领域代理同意原则人性预设"扬善蔽恶"的人性预设引导下，政府机构、亲属以及其他社会人员等都会认为代理人不管如何对待精神病人都是出于好意，即使出现了不良结果也会予以宽容。譬如，精神医学领域中大量存在的病情严重的精神病人没有得到应有的拯救、没有必要住院治疗的精神病人被强制住院等现象产生的重要原因之一就在于代理同意原则人性预设"扬善蔽恶"的人性预设问题促使社会对精神病人代理人的无原则宽容。正是由于代理同意原则"扬善蔽恶"的人性预设所导致的无原则的宽容，精神医学领域中的代理家长主义逐步形成并愈演愈烈。

3.3.2 代理至上主义

至上主义是俄国艺术家马列维奇在《从立体主义和未来主义到至上主义》提出来的一种艺术创作观念。至上主义强调纯粹感情或感觉的至高无上，认为客观世界的视觉现象本身是无意义的，重要的是感情，是与唤起这种感情的环境无关的感情本身。[①] 哲学领域至上主义衍生了"经验至上主义""理性至上主义""情感至上主义"等思潮，经济学领域至上主义衍生了"经营者至上主义""顾客至上主义""实力至上主义""效率至上主义"等观念。譬如："经验至上主义"认为，经验（主要指感性经验）是人类对世界进行认知所必需的知识的唯一源泉，它在人类认知和改造世界过程中的地位是至高无上的，理性思想或理论都是经验的产物并且必须在经验中得到验证才能成为经验的组成部分；"经营者至上主义"是一种极端突出经营者对于经济运行或者市场活动具有决定性作用的管理学观念，它认为经营者的利益绝对高于其他团体的利益，具有至高无上性，股东利益、公众利益都必须依附于经营者的利益。至上主义有其合理性，但是从哲学视野来分析，它实质上暗含很多绝对主义或极端主义成分，是绝对主义或极端主义在艺术领域的表现。正因为至上主义过于绝对和极端，它对其他艺术及其他领域也带来了诸多弊端，因而广为人们诟病。

精神医学领域当中也存在一种至上主义观念，即代理至上主义。所谓精神医学领域代理至上主义，它指的是精神病人代理人在实施代理同意过程中具有绝对控制性道德决策地位的至上主义。在精神医学领域中，代理至上主义表现得极为明显，最为典型产物就是"笼中人""山洞人""猪圈人""铁链人"和"枷锁人"等现象。在"笼中人""山洞人""猪圈人"现象

---

① 马列维奇. 至上主义 [J]. 世界美术, 1990, (1): 6.

中，代理人利用获得的代理权把精神病人强行拘押在坚固生硬的铁笼、恶臭熏天的猪圈以及阴森湿冷的山洞中间。精神病人赤身露体、饥寒交迫、暗无天日甚至遍体鳞伤等现象都极为常见，毫无尊严、自主和自由可言。在"铁链人"和"枷锁人"现象中，精神病人的手脚和颈脖要么被铁链铐住、要么被枷锁锁上，手脚颈脖伤痕累累，甚至铁链深嵌肉骨，身心健康毫无保障。在上述现象中，代理人表现出至高无上的能够强行剥夺精神病人知情同意能力、人身自由权利和人格尊严权利的权威地位，但是"笼中人""山洞人""猪圈人""铁链人"和"枷锁人"等偏激型代理至上主义产物却一定程度上存在无奈性、可理解性或可同情性（因为代理人极其贫苦、极度艰辛而无力照护）。因此出于无奈而获得一定程度理解或同情的代理至上主义即可称之为被动型代理至上主义。除被动型代理至上主义外，代理至上主义还包括主动型代理至上主义。在部分"被精神病"现象（如邹宜均"被精神病"事件）中，一些亲属及法定代理人（如母亲、兄弟、姐妹等）剥夺某些性格有些缺陷或者行为有些偏激的人的知情同意权利、人身自由权利、人格尊严权利或者财产权利的现象，就属于主动型代理至上主义范畴。

案例 3 - 2

邹宜均"被精神病"事件

2006 年，广州市民邹宜均与丈夫离婚获得 30 万元离婚补偿款。其母亲及哥哥姐姐千方百计要控制这笔钱，合谋把邹宜均关进精神病院并对其进行强制治疗。在邹宜均被强行关进广州市白云心理医院的第二天，她的离婚补偿款都被转入了她母亲的账户。律师经过千辛万苦为了将邹宜均从精神病院救出来以后，她又被家人"软禁"在家。后来，邹宜均趁其母亲不备，从家里逃出，直到此时，一直寻找其下落的朋友，才得以相见。之后不久邹宜均在湖北削发为尼，遁入空门。2009 年，邹宜均将广州白云心理医院、母亲、二哥告上法庭。①

---

① 孙莹，钱遇，刘浩邦. 母亲为获取房产将女儿送精神病院案开审 [EB/OL]. (2011 - 09 - 14) [2021 - 10 - 29]. http：//www.chinanews.com/fz/2011/09 - 14/3327380_ 3. shtml.

　　精神医学领域代理至上主义的形成与代理同意原则"扬善蔽恶"的人性预设引导下精神卫生医务人员无原则的"放权"有关。由于代理人的出现使得精神医学领域的医患交往模式由二维转换为三维，这种转换存在优点的同时也存在一定程度上的缺陷。主要缺陷表现为在代理同意原则"扬善蔽恶"的人性预设引导下，精神卫生医务人员认为"代理人总是会对精神病人负责的"，因而可能主动削弱自身出于保护精神病人权益的代理监督权。代理监督权的削弱导致精神病人代理人极速扩权。如果精神科医生不行使监督权，充分告知代理人应该履行应尽职责（如尊重精神病人人格尊严、尊重精神病人知情同意权、不得非法限制精神病人自由行动、尽力救治精神病人等），虽然一定程度上会减少自身责任和麻烦，但是这种情况势必会导致精神病人代理人以为既然作为专家的精神卫生医务人员都没有反对意见，那么只要是为精神病人利益着想，随便怎样决定都无所谓的结果。从表面上看精神病人对代理人精神卫生医务人员"放权"似乎没有导致代理至上主义，但实质上是一种严重的客观代理至上主义，因为缺乏精神卫生医务人员的建议，即使代理人做出所谓的"善意决定"，诸多情况下也会损害精神病人的利益。因此，代理同意原则"扬善蔽恶"的人性预设引导下的无原则"放权"只是意味着传统意义上至上主义的消隐，取而代之的是一种可能更具道德风险的代理至上主义。

3.3.3　代理专制主义

　　专制的词源意义是指独裁专断，后引申为独揽权力以实行专制统治或暴力控制。专制作为一种意识形态最为严重的情形就是专制主义。专制主义的特征是，专制者权力权威失去限约，独断专横且无相应责任。在专制主义现象中，专制者把自身利益绝对中心化而忽视他人合理利益诉求并采取专制暴力手段来实现自身利益。专制主义是一种为不公正和不人道以及不平等和不自由辩护的社会治理道德原则理论，因而无疑是一种极为荒谬的理论。[①] 专制主义把"不自由奉为社会治理道德原则"[②]，本质上是一种绝对自由主义。

---

　　① 王海明．论专制主义（上）——专制主义概念［J］．吉首大学学报（社会科学版），2007（01）：16－22.

　　② 王海明．论专制主义（上）——专制主义概念［J］．吉首大学学报（社会科学版），2007（01）：16－22.

专制主义的后果必然导致社会道德腐化和恐怖主义。因为不服从法律的人，不服从普遍意志之统治的人，便成为反对理性，从而也是在道德上腐化的人。① 因为专制者会通常采用野蛮残暴手段统治或控制社会生活的各个方面，这种统治时常伴随着蒙昧主义政策和恐怖气氛。② 社会道德腐化和恐怖主义一旦盛行，人类社会秩序必将走向崩溃。代理专制指的是代理人利用代理制度从委托人那里获得代理权力并利用这种权力来绝对控制委托人为自身利益服务的行为或现象。从伦理学的角度来说，代理专制主义实质上是一种行为功利主义，只不过它是一种极端化行为功利主义。因此，代理专制主义既具有专制主义的鲜明特点，同时也具有极端功利主义的特征。在现实生活中，它存在严重的社会实践后果。具体来说就是，代理专制主义会导致代理人对委托人的专制，严重损害委托人的以人格尊严、自主决定权和自由行动权为代表的作为社会权利始源合理性的道德权利，导致代理腐败、代理暴力和代理恐怖，最终导致社会整体性代理秩序的崩溃。

代理专制主义的类型主要包括制度性代理专制主义、非制度性代理专制主义和特殊代理专制主义三种形式。制度性代理专制主义指的是委托代理人、法定代理人和指定代理人在实施代理权利过程中表现出来的专制主义。譬如，代理人为了实现自身利益，无视法律范围和道德界限，无视他人建议和意见，利用代理权独断专行。非制度性代理专制主义指的是法定代理人和特殊代理人之外的人利用自身掌握的经济或政治权利强行代理社会个体或群体的法律或道德权利过程中表现出来的专制主义。譬如，社会改制过程中某些企业单位为了自身利益强行代理工人签署财产转让协议，低价变卖工人财产。特殊代理专制主义指的是在没有制度性代理人和非制度性代理人在场的情况下，某些具有特殊职业能力的人被习惯性的代替公民行使代理权利过程中表现出来的专制主义。

精神医学领域中的代理专制主义指的是精神病人代理人在行使代理权利过程中独断专行的思维或意识，是代理失范行为与极端功利主义结合起来以后在精神医学领域中的产物。精神医学领域代理专制主义存在严重的社会影

---

① 杨尚儒. 施米特思想中的主权、委任独裁与主权独裁［J］. 政治思想史，2017，8（01）：143 – 170 + 200.

② 邹瑜，顾明. 法学大辞典：［M］. 北京：中国政法大学出版社，1991：231.

响。它不仅严重侵害精神病人的人格尊严、自主决定和自由行动等道德和法律权利，不仅严重损害精神病人的身心健康和生命财产，同时也对精神卫生的生态环境和人类社会的生存秩序造成严重的影响。在"被精神病"现象中，某些个人或者机构甚至盗用代理权名义强行关押非精神病人。非精神病人不断遭受辱骂欺凌、严刑拷打甚至滥用药物，更是残忍恐怖，更是毫无尊严自由、身心健康和生命安全可言。

精神医学领域代理专制主义主要表现为三种类型，即制度性代理专制主义、非制度性代理专制主义和特殊性代理专制主义。制度性代理专制主义指的是精神病人代理人在行使代理权利过程中通过代理失范行为表现出来的专制主义。譬如，精神病人代理人为了实现自身非法利益（包括对精神病人人身自由的控制以减少费用开支），违背法律道德规范和制度，拒绝听取精神医学专业人员、精神卫生管理人员以及相关亲属的建议和意见，强制精神病人无偿劳动、结婚生育等现象就是精神医学领域代理失范现象中代理专制主义的具体表现。精神医学领域非制度性代理专制主义指的是精神病人或非精神病人的代理人或者非代理人利用自身强权强行剥夺社会个体或群体的法律或道德权利以获取不正当利益过程中表现出来的专制主义。譬如，"被精神病"现象中某些部门、单位或者二者结合为了阻止所谓"不服管理者"或者"不同意见者"对其利益的冲击，假借"精神病"的名义动用强制力量把非精神病人遣送至精神病医院或者相关医疗机构进行关押以限制其人身自由的行为，就是典型的非制度性代理专制主义的表现。精神医学领域代理失范现象中的特殊代理专制主义指的是精神科医务人员武断地收治或者拒绝收治精神病人过程中所表现出来的专制主义。这种专制主义具有一个明显的特征，即它不具有独立性，必须依附于制度性代理专制主义或非制度性代理专制主义才能存在。譬如，在"被精神病"现象中，没有特殊代理专制主义的参与，精神医学领域非制度性代理专制主义即不可能实现，因为没有精神科医务人员的配合性"确诊"，即使非制度性代理专制主义者把非精神病人押送至精神病医院，非精神病人也不可能被精神病医疗机构强行"收治"。

精神医学领域代理专制主义形成与代理同意原则"扬善蔽恶"的人性预设引导下社会对精神病人代理人和精神卫生医务人员的无原则"纵容"有关。一方面，在代理同意原则人性预设"扬善蔽恶"引导下，社会形成一种总体性观念，即精神病人代理人具有"性善"的应然性，其行为一般情况下都具有善意诉求。即使在某种情况下代理行为出现不良后果，社会也会认为代理人的动机是善意的而把不良后果理解为"无心之失"。于是，精神病人代理人就以"善意人群"的道德高位出现在社会的视野中。在"无心之失"和"善意人群"的遮蔽下，即使精神病人代理人存在故意损害精神病人利益的行为往往也会被人们无视甚至被谅解和宽容。这种境遇下人们所表现出来的对代理人故意损害精神病人利益行为的"无视、谅解和宽容"实质上就是"无原则纵容"。在"无原则纵容"的宽松环境中，一些精神病人代理人甚至不具备精神病人代理人资格的个人和社会机构于是利用手中的代理权完全控制精神病人，我行我素、毫无顾忌地损害精神病人甚至非精神病人的人身权益，精神医学领域的代理专制主义因而形成。譬如，"被精神病"事件中之所以出现政府部门以"精神病"为名强行把非精神病人押送精神医院予以关押的情形，就是因为代理同意原则"扬善蔽恶"的人性预设导致社会对精神病人代理人的无原则"纵容"而形成的精神医学领域代理专制主义起到了催化作用。另一方面，精神医学领域代理专制主义形成与代理同意原则"扬善蔽恶"人性预设引导下社会对精神卫生医务人员的无原则"纵容"有关。所谓精神卫生医务人员的无原则"纵容"指的是人们以"白衣天使"和"医者仁心"等道德评价为基础，对精神卫生医务人员的违德违法行为表现出无视甚至宽容态度的情形。"白衣天使"和"医者仁心"这种道德评价之所以能够被人们乐于接受，根本原因就在于人们对医务人员人性预设是"善性"的。由于社会对精神卫生医务人员的无原则"纵容"，一些医务人员与精神病人代理人交往过程中明明知道自身的行为已经违德违法也毫无自责感，甚至一意孤行、肆无忌惮地与代理人相互勾结控制精神病人以谋取自身利益。医务人员的"无自责感""一意孤行"和"肆无忌惮"心态客观上使精神病人代理人对自身的错误代理行为形成"自我纵容"心理，代理专制主义就随之而生。譬如，在诸多的"被精神病"事件中，精神医学医务人员完全可能知道被押送入院的人不是精神病人，但是他们依然要做出"患有精神疾病"的诊断，根本原因就在于代理同意原则"扬善蔽恶"人性预设导致社会对精神卫生医务人员无原则"纵容"而形成精神医学领域代理专制主义。

4 精神医学领域中的代理失范现象

精神医学领域代理失范行为对精神病人的道德权利和法律权利侵害性等伦理后果表明，为了有效保护作为社会极弱势群体的精神病人的人身权利，防范和控制精神医学领域中的代理失范行为已经成为必须受到重视的课题。然而，行为的个体性、孤立性特征提示，精神医学领域代理失范行为对精神病人的侵害不可能形成绪论中所提及的"精神病人的权利剥夺史和耻辱生存史"的社会总体性严重情势。精神医学领域代理失范行为之所以能造成如此严重的社会群体性和总体性后果，根本原因在于精神医学领域代理失范行为由个体性行为演变为社会群体和社会总体层面的社会现象并在社会现象中错综复杂地生长使人们难于应付。那么，为何精神医学领域代理失范现象具有如此强大的势力，以至于能在个体、全体和总体层面以三维延展结构的情势对人类社会形成严重威胁？这个问题的答案与精神医学领域代理失范现象的深层内涵、问题表象、现实表征和伦理特异性之间存在显著关联性。

4.1 代理失范现象及其特性

4.1.1 现象及其特性

4.1.1.1 现象的基本含义概述

何为现象？马克思主义哲学认为，现象是事物的外部联系和表面特征，是本质或事物的外在表现。① 从始源意义层面来说，现象可以理解为人类社

---

① 马克思主义哲学原理编写组. 马克思主义哲学原理［M］北京：北京高等教育出版社，1999.

会或自然界的单一行为或事物在同一时期不同地点、同一地点不同时期或者不同时期不同地点重复出现时所展露出来的反映特定本质的具有共同特征的形象或表象。我们以自然现象中的厄尔尼诺现象和社会现象中的革命现象进行说明。厄尔尼诺现象指的是太平洋东部和中部热带海洋海水温度异常地持续变暖使得世界气候模式发生变化，造成一些地区干旱而另一些地区又降雨量过多的异常气候现象。① 该现象发生的时间、地点和烈度基本相同，发生频率基本上每4年重复一次。由此可知，所有发生过的厄尔尼诺型天气或气候都具有一些为人类所认知的共同特征，反映了太平洋东部和中部热带海洋海水温度变化的自有特性或本质。因此，人们就把反复出现的厄尔尼诺型天气或气候叫作厄尔尼诺现象。社会革命现象指的是一系列实现历史正义和恢复秩序、社会实现领导和管理权力转移、人们发泄不满和改变现状的行为或活动所展露出来的表象集合体。塞缪尔·亨廷顿认为，革命就是对一个社会据主导地位的价值观念和神话，以及其政治制度、社会结构、领导体系、政治活动和政策，进行一场急速的、根本的、暴烈的国内变革。② 当一个国家或地区社会财富分配极不均衡、人们生活状况急剧恶化、底层百姓生活极度贫困、两极分化情况极其严重、社会秩序极其混乱等情况出现时，不管何时，不管何地，社会矛盾、冲突和对抗等行为就必然不可避免地发生和发展并引发社会革命。人类发展史上的资产阶级革命（如法国大革命、美国革命）以及无产阶级革命（如中国的新民主主义革命）等历次社会革命活动都表明，当"反映特定本质的具有共同特征"革命行为反复出现时，革命现象就随之而生。从自然和社会分层来说，自然界现象包括厄尔尼诺现象、毛细现象、虹吸现象、返祖现象、溶血现象，等等，社会现象包括革命现象、改革现象、助人为乐现象、见利忘义现象、贪腐现象、围城现象、越轨现象、失范现象，等等。从学科角度来讲，现象包括心理现象、物理现象、化学现象、文化现象、道德现象、法律现象、生物现象，等等。从表现形式来讲，现象包括外在现象和内在现象。从功能维度来讲，现象包括正面现象

---

① 沈四林. 厄尔尼诺现象与中国的海洋灾害［J］. 航海技术，2001（04）：16 – 17.
② ［美］塞缪尔·亨廷顿. 变化社会中的政治秩序［M］. 王冠华，刘为，译. 上海：上海人民出版社，2008：220.

和负面现象。从理论上来分析，现象是人类在生活过程中对自然和社会领域反复出现的行为和事物的相似表象的理性概括，是人类对行为或事物本质的初步认知，是人类掌握自然和社会规律的基本前提，对人类社会的发展具有很好的预测作用。

4.1.1.2 现象的基本特性

根据现象的概念及其内涵，我们可以推知它具有外在叠累性、本质依寓性和应对复杂性三大特性。

第一，外在叠累性。所谓现象的外在叠累性特征，指的是一种现象要得以形成，需要一系列性质相似的行为或者事物共同参与，相互叠加或积累。一方面，这些行为或事物要有较强的外在感，不必经过概念、判断和推理等逻辑分析程序才可感知或认知。虽然现象是行为或事物在发生、发展或者变化过程中所存在的内在联系表现出来的外在形式，但是这种"内在联系"并不是现象本身，而是现象的成因。过多地追寻现象的内在联系，现象就还原为本质。因此，现象总是存在着与内在本质保持"去远"趋势，更多地"去向""外在形式"。现象越是外在化，就越易于被人们觉知或认知，其现象性就越强。① 我们以越轨现象进行说明。越轨行为是指社会群体或个体偏离或违反社会规范的行为。② 如果越轨行为非常隐蔽晦涩、边界性状极其模糊、与正常行为的本质相距不远、外在形式感不明显、难于被人们识别感知，那么它们就只是单个的正常行为，不可能成为现象，人们更不会把它们作为现象来认知。另一方面，单一的行为和事物不可能成为现象。行为和事物要成为现象，它们必须通过叠加或积累才有可能。这种叠加或积累引导人们对重复出现行为或者事物进行联想。与此同时，这种叠加或积累反复在人们面前出现，迫使人们进行联想和思考。这两方面的结合，现象的概括就成为可能。行为或者事物重复显现的时间间隔越长，空间距离越远，它们呈现给人们的现象感就越弱。人们把它们作为现象来认知或对待的可能性就越小。譬如，越轨行为如果只是某些历史时期或者某些地域所发生的极少数行

---

① 注：这里有一点要引起注意，即现象本身是没有意义的，只有被人们所认知的现象才有意义。可以说，迄今为止整个人类所认知的现象与自然界和人类社会所隐藏的现象相比只是沧海一粟、微乎其微，但只有被人类所认知的现象才有意义。

② 乐国安. 越轨行为诱因辨析 [J]. 社会学研究，1994（05）：104–112.

为，而且这些"极少数行为"的重复出现所需的时间极其久远，人们就很难把它作为现象来认知。只有越轨行为出现的频率较高、空间距离较近、叠加积累越多，越轨行为才能被人们作为越轨现象来认知，才能成为越轨现象。

第二，本质依寓性。所谓现象的本质依寓性特征，它是指一种现象得以形成所需要的众多叠加或积累的行为或者事物必须共同依存和寄寓于某种单纯的本质。一方面，这一特征表明，本质对于现象的形成具有决定意义。如果众多行为或事物通过叠加累积方式而组建的集合体不能凭借本质的力量予以凝结，这些行为和事物就只是孤零零的单个个体的无目的散乱堆放或随意显现，就不可能成为具有上文所说的"内在联系"，就不可能成为现象。因而，当现象（负面现象和正面现象）成为人们瞩目的对象的时候，人们就应该思考它的本质而不是停留于现象本身。有一种传统观点认为现象是本质的对立面，在认识过程中，仿佛剥离掉现象，剩下的就是本质。① 当然，毫无疑问这种观点存在极大的局限性。人们要注意的是，这一特征并不说明"现象"在存在论层面上的地位比"本质"低，"现象"的理论地位比"本质"次要，而是表明如果要正确认识现象，探求现象的本源，只有通过本质的探寻才能实现。另一方面，这一特征表明，本质必须通过现象的依寓才能对人类社会产生实质性意义。如果仅仅从存在论的角度分析，本质具有自在性，不管有没有被人类认知或掌握，它都以向来所是的形态存在。但是，这种存在论层面的纯粹本质对人类来讲是毫无意义的，因为它对人类来说始终处于局外状态，既不能给人们以正面影响（如希望、肯定或高兴等），也不能给人们以负面影响（如伤害、否定或悲伤等）。因此，要使本质本身对人类社会产生意义，就必须被人们所认知或掌握。本质如何才能被人们认知呢？唯一的途径就是依寓现象并通过现象予以表露。当现象以行为或事物的形式映入人们的眼帘以后，本质才有可能涉入人类社会并对人类生活产生影响。我们以"毛细现象"进行说明。毛细现象的本质是一种运动，是液体表面张力和液体曲面内外压强差的作用而产生的浸润运动。即使没有被人

---

① 董世峰. 现象理论：本质主义与人本主义的困境与出路 [J]. 西南大学学报（人文社会科学版），2006（03）：104 - 107.

们认知，无论何时何地和液体曲面内外压强差的作用而产生的浸润运动都是存在的。但是，如果这一本质（浸润运动）没有被人们认知，它对人类社会将毫无意义，因为它不会对人类活动产生任何影响。只有这种本质（浸润运动）通过毛细现象的形式被人们认知，它才对人类发展起到促进作用（如利用粉笔吸墨水、利用毛巾吸汗、锄松土壤减少水分蒸发，等等）。

第三，应对复杂性。所谓现象的应对复杂性特征，它指的是现象具有被合理应对时需要通过复杂的方式、方法或途径才能有效实现的特有性状。现象的应对复杂性特征主要表现在两大方面。第一，搜集整理组建现象的行为和事物具有复杂性。海德格尔认为，现象不是任何一种在其背后还存在着某物的东西，更明确地讲，对于现象根本就不能提出什么背后之物的问题，因为现象所给出的东西，恰恰就是那自给自足的东西。① 虽然，海德格尔的观点带有强烈的唯心主义倾向，但是客观上它也提示了一点很有意义的信息，即对于现象的分析和应对是十分复杂的。由现象的第一个特征可知，现象要得以形成必须要有一系列的行为和事物的叠加或累积。这些行为和事物的出现具有历史性、地域性和民族性等特性。现象的历史性使得它们的出现可能是同一历史时期的不同节点，也可能是完全不同的历史时期；现象的地域性使得它们的出现可能是同一地域的不同地点，也可能是完全不同的地域；现象的民族性使得它们的出现可能是在同一个民族的不同群落，也可能是完全不同的民族。由于历史跨度可能极大、地域跨度可能极广、民族跨度可能极多，因而使得搜集整理组建现象的行为难度大、耗费多、时间长，操作技术难度就相当复杂。第二，揭示现象本质的活动具有复杂性。一方面是因为"本质总是类的本质，即一类事物的共性或普遍性"②，它深藏于现象之下且极其抽象，因而需要通过复杂的推理、判断和概括等理性分析才可能获知。同时，有些现象本身就十分复杂，其本质的揭示需要多学科的知识和技能才能完成。另一方面是因为寻找现象之间内在联系的工作也具有复杂性。现象之间的联系相当繁杂，不仅同一类现象之间存在众多外在和内在联系，而且不同现象之间也存在某些外在联系。在诸多的外在和内在联系之中寻找内在

---

① 海德格尔. 时间概念史导论 [M]. 欧东明，译. 北京：商务印书馆，2010：115.
② 巩庆海，等. 马克思主义哲学原理 [M]. 济南：山东大学出版社，1997：135.

联系也非常复杂。另外，外在联系具有一定的迷惑性，稍不注意，外在联系就会内在化，使得内在联系被忽略、被掩盖，从而难以对现象进行准确判断。如何才能有效解决现象的应对复杂性这一特征呢？最为理想的方式就是在寻找行为或事物之间发生联系的规律，然后在规律的基础上归纳本质。现象的应对复杂性特征提示我们，某种负面现象一旦形成并出现，就不能简单轻率地提出"杜绝""根除"或者"消灭"等封闭式的解决方案，而是要采取实事求是的态度，慎重思考科学分析，逐步缓解、抑制或防范它。

4.1.2　代理失范现象

代理失范现象是一种负面性现象，主要表现为负面性形象体验和负面性经验表象。它在行为心理、行为目的和行为历史领域分别以外显和内隐、卸责和获利、传统和现代等类型予以显露。

4.1.2.1　代理失范现象概述

代理失范现象指的是众多代理失范行为所表现出来的损害他人或社会权益的负面性现象。该现象的形成主体是包括委托代理人、指定代理人和法定代理人在内的代理人。根据现象的外在累叠性特性，代理失范现象主要表现为同类性质的代理失范行为在不同时期不同地点、同一时期不同地点或者不同时期同一地点重复而轻易地展露在人们的直观感觉之中，并使人们从外在累叠性中形成了某种一致性的负面形象体验。譬如，人们把不同历史时期、不同国家地区或者不同民族群体的代理人所存在的众多的对精神病人铁链拘禁关押行为进行联想、概括与总结后，就把这些行为的经验表象集合体称之为精神医学领域中的"关押锢锁"现象。根据现象的本质依寓性特性，代理失范现象本质上是一种代理人对委托人法律和道德权益以及身心健康所实施的失范行为的经验表象。譬如，代理人剥夺委托人的选举权和被选举权，形式上是剥夺委托人政治权利的现象，但本质上是一种侵害委托人人格尊严和思想自由的失范行为的经验表象。根据现象的应对复杂性特性，人们在碰到代理失范现象之时总是会预先做好面对困难的思想准备，不会以一种一劳永逸、一步到位或者一蹴而就的简单又天真的心态去应对它。譬如，当面对律师和法官相互勾结以榨取委托人钱财的"司法寻租"这种代理失范行为时，如果人们把"司法寻租"仅仅视为孤立的代理失范行为，那么在寻找对策时就会采取起诉律师和法官个体这种简单措施。如果人们把"司法寻租"视为就有内在联系代理失范现象，那么在寻找对策时就不仅会采取起诉律师和法官个体这种简单措施，而且会在制度层面、政策层面甚至教育层面对现有律师的代理行为进行系统的规范和约束。

4.1.2.2　代理失范现象的主要类型

根据行为心理学理论，代理失范现象包括外显性代理失范现象和内隐性代理失范现象。外显性代理失范现象是能够被他人或社会等外界人群直观察觉到的代理失范现象，具有很强的外在性和可察觉性，人们只需要通过浅层次或者简单的推判就能发觉它的存在。譬如，律师敲诈委托人财物现象、父母强行要求子女结婚或离婚现象、网络代购人销售假冒伪劣商品现象等都属于外显性代理失范现象。内隐性代理失范现象是指难以直接认定的、具有一定程度迷惑性或误导性的、需要通过逻辑推理才能对其性质进行判断的代理失范现象。譬如，父母代替子女相亲现象、父母强制遣送精神病人住院现象、医务人员代替病人亲属做决定现象等都属于内隐性代理失范现象。

从行为目的论维度来说，代理失范现象主要包括卸责性代理失范现象和获利性代理失范现象两大类。卸责性代理失范现象是指代理失范行为的发生目的主要是代理人为了推卸本来应该承担的法律和道德责任。我们知道，代理人主要包括委托代理人、法定代理人和指定代理人三种形式。除了某些特定情形所规定的代理人（如律师、网络代购商等委托代理人）可以从委托人方面获得一定的代理费外，很多情况下代理都是无偿性的、没有报酬的（如亲属、医务人员和政府官员等法定代理人或指定代理人的代理行为）。由于没有报酬，同时又要付出劳动、投入精力以及承担压力，很多代理人就产生了推卸责任的想法并且付诸行动，卸责性代理失范现象就随之出现。譬如，亲属和政府官员放任精神病人四处流浪不闻不问、医务人员对知情同意能力处于丧失状态却又没有监护人在场的病人不管不顾等都属于卸责性代理失范现象的范畴。获利性代理失范现象是指代理人不合理地利用代理权去获取委托人金钱财物的现象。由于法定代理和指定代理一般都带有无偿性或无报酬性特点，获利性代理失范现象因之主要发生在委托代理领域中。委托代理一个显著的特点就是委托人和代理人之间存在较为明显的信息不对称，代理人往往掌握着比较专业的代理事务的相关知识（如律师）或较为熟悉代理领域的行情（如代购商）。只要代理人的道德品质较为低下、私心较重，他们就可能利用这种信息不对称来谋取委托人的钱财。因此，在市场经济条件下，如果社会法制不太完善，人们的道德品质不高，获利性代理失范现象发生的频率就可能较高。

从历史维度来看，代理失范现象可划分为传统型代理失范现象和现代型代理失范现象。传统型代理失范现象是指形成时间久远、影响范围较大、当前依然存在的代理失范现象。譬如，父母代理子女相亲、亲属锢锁拘禁精神病人、医务人员见利忘义等都属于传统型代理失范现象。事实上，不管是古代还是当前，诸如医务人员见利忘义、父母代理子女相亲、亲属锢锁拘禁精神病人等代理失范现象在社会生活中确实广泛存在。为了把现代社会才出现的代理失范现象与在古代社会就存在的代理失范现象区别开来，我们就把后者称为传统型代理失范现象。现代型代理失范现象是指古代社会很少出现但现代社会中却反复出现并且其出现原因存在某种合理性的代理失范现象。现代社会追求自由、民主和科学等生活状态，而传统社会则是充满禁锢、专制和迷信等生活信条。当人类社会逐步演进并且达到对自由、民主和科学等更为展露人性的生活状态的追求时，现代社会就应运而生。然而，传统社会历史久远，尽管禁锢、专制和迷信等生活信条具有明显的反人类性，但是由于它们在人类与原始生活环境对抗过程曾经起到巨大作用，因而在某种程度上也被人们所接受和认同。因此，人们在现代社会与传统社会的对立过程中，不同理念信条之间的矛盾冲突不可避免地产生。因此，上述分析表明，现代型代理失范现象出现的主要由于深受传统习惯影响的人们在现代化过程中表现出来的对现代社会制度不适应、不了解和不接受而产生的对抗意识所造成的。譬如，网络代购商利用代购平台优势欺诈、诱导顾客消费，跨国婚姻中介利用法律漏洞骗取买婚者钱财，非法机构利用网络平台诈骗不孕不育患者财物，等等，都属于现代型代理失范现象。

4.2 精神医学领域中的代理失范现象

4.2.1 精神医学领域代理失范现象的基本内涵

精神医学领域中的代理失范现象指的是精神医学领域中的代理失范行为

在不同时空重复出现时所表现出来的侵害精神病人法德权益和身心健康的负面性现象。资料梳理表明，在代理制度的具体实施过程中存在大量"暴力殴打""强行囚禁"，甚至"血腥残害"等危害精神病人生存权利的代理失范现象。① 然而，相对于其他医学领域甚至非医学领域来说，精神医学领域中的代理失范现象具有其独有的内在涵义。根据上文对现象的特异性分析结果，精神医学领域代理失范现象的基本内涵主要体现在以下三大方面。

第一，精神医学领域代理失范现象是人们在审视或评价精神医学领域的系列代理失范行为所造成精神病人权利和身心损害的过程中所形成的残酷性定势映像。精神医学领域中的代理失范现象一经提起，首先映入人们的脑海的就是"囚笼黑屋""污秽肮脏""蓬头垢面""赤身裸体""日晒雨淋""枷锁铁链""遍体鳞伤""残肢断体"，甚至"尸横荒野"等充满耻辱、暴力甚至血腥残酷的定势映像。因此，精神病人的定势映像不但影响精神病人的日常生活，更有甚者会影响病人家属、邻里和同事，故常常会受到周围人的歧视，甚至包括自己的亲属。② 在其他医学领域或非医学领域，尽管也存在一些代理失范现象，但是人们绝对不会形成像精神医学领域一样的残酷映像。我们以代理行为较为明显的医学领域的儿科心血管科和司法领域的诉讼过程为例进行说明。在医学领域的儿科、老年科，由于心智发育不全原因儿童基本缺乏自制力、缺乏知情同意能力，由于心智衰竭原因一些老人的自知力和知情同意能力基本丧失，代理人协助病人就医做决定的代理现象是非常多见的。在司法领域的诉讼过程中，原告和被告由于法律知识的缺乏，聘请律师作为代理人维护自身利益的代理现象也是十分普遍的。毫无疑问，不管是医学领域的儿科、老年科还是司法领域的诉讼过程，代理失范现象都是存在的，而且还较为普遍。但是当提起上述儿科、老年科或者诉讼过程中的代理失范现象时，人们首先形成的映像可能是打骂、欺骗、讹诈等，绝对不可能形成"囚笼黑屋""赤身裸体""枷锁铁链""残肢断体"等血腥残酷的定势映像。

---

① 雷志华. 精神医学领域代理同意行为的失范问题及其对策分析［J］. 吉首大学学报（社会科学版），2016，37（S2）：77－80.

② 刘洋，张文华，姜莹，等. 抚顺市重性精神病人及其家属受歧视状况的研究［J］. 中国农村卫生，2015（04）：44－45.

第二，精神医学领域代理失范现象是系列类似性质的代理失范行为在不同时期不同地点、同一时期不同地点或者不同时期同一地点重复而轻易地呈现于人们的直观感觉并使人们基于现象的外在累叠性而形成的整体性负面体验。当人们听到或见到某些精神医学领域代理失范行为时，他们一般不会就事论事地认为该行为只是具有孤立性的个案，而是会不由自主地以当下所见所知的精神病人随意"赤身裸体"、被关"囚笼黑屋"、被戴"枷锁铁链"等行为为基础，把不同时期自身经历过的精神病人受虐待事件、影视中观看过的精神病人受折磨情节、书本上所阅读过的精神病人受欺凌事件联系起来，把同一精神病人同一地点不同时期的虐待、受折磨、受欺凌等暴力或血腥情节联系起来，而形成一种一旦提到精神病人就自然而然呈现在内心的可怜、可叹、可悲而又无可奈何的整体性负面体验。我们以精神病人生存过程中的"枷锁铁链"现象进行说明。

案例 4-1

精神病人被锁 17 年

据报道，广东茂名信宜一名叫做阿永的男子 1995 年由于修理店生意阿永开始罹患精神病，在家动不动抢棍子暴打家人，要么跑到街上打人，要么把小学生踢到水沟里，严重时甚至拿起刀子要砍人。至今其父头手背腿都留了不少被儿子打伤的疤痕。为了避免儿子伤害到街坊，父亲试过用绳子套住阿永，但儿子总能挣脱束缚，不得已之下，老练只好用铁链将阿永锁在房里，一锁就是 17 年。17 年来，阿永生活不能自理，小便失禁常常尿在床上。①

人们在对上述案例的了解与分析的过程中，一般会遵循以下思维逻辑：首先，由于代理人的代理行为失范，精神病人阿永被铁链锁了 17 年，手脚被铐，屎尿不能自理，骨肉损伤甚是严重，身体健康遭到严重摧残，生存环

---

① 李斯璐. 男子精神分裂到处伤人被铁链锁住 17 年 ［EB/OL］. （2012-02-12）［2021-10-29］. http：//news. cntv. cn/20120212/107357. shtml.

境十分恶劣，阿永的遭遇处境十分可怜。其次，由于代理人的代理行为失范，诸多精神病人没有自由，没有尊严，基本上没有享有"人之为人"的待遇，基本与动物无异，他们的遭遇处境十分可悲。再次，经验告诉人们，由于种种无可奈何的历史或现实原因，长期以来，精神病人"被关""被铐""被锁"等血腥暴力的代理失范行为并不是个案，精神病人遭遇的代理失范现象难以避免，他们的遭遇处境十分可叹。于是，人们对精神医学领域的代理失范现象形成了一种可怜、可叹、可悲而又无可奈何的整体性负面体验。基于上述整体性负面体验，20多年前就有研究人员指出："提供给精神病人的待遇和条件要远远低于其他躯体疾病的病人所得到的待遇和条件，这种不公平的现象不能再继续下去"。[①] 也正是因此，人们才给予了精神病人无需理由的同情与恻隐。

第三，精神医学领域中的代理失范现象本质上是一种代理人对精神病人身心健康实施的侵害行为的经验性存在形式。前文对现象属性的分析结果表明，现象总是对本质表现出依寓性。那么，精神医学领域代理失范现象所依寓的本质是什么呢？就精神医学领域这一特殊领域来说，其代理失范现象本质上是代理人对精神病人德法权利和身心健康侵害行为的经验性存在形式。不管是诸如代理人使得精神病人"污秽肮脏""蓬头垢面""赤身裸体"等关联人格尊严的代理失范现象，还是代理人对精神病人施以"绳捆链绑""枷锁铁镣""囚笼黑屋"等关联人身自由的代理失范现象，还是代理人所导致的精神病人"遍体鳞伤""残肢断体""尸横荒野"等关联生命存亡的代理失范现象，它们本质上都是代理人对精神病人所施加的种种侵害行为的存在形式。虽然精神医学领域代理失范现象具有历史性、地域性和社会性等属性，不同的历史时期、不同的国家地区以及不同的社会状况，精神医学领域代理失范现象的显像方式、严重程度和社会评价不同，但是不管历史、地域和社会如何变化，其本质都不会改变，总是代理人对精神病人所施加的侵害行为的存在形式。如近代欧洲对精神病人的驱逐或终身拘禁现象、中国清代的"报官锁锢"现象还有现代社会的强制住院现象，虽然上述三种现象

---

① 王东耀，刘慧，刘清波，等．对精神病人的人道主义争论［J］．中国医学伦理学，1996（06）：29–31.

反映的对精神病人身心健康的侵害程度不同，三种现象反映的侵害主体不同，但是不管怎样它们本质上都是一种代理人对精神病人身心权益和身体健康的侵害行为。我们以 19 世纪 30 年代英国精神病人收容院情形、我国清代光绪年间精神病人砍死义母事件和 1997 年上海市精神卫生中心强制收治疑似"人格障碍"者事件为例进行说明。

案例 4 - 2

19 世纪 30 年代英国收容院迫使精神病人供人参观

英国全国性统计资料显示：19 世纪 30 年代，英国收容院对待精神病人如同监狱对待囚犯一般，精神病人拷着铁链关在地牢没有任何权利，偶尔还要展出供人参观。①

案例 4 - 3

清代广西巡抚判处精神病人叶某死刑

我国清代光绪十一年（1885），广西人精神病人叶某在精神疾病发作时杀死了收养他的义母。事情发生后，当地巡抚认为精神病人叶某自幼被义母抚养，其义母对其恩义深厚，对其进行判决时其情其义都应该把叶某视为其义母亲子。叶某不计恩义，竟然恩将仇报，应该处以死刑。最终，精神病人叶某被凌迟处死。②

案例 4 - 4

当代台湾人邱某串通精神科医务人员

台湾人邱某因与其妻温某感情不和，指使其公司员工在精神科医生与护士协助下将其妻强行送入上海市精神卫生中心收治。后经司法鉴定温某精神

---

① 潘志华. 中西方精神病学史比较及启发 [J]. 残疾人研究，2013，(1)：59 - 63.
② 郝秉键. 清代精神病人管制措施考述 [J]. 清史研究，2002 (02)：46 - 57.

状况正常。①

　　从上述案例所反映情况来分析，19世纪30年代英国收容院迫使精神病人供人参观的行为、清代广西巡抚判处精神病人叶某死刑的行为以及当代台湾人邱某串通精神科医务人员的行为虽然失范情节的轻重程度不同，但共同构成了精神医学领域中的代理失范现象。其中，清代广西巡抚判处精神病人叶某死刑属于严重的代理失范现象，因为精神病人缺乏或丧失自知力，不能按正常人来进行生死判决。19世纪30年代英国收容院迫使精神病人供人参观属于程度相对较轻的代理失范现象，因为供人参观属于对精神病人的人格尊严的忽视，还未曾威胁到精神病人的生命安全。但是，不管是误判死刑、被精神病还是供人参观等现象所反映的严重程度如何，它们都体现了代理人对精神病人权益侵害的本质。

4.2.2　精神医学领域中代理失范现象的多视角分型

4.2.2.1　外显与内隐：精神医学领域中代理失范现象的行为心理学分型

　　从行为心理学角度来分析，精神医学领域中的代理失范现象包括外显性代理失范现象和内隐性代理失范现象。精神医学领域中的外显性代理失范现象是能够被他人或社会等外界人群直观察觉到的代理失范现象，如代理人殴打凌辱精神分裂症患者、代理人锢锁拘禁具有攻击性的被害妄想症患者、非法侵占无自知力无管理能力的精神病人财产物资等。外显性代理失范现象具有直观性，一旦这种现象出现，无需经过深层次的推理判断，他人或社会等外界人群就会非常直观容易地察觉和发现。精神医学领域中的内隐性代理失范现象指的是不能够被他人或社会等外界人群直接观察到的、需要通过逻辑推理、归纳概括等深层次的理性分析才能觉察到的代理失范现象，如代理人未经具有一定程度知情同意能力的人允许就强制其住院治疗、代理人轻率决定同意精神病人参与人体研究、代理人习惯性地要求精神病人从事不愿从事的各种劳动等。在一般的外界人群看来，强制精神病人住院治疗、同意精神

---

　　①　男子为逼妻子离婚将其关进精神病院被判刑 [EB/OL]. （2008 - 12 - 23）[2021 - 10 - 29]. http://news. sina. com. cn/s/2008 - 12 - 23/141116904391. shtml.

病人参与人体研究以及要求精神病人从事劳动现象都是习以为常的现象，如果没有经过专业人员的解释引导，他们根本上不会知晓上述现象都是代理失范现象。甚至绝大多数时候，代理人本人都未曾意识到自身的行为已经属于代理失范现象的范畴。从影响程度来讲，精神医学领域外显性代理失范现象的影响要比内隐性代理失范现象严重，但是从出现频率来讲，精神医学领域内隐性代理失范现象的产生要比外显性代理失范现象多得多。

4.2.2.2　卸责与获利：精神医学领域中代理失范现象的目的论分型

从目的论层面来分析，精神医学领域中的代理失范现象包括卸责性代理失范现象和获利性代理失范现象。卸责性代理失范现象指的是代理失范行为的发生目的主要是代理人意图卸除自身应该承担的法律和道德责任。众所周知，由于绝大多数代理人都属于无偿性法定代理人，而精神病人的看管、治疗和康复需要投入大量的财物、精力和时间，因此使得代理人必须承受巨大经济和精神压力。在巨大经济和精神压力下，代理人往往会产生卸除责任的心态。譬如，在放任精神病人四处流浪现象中，代理人的主观目的并不是要侵害精神病人的身心权益，而是意图卸除代理责任，逃避看管监护精神病人所面临的重重困难。获利性代理失范现象指的是代理失范行为的发生目的主要是代理人意图通过代理失范行为获取精神病人的金钱财物。

譬如，案例 3－5 中的代理人张某某的失范行为就是获利性代理失范现象的具体表现。如果张某某将小弟房屋出租牟利的目的是补给精神病人张家小弟日常生活或医疗费用，那么其行为就不应该归属于获利性代理失范现象。然而，自作为精神病人张家小弟的代理人一始，张某某就把张家小弟送至精神病医院，而且张家小弟的工资足以支付其医疗和生活费用，无需代理人张某某负担。因此，依据上述情形完全可以判断代理人张某某的失范行为就是获利性代理失范现象的典型表现。

4.2.2.3　违德与违法：精神医学领域中代理失范现象的后果论分型

精神医学领域中代理失范现象的后果论分型主要包括违德性代理失范现象和违法性代理失范现象两大类。精神医学领域中的违德性代理失范现象是指以后果表现为违背社会公认的道德原则准则、规范制度或风俗习惯的形态而显露在世人面前的代理失范现象。该现象主要指违背精神医学领域知情同意原则、侵害精神病人道德权利为核心的代理失范现象。譬如，代理人歧视辱骂精神病人、不管不顾精神病人冷热饱饿、不闻不问精神病人街头村尾流浪情况、不主动带送受到轻伤的精神病人正常就医等都属于精神医学领域中的违德性代理失范现象。由于精神医学领域违德性代理失范现象普遍且直接后果不太严重，政府机构或法律部门疲于监管，旁人也只能发发议论或者委婉劝诫，因而难以受到强制性惩罚。精神医学领域违法性代理失范现象主要指以后果形态表现为侵害精神病人法律权利而显露在世人面前的代理失范现象。① 譬如，代理人殴打精神病人、强制关押精神病人、暴力驱赶精神病人致其流浪街头村尾、想方设法阻止精神病人正常就医、肆意侵占精神病人的财物等都属于精神医学领域中的违法性代理失范现象。违法性代理失范现象一般来说后果易于发现，较容易进入政府机构或法律部门的监管视野，他人和社会也能够予以批评指责。

4.2.2.4 传统与现代：精神医学领域中代理失范现象的历史论分型

精神医学领域中代理失范现象的历史论分型包括传统型代理失范现象和现代型代理失范现象。传统型代理失范现象指的是精神医学领域自古以来就存在的，目前还在继续出现的代理失范现象。这种代理失范现象往往带有较强的暴力性和血腥性。譬如，前文所说的代理人殴打凌辱精神分裂症患者、代理人锢锁拘禁具有攻击性的被害妄想症患者、非法侵占无自知力无管理能力的精神病人财产物资等现象都属于传统型代理失范现象。现代型代理失范现象指的是现代社会之前很少出现但在现代社会中却广泛存在的代理失范现象。这种代理失范现象往往较少出现暴力性和血腥性特征，相对来说较为文明。譬如，前文所说的代理人未经具有一定程度知情同意能力的人允许就强制其住院治疗、代理人轻率决定同意精神病人参与人体研究、代理人习惯性地阻止精神病人使用网络和通讯工具等都属于现代型代理失范现象。

4.2.2.5 "被精神病"现象：精神医学领域中代理失范现象的特殊分型

除了上述分型以外，精神医学领域代理失范现象还存在一种特殊类型，即"被精神病"现象。所谓"被精神病"现象，它指的是一些没有获得精

---

① 法律一般对人类最起码的行为进行规定。道德既对最起码的人类行为进行规定，也对人类高层次的精神活动和社会行为进行规定。因而，二者在最起码的行为规定方面存在重叠，存在一定程度的相似性。基于上述理由，本书一定程度上把法律作为最起码的道德规范来理解。

神病人知情同意代理权的个人或机构擅自以"罹患精神疾病"之名把非精神病人送往精神病医院或与精神卫生相关的医疗机构进行强制治疗的严重侵犯公民人身自由和人格尊严的代理失范现象。有人也许会质疑，"被精神病"现象不应该属于精神医学领域代理失范现象，只能属于非精神医学领域中的代理失范现象，因为精神医学领域代理失范现象应该严格限定于代理人在代理实施"精神病人"知情同意权的过程中存在的违法违德等失范现象，而在"被精神病"现象中不存精神医学领域代理失范现象得以形成的核心载体——"精神病人"。这种观点似乎有道理，但是依然是错误的。该观点的错误主要有以下两点：第一，在"被精神病"现象中，"非精神病人"确诊为"精神病人"的行为最终是通过精神科医生、精神病医院或与精神卫生治疗相关的医疗机构实现的，因而这种现象反映了精神卫生领域医务人员与管理机构的行为失范。第二，他人或机构之所以能够把非精神病人堂而皇之地送往精神病医院，根本原因之一就是他们给"非精神病人"虚构了"精神病"，从而获得了"精神病人代理同意权"。没有"精神病人代理同意权"，任何他人或机构所实施的"被精神病"行为都将难以实现。因此，"被精神病"现象不仅属于精神医学领域代理失范现象，而且属于十分典型的精神医学领域代理失范现象。

4.2.3 冷漠、武断与异化：精神医学领域代理失范现象的问题视域

4.2.3.1 代理冷漠问题

代理冷漠是指代理人（医务人员、监护人或政府机构）处于旁观状态，对某些缺乏知情能力的精神病人的知情同意权利冷漠处置，不认真履行代理职责，随意遵从其治疗或参与科研决定的代理行为。[1] 或者说，代理冷漠指的是精神医学领域代理失范现象中存在的代理人缺乏责任心、同情心，对缺乏知情能力的精神病人的苦难处境或者就医诉求冷眼旁观，不遵循代理承诺，不履行代理职责，随意做出同意或不同意代理决策的情形。冷漠代理名义上是尊重精神病人的知情权利，而实质上却是违背了知情同意原则的伦理旨归。[2] 如

① 雷志华．精神医学领域代理同意行为的失范问题及其对策分析［J］．吉首大学学报（社会科学版），2016，37（S2）：77－80．
② 雷志华．精神医学领域代理同意行为的失范问题及其对策分析［J］．吉首大学学报（社会科学版），2016，37（S2）：77－80．

果从法律制度的严格范畴来说，精神病人的制度性代理人只包括三种，即法定代理人、委托代理人或指定代理人。这里要特别指出的是，精神病人的制度性代理人还包括一种特殊的群体——精神科医务人员。精神科医务人员虽然属于精神病人的制度性代理人，但又不是严格意义上的法定代理人、委托代理人或指定代理人。精神科医务人员与严格意义上的制度性代理人之间的区别在于：前者的代理责任具有适时性和适域性特征，后者的代理责任则是具有全时性和全域性特征。所谓法定代理人、委托代理人或指定代理人代理责任的全时性和全域性特征，它指的是不管精神病人何时何地需要进行代理决策，代理人都要认真履行代理职责，都应该尽力做出合理合法合德的代理决策。所谓精神科医务人员代理责任的适时性和适域性特征，它指的是只有在代理人带携精神病人前往精神科这一特殊地域就医或参与科学研究的时期内做出错误代理决定的情况下，精神科医务人员在法律制度框架下才能强制转移代理人的代理权，代替精神病人做出合理合法合德的疾病治疗或者参与科研的决定。历史和现实表明，制度性代理人的设置确实能够有效保护精神病人的知情同意权利，保护他们的身心健康。然而，在实际生活中，有时往往会出现制度性代理人的缺位。也就是说某些时候法定代理人、委托代理人或指定代理人都不愿意履行代理职责，导致精神病人的知情同意权利无法实现。20 世纪二三十年代中国政府无暇顾及精神卫生工作，精神病人制度性代理人缺位现象严重。譬如，1927 年广州惠爱医院已是华南地区最大的精神病专业医院，但实际上只有 2 ~ 4 名医生，1 名护士，1 名护理主任，17 名护理员，医院设备简陋，治疗水平还停留在欧洲 19 世纪。① 为了有效实现精神病人的知情同意权利，就需要对制度性代理人缺位的特殊情形进行防范。这种防范性质有效的方法就是基于人道原则设置非制度性代理人。非制度性代理人指的是法定代理人、委托代理人或指定代理人以外的代理人，如社会机构、政府机关或者乡亲邻里。根据上述分析，精神医学领域代理失范现象中的冷漠代理情形可以分为两大类，即制度性代理人的代理冷漠和非制度性代理人的代理冷漠。由于精神科医务人员具有自身的特殊性，为了论述的便捷性和全面性，我们把精神科医务人员作为特殊责任代理人来定位。因

---

① 潘志华. 中西方精神病学史比较及启发 [J]. 残疾人研究，2013，（1）：59 – 63.

而，精神医学领域代理失范现象中的冷漠代理情形又可以分为三大类，即制度性代理人的代理冷漠、非制度性代理人的代理冷漠和特殊责任代理人的代理冷漠。

制度性代理人代理冷漠指的是由相关法律制度所明文规定的法定代理人、委托代理人或指定代理人在代替精神病人行使知情同意权利过程中存在的对精神病人德法权利和身心健康的漠不关心、冷眼旁观的态度。在精神医学领域代理失范现象的三大代理冷漠情形之中，制度性代理人的代理冷漠最为普遍，具有广泛性。无论是古代还是当前社会所存在的精神病人衣食缺乏、饥寒交迫、日晒雨淋、流落街头、赤身裸体、遍体伤痕或者尸横荒野等情形的出现都与制度性代理人的代理冷漠相关，基本都是制度性代理人疏于照护、视而不见甚至不管不顾等原因所致。由于经济、政治、文化等客观原因，制度性代理人的代理冷漠所造成的后果往往难以追究甚至免于追究。譬如，案例 4－5 中"家人不愿意相认街头流浪的女精神病人"这种代理失范现象明显属于制度性代理人的代理冷漠现象，但是当地派出所也只能好言相劝或者强制要求家人接纳该病人，难以对家人做出处罚或者惩治。

案例 4－5

精神病人生活悲惨无人管　流浪街头何处栖身

2004 年 10 月，海口市万福隆超市奥林匹克花园店门前的海秀辅路上，一女精神病人不时地从地上捡起石块乐呵呵地掷向海秀路上过往的车辆，其中有两部车被砸，司机才要下车找其理论，发现是精神病人后只能自认倒霉。接到 110 报警的派出所民警随即赶到现场制止。通过跟精神病人对话，她说出自己地址以及亲人的名字和电话，然而民警拨打精神病人提供的电话后，对方却说不认识女精神病人。民警随即同当地派出所取得联系后确认女精神病人提供的线索正确，只是家人不愿意相认。[①]

---

① 精神病人生活悲惨无人管　流浪街头何处栖身．［EB/OL］．（2004－11－02）［2022－03－18］．https：//news. sina. com. cn/c/2004－11－02/09224784977. shtml.

古往今来，大量精神病人离家出走后不知所踪，究其原因，绝大多数情况都是因为这些精神病人的代理人属于冷漠型制度性代理人。这些人对于"精神病人离家出走"袖手旁观、泰然处之，根本上并不愿意去考虑患者的苦乐生死。不过，我们也要注意到，冷漠代理是一种消极代理行为，并不意味着其拒绝代理，当某种外在力量对冷漠代理人提出质疑或责问时，代理人积极性依然缺乏，但是会在一定程度上履行代理职责。①

非制度性代理人的代理冷漠指的是精神病人所在地区的乡村邻里或社会机构对精神病人代理人的失范行为以及精神病人的艰难处境或者不公待遇不积极主动进行干预而表现出来的冷漠态度。有研究者指出，在任何政治领导过程中不仅存在着对政治领导者的制度性约束，而且存在着大量的非制度性约束。② 如果政治领导者执意不受非制度性约束因素（如民意）的约束，那么其政治领导就有可能很快结束。③ 虽然，精神医学代理领域与政治领域存在较大区别，但是非制度性代理人的代理冷漠现象却与非制度性约束一样较为普遍。当非制度性代理人遇到精神病人衣食缺乏、饥寒交迫、日晒雨淋、流落街头、赤身裸体、遍体伤痕或者尸横荒野等情形时，往往会表现出熟视无睹、袖手旁观甚至嗤之以鼻的态度。究其原因，也与非制度性代理人的代理冷漠相关，基本上都与非制度性代理人事不关己、冷眼旁观等冷漠态度存在种种联系。譬如，虽然吉林省长岭县偏僻山村精神病人被锁20年后在社会好心人的帮助下铁链终于被打开，但该案例20多年跨度客观上也说明非制度性代理人的代理冷漠现象是较为严重的。

特殊责任代理人的代理冷漠指的是精神科医务人员在代理人带携精神病人进行疾病治疗或者参与医学研究过程中出现代理失范行为时所表现出来的不积极主动干预的冷漠态度。在精神医学领域代理失范现象的三大代理冷漠情形之中，特殊责任代理人的代理冷漠现象发生率相对于制度性和非制度性

---

① 雷志华. 精神医学领域代理同意行为的失范问题及其对策分析［J］. 吉首大学学报（社会科学版），2016，37（S2）：77－80.

② 夏庆宇. 论政治领导过程中的非制度性约束［J］. 中共南京市委党校学报，2017（01）：75－80＋22.

③ 夏庆宇. 论政治领导过程中的非制度性约束［J］. 中共南京市委党校学报，2017（01）：75－80＋22.

代理人的代理冷漠现象来说要少得多。但是由于精神疾病发病率在社会人群中居高不下，因而特殊责任代理人代理冷漠现象的绝对数量也是较多的。特殊责任代理人代理冷漠现象主要表现为精神科医务人员在疾病治疗或者医学研究过程中对精神病人代理人所做的明显不利于精神病人德法权利或身心健康的不合理或者错误的决定不管不理的态度。

譬如，在面对代理人出于经济压力强行要求精神病人出院、代理人出于私利诉求强行要求精神病人入院、代理人不按医嘱照护精神病人等等情况时，精神科医务人员为了避免与代理人之间的冲突或纠纷而违背精神疾病治疗规律或管理规定选择完全遵照代理人的决定去做，把精神病人的德法权利或身心健康的重要性置之不顾的情形就属于明显属于的特殊责任代理人代理冷漠现象。因为当医疗机构未告知患者相关情事或者未征得患者同意而实施医疗方案，实质是侵犯患者对自己身体的自决权。① 我们以河南董事长汪飞"被精神病"事件为案例进行说明。

案例 4 - 6

董事长遭前妻设计被精神病院强拉走"救治"

2012 年，河南省一酒业销售公司董事长汪飞就前妻设计陷害强行送进郑州某精神病医院。"入院"第三天，汪飞乞求到手机后联系家人。其四弟联系律师参与营救，医院仍是不放人后报警。民警明确告知院方，凭直觉"患者"汪飞没有精神病。院方负责人和医生均称没有汪飞的妻子同意医院无权放人。"入院"第四天，律师再次来到精神病院要求放人。但医院医政科仍坚持必须要有汪飞的妻子到场才能放人。尽管公安民警和律师反复交涉，精神病院就是不放人。后来迫于媒体等各方面的压力，失去人身自由长达 80 多个小时的汪飞才从精神病医院获得自由。"出院"后，汪飞将医院告上法庭。最终法院判决医院当面向汪飞赔礼道歉并赔偿精神抚慰金。②

---

① 汤敏. 侵害患者知情同意权赔偿范围研究 [J]. 中国卫生事业管理，2018，35（05）：357 - 360.

② 董事长遭前妻设计被精神病院强拉走"救治" [EB/OL]. （2013 - 01 - 11）[2022 - 03 - 18]. http://jgsdaily.com/2013/0111/100166936.html.

在上述案例中，精神病医院医务人员的行为显而易见属于特殊责任代理人代理冷漠现象的范畴。首先，精神科医生仅仅依据汪某前妻的决定就做出汪某患有"精神疾病"的诊断而不是依据精神病诊断学理论进行确诊，只顾及代理人错误意见而对"精神病人"合理利益的情形置若罔闻的态度是极其冷漠的。其次，精神病医院医务人员在办理精神病人出院手续过程中，过分放大代理人的代理同意权，并且故意忽视病人主观意愿和病情本身对于"病人出院"的决定性作用等做法所表现出的冷漠程度实质上是相当深的。再者，精神科医生未曾查验精神病人带携人是否拥有合法的代理人身份就草率尊重并不具备代理身份的"前妻"的代理决定，也表现出对精神病人的冷漠态度。尽管医院后来道了歉赔了款，但是道歉赔款并不能消解或否定精神科医生对精神病人的冷漠态度。因此，从上述三点分析来看，特殊责任代理人的代理冷漠现象并不是空穴来风，事实上也是时有发生的。

4.2.3.2 代理武断问题

所谓代理武断，它指的是精神医学领域代理失范现象中存在的精神病人代理人否定代理承诺，无视代理职责，在实施代理同意过程中完全按照自身价值观念或者利害得失做出同意或不同意代理决策的情形。或者说，武断代理是指代理人否定精神病人的知情同意能力，断然否定病人的决定信度和效度，完全代替病人做出参与治疗或科研与否决定的错误代理行为。[1] 代理武断[2]现象的形成与精神医学领域代理人集权问题以及医疗卫生事业领域代理至上主义问题息息相关。在精神医学领域代理集权这一特殊境遇中，代理人基本控制了关乎精神病人基本生存的生命健康、人格尊严以及利益诉求权利。刘庆海等人的观点也印证了这一点，他们指出，"事实上不论患者如何

---

[1] 雷志华. 精神医学领域代理同意行为的失范问题及其对策分析［J］. 吉首大学学报（社会科学版），2016, 37（S2）：77-80.

[2] 注：与代理冷漠不同的是，精神医学领域代理失范现象的代理武断问题主要包括制度性代理人的代理武断和特殊责任人的代理武断两大问题。制度性代理人的代理武断问题指的是法定代理人、委托代理人或指定代理人在代替精神病人行使知情同意权利过程中存在的对精神病人德法权利和身心健康的主动剥夺或主动侵害态度。譬如，古往今来社会上大量存在的精神病人被"拘押监禁""铁锁笼关"现象都是由制度性代理人代理武断问题导致的。特殊责任人的代理武断问题指的是精神科医生在精神疾病治疗过程中盲目听从制度性代理人或非制度性代理人的单方意见，罔顾诊断科学而强行做出错误诊断结果的代理态度。

选择，最终决定患者住院的仍然是法定监护人，这说明患者无实质性选择权，选择权仍被法定监护人掌握。"① 由于代理同意权利对于代理人来说具有双重属性②，因此，在精神医学领域代理集权普遍存在的客观环境中，当精神病人代理人道德素质低下、法治观念淡薄时，他们就会充分利用代理集权环境千方百计通过武断代理的方式行使知情同意权以最大限度地获取自身利益。譬如：当得知精神病人的治疗费用昂贵时代理人断然做出放弃治疗的决定；当医学研究可能会损害精神病人的尊严或隐私但可以降免费用时代理人断然决定参与；当得知把精神病人送往医院可以侵占其财物时断然把本不该住院的精神病人送往精神病医院强制关押；等等。上述情形都属于精神医学领域代理失范现象中的代理武断问题。由于代理人在代理集权情境下推知他人和社会机构一般不愿对其代理失范行为进行干预，在利益诱惑下代理武断现象甚至严重到以下程度，即代理人在精神病人的知情同意能力恢复到能够做出合理合法的决定程度以后依然强行代理精神病人行使知情同意权。

除了精神医学领域代理人集权问题导致的代理武断现象外，精神医学领域中的至上主义问题也是导致精神医学领域代理武断现象的重要原因之一。所谓精神医学领域中的至上主义，指的是代理人在代理行使知情同意权的过程中表露出来的以保护精神病人的权益为名而限制精神病人自由意志或者剥夺精神病人人身自由权利的思想观念。在代理至上主义者看来，精神病人的自知力和知情同意能力缺乏，难以通过自身的能力实现对自身利益的保护，代理人只要是出于善意的目的即使做出了种种失范行为也是无可厚非的。我们以下述案例进行说明。

---

① 刘庆海，李秀玲，詹来英，等．知情权和选择权在精神分裂症急性期住院的应用研究 [J]．精神医学杂志，2008（02）：103 - 106.

② 注：精神病人代理人代理同意权利的双重属性包括：（一）代理同意权利一定程度上会给代理人带来沉重负担，因为代理精神病人做出参与治疗决定时要承受经济和精神压力，做出放弃时要背负道德责任甚至良心谴责；（二）代理同意权利一定程度上会给代理人带来获利机会，因为代理精神病人做出决定时可以把精神病人的权利或财产据为己有，把精神病人的权利据为己有可以满足代理人自身的社会存在感，把精神病人的财产据为己有可以满足代理人自身的物欲感。

案例 4 - 7

女子与继母吵架被强送精神病院

重庆市的小玫在和继母吵架后被舅舅强行送进江津精神病医院接受"医治"。精神病医院把小玫诊断为"精神分裂症和人格障碍"患者。出院后，小玫将院方和舅舅告上法院，盼望求得清白并提出索赔。后来在江津区人民法院的调解下，小玫撤销了对舅舅的起诉，医院更改了此前做出的小玫患有精神病的鉴定，但仍然保留"人格障碍"结论。小玫尽管对法院调解结果不满意，但还是勉强接受"人格障碍"这个病情轻微诊断结论。①

在上述案例中，代理人（舅舅）做出"把外甥女送往精神病医院诊治代理行为"存在明显的武断倾向，因为精神病医院最终承认把小玫确诊为"精神分裂症和人格障碍"患者的诊断结果是错误的。然而，这种代理武断行为的发生与代理人对外甥女身心利益的保护存在一定的关联性。代理人（舅舅）的代理决策存在一定程度的合理性，他确实是为了保护其外甥女的身心健康才做出强行送诊外甥女小玫去精神病医院的代理决策。后来的"小玫虽然没有罹患精神病但确实存在一定程度的人格障碍"的最终处理结果也证明了这一点。因此，该案例中"把外甥女送往精神病医院诊治代理行为"这种武断性代理问题基本上就可以推断为代理至上主义所致。

4.2.3.3　代理暴力问题

精神医学领域中的暴力代理主要指不具备代理资格的个人或社会机构出于不可告人的利益目的，勾结具有精神疾病诊断资格的精神科医生或者精神病医院，在非法获得代理资格的情况下以暴力的方式强行剥夺非精神病人的知情同意权利并以"精神病"名义将其送往精神病医院或相关医疗机构进行所谓"精神病治疗"的代理失范问题。或者说，暴力代理主要指代理人完全违背代理对象（非精神疾病患者）的主观意志，恣意剥夺代理对象的

---

① 女子与继母吵架被强行送进精神病院［EB/OL］. （2009 - 02 - 05）［2021 - 10 - 29］. http://www.jiaodong.net/news/system/2009/02/05/010450971.shtml.

自主权，以精神病之名强行将其进行所谓的"收治"的"被精神病"行为。①

暴力代理问题的形成必须具备三大条件，一是代理人必须是拥有强权（经济强权或行政强权）的个人或机构，二是精神科医生或精神病医院的主动参与，三是强权代理人必须与精神科医生或精神病医院相互配合。如果代理人没用强权，精神科医生或精神病医院不主动参与，强权代理人必须与精神科医生或精神病医院不相互配合，就会缺乏暴力实施者和暴力认同者，精神医学领域中的暴力代理问题不可能形成。譬如，河南徐林东被精神病事件、湖北彭宝泉被精神病事件以及河南汪飞被精神病事件中都出现了强权代理人、精神病医院主动参与以及二者之间的相互配合的情节。

案例 4 - 8

农民徐林东因上访"被精神病"6 年

2003 年，河南漯河农民徐林东因帮助邻居张某上访被当地乡镇政府强行送进了驻马店市精神病院以及其他精神病医院，被"强制收治"时间长达 6 年多。被关押期间，被捆绑 50 次，被电击 55 次，两度逃跑，几度自杀。后来在律师与媒体的帮助下恢复自由，但身体遭受严重摧残。②

案例 4 - 9

彭宝泉"被精神病"事件

2010 年 4 月，湖北彭宝泉拍摄群众上访照片被认为干扰"酒店正常经营秩序及酒店内旅客工作，并造成该处道路交通受到影响"，参与该事件的人被调查。次日凌晨彭宝泉被投入十堰市精神病院，后转至当地的茅箭精神病医院（也叫鄂西北精神残疾人康复中心）进行"强制收治"。彭宝泉妻子

---

① 雷志华. 精神医学领域代理同意行为的失范问题及其对策分析 [J]. 吉首大学学报（社会科学版），2016，37（S2）：77 - 80.

② 农民徐林东因上访"被精神病"6 年 [EB/OL]. （2013 - 01 - 11）[2022 - 03 - 18]. http：//news. sina. com. cn/s/2010 - 06 - 12/101420465932. shtml.

叶女士称没有任何人通知她彭宝泉被送进了精神病医院，而彭宝泉的妹妹彭女士也是从叶女士那里知道哥哥"出事"了。其后，彭女士到茅箭精神病医院欲看望哥哥，但医院不给看望，并称是派出所要求一个星期后才准见。五天后，在舆论的压力下，当地警方和茅箭医院被迫同意彭宝泉出院。①

在河南徐林东被精神病事件中，强权代理人是某乡政府，主动参与并与强权代理人积极配合的是驻马店和漯河市的两家精神病医院。湖北彭宝泉被精神病事件中，强权代理人是十堰市某派出所，主动参与并与强权代理人积极配合的是一个精神残疾人康复中心和十堰市某精神病院。汪飞被精神病事件中，强权代理人是汪某的前妻，主动参与并与强权代理人积极配合的是郑州某精神病院。

精神医学领域代理失范现象中的暴力代理还存在三个明显的特征：一是"被精神病人"获取自由、恢复名声的抗争过程十分艰难，如果没有强大外力（其中最主要的是新闻媒体）的干预，单凭自身力量基本难以实现。譬如，徐林东恢复自由是《南方都市报》《中国青年报》《东方今报》等媒体的共同努力实现的，彭宝泉恢复自由是《羊城晚报》这家媒体的努力下实现的，汪飞恢复自由也离不开新闻媒体、派出所和法院的共同努力。二是"被精神病人"在"强制收治"过程中基本上都遭受过虐待或非法"治疗"。譬如：据报道，徐林东曾被捆绑 50 次、被电击 55 次、被强制注射"氟哌啶醇"（通俗称为"伏晨针"）等镇静药物，汪飞也曾被手脚捆绑、被注射针剂。三是强力机构与精神病医院协作强行剥夺制度性代理人的代理权，强制隔离制度性代理人与"被精神病人"之间的联系。譬如，彭宝泉被精神病事件中，制度性代理人（彭宝泉的妻子叶女士）称丈夫被送进了精神病医院但没有任何人征求过她的同意，制度性代理人和非制度性代理人（彭宝泉的妹妹彭某敏）也被精神病医院剥夺一周之内的探视权。徐林东被精神病事件中，乡政府也是在其家属不知情的情况下把他送进精神病医院的。汪飞被精神病事件中，制度性代理人（汪飞四弟等）也曾被精神病医

---

① "被精神病"者彭宝泉诉精神病院案开庭［EB/OL］.（2011 – 02 – 24）［2022 – 03 – 18］. http：//finance. sina. com. cn/roll/20110224/18319428402. shtml.

院不认同其代理资格，被强行剥夺代理权。

4.3 集权、漠视与复杂：伦理语境中精神医学领域代理失范现象的异质性

4.3.1 退出、消隐与卸责：道德评价的代理集权性

4.3.1.1 道德评价代理集权性与医德评价语用文化

道德评价代理集权性特征是指精神医学领域代理失范现象面临个人、集体或社会的道德评价时代理人拥有绝对话语权的特有性状。众所周知，任何一种涉及道德问题的社会现象出现以后，它或迟或早都得接受个人、集体或社会的道德评价。在绝大多数情况下，一种社会现象的道德评价的话语权都由社会来掌握，其道德评价标准、道德情感表露和道德意志倾向都是由社会来制定、选择或决断。换句话来说就是，一般性社会现象的道德评价具有明显的社会集权特性。然而，在对精神医学领域中的违德性代理失范现象进行道德评价过程中，却存在一种与一般性现象道德评价几乎完全不同的代理人拥有绝对话语权而不是社会拥有绝对话语权的特异性现象。在对精神医学领域代理失范现象进行道德评价时，代理人可以选择性地自定道德评价标准、无顾忌地自我表露道德情感和无干预地自我表达道德意志倾向。换句话来说就是，精神医学领域代理失范现象的道德评价具有明显的代理集权性。

精神医学领域代理失范现象道德评价代理集权性特征的形成与我国"叙事即评价"的医德评价语用文化紧密相关。所谓"叙事即评价"医德语用文化就是"直接把医德描述语词作为医德评价语词来使用的特异性的语言应用文化"[①]。譬如，人们在对优秀的医务人员进行道德评价时，往往不用"医德高尚"或者"医术精湛"等评价性语词，而是使用"杏林春暖"或者"悬壶济世"等描述性语词。"叙事即评价"医德语用文化对医务人员来说有一个极为明显的世俗优势，即"道德完美主义者"历史印象的形成，因为"杏林春暖""悬壶济世""华佗再世""扁鹊再世"等医德描述语词比"医德高尚""医术精湛"等医德评价语词具有更为深厚的历史沉淀。在精神医学领域，"道德完美主义者"这一世俗优势不仅使得精神卫生医务人

---

① 罗光强. 叙事即评价：医德描述语词的语用文化分析 [J]. 伦理学研究, 2015 (04)：135 – 138.

员可以代替病人行使知情同意权而不会受到社会质疑或者指责，而且在很大程度上还使社会形成了一种共识，即"精神卫生医务人员代替精神病人行使知情同意权是理所当然之事"或者"精神病人必须遵循精神卫生医务人员的决定"。与此同时，我国的医德评价核心语词在其演进过程中，它的历史公信力反过来又使它变得非常自负，以至于在对医疗思想行为进行评价时具有明显的专制性。① 在"道德完美主义者""精神病人必须遵循医务人员的决定"，以及"医德评价核心语词的评价专制性"共同营造的道德高位语境中，社会对精神卫生医务人员的道德评价客观上就转化为精神卫生医务人员的自我道德评价。由于在传统医学模式所盛行的"医疗家长主义"中，医务人员本来就存在明显的"医事集权理所当然"的道德心理，于是精神卫生医务人员的自我道德评价就演变为集权式道德评价。

然而，在当前医学模式的现代转型和严峻医患矛盾并存的现实状况中，为了避免纠纷与麻烦，一些精神卫生医务人员就把"代理同意权"无原则地转移给精神病人代理人，即使是那些必须由精神卫生医务人员来实施的"代理同意权"（如建议性告知权、干预性告知权）也全部放弃。于是，在道德评价领域一种极为尴尬的局面就出现了，即精神病人代理人不仅完全获得了传统医学模式中精神卫生医务人员的道德高位，而且也获得了传统医学模式中精神卫生医务人员所拥有的集权式道德评价地位。与此同时，我国"叙事即评价"医德语用文化的"语态逆时化原则"进一步巩固了精神病人代理人的集权式道德评价地位。所谓"语态逆时化原则"，指的是医德评价的"当下标准"必须回到过去与"始源标准"对话，而不是要求"始源标准"走向前来与"当下标准"对应。② 由于依据"救死扶伤""华佗再世"或者"大医精诚"等始源标准，而不是依据"充分告知""知情同意"等"当下标准"，在对精神病人代理人的代理失范行为和代理失范现象中的道德评价代理集权行为进行评价时，人们往往会表露出对该行为的肯定态度，因为人们认为不是代理人本身在集权，而是代理人在代替作为"道德完美

① 罗光强. 医德评价核心语词的伦理意蕴及其现代性局限 [J]. 医学与哲学（A），2015，36（09）：17-20.

② ①罗光强. 叙事即评价：医德描述语词的语用文化分析 [J]. 伦理学研究，2015（04）：135-138.

主义者"的精神卫生医务人员去集权。或者说，在人们的道德视野中，精神病人代理人都是与精神卫生医务人员差不多的"道德完美主义者"，其道德评价代理集权行为也是理所应当的。于是，在我国"叙事即评价"医德评价语用文化的影响下，精神医学领域代理失范现象道德评价代理集权性特征最终得以形成。

4.3.1.2　退出、消隐与卸责：道德评价代理集权性的表露方式

精神医学领域代理失范现象的道德评价代理集权特性主要表现为以下三个方面。第一，社会道德评价的被动性退出。精神医学领域代理失范现象的道德评价过程中社会道德评价的退出，指社会的道德评价对于代理失范现象的抑制或阻逆效果微弱或者失去作用，而不是通常意义上人们所理解的社会对精神医学领域代理失范现象主动地不做道德评价。社会道德评价之所以表现退出态势，主要原因在于社会无力解决长期以来就存在的精神疾病治疗的高昂费用问题和精神病人护理存在的巨大精力付出问题。迄今为止，可以说世界绝大多数国家和地区精神病人的治疗和照护所需的高昂费用和巨大精力都是由代理人承担和付出的。虽然，西方一些发达国家古代曾大规模地修建过精神病人收容院，但相对于全世界来说毕竟只是极少数，世界其他国家的精神病人绝大多数都是由家庭照护看管的。在古代中国精神病人的照护看管几乎都是采取家庭护理模式，富裕家庭通常聘请医护人员照料精神病人，贫穷家庭的精神病人则几乎是被囚禁在家中。[1]　即使在目前的社会发展状况下，精神病人的家庭监护模式仍然是世界最为普遍的模式。除非个别精神病人的家庭完全失去监护能力、精神病人无家可归或者精神病人的伤害性过于严重，社会才会对它们采取集中收容、强制收治的措施。因此，既然代理人（主要是指亲属）承担了精神病人最为主要的治疗照护责任，付出了巨大的经济和精神代价，社会就把精神医学领域的代理行为和代理失范现象的道德评价权交给了代理人，对代理人的代理集权行为也就采取容忍态度。由于社会对精神医学领域代理失范现象的道德评价缺乏应有力度甚至无效，最终处于被动性退出状态。

第二，委托人的消隐。除了社会道德评价的被动性退出和代理人的道德

---

① 潘志华. 中西方精神病学史比较及启发［J］. 残疾人研究，2013，(1)：59－63.

卸责两大原因之外，委托人的消隐也是精神医学领域代理失范现象得以形成的重要原因。所谓委托人的消隐，它指的是精神病人在面对施加于自身的精神医学领域的代理失范行为时所表现出来的反抗能力消失或退隐的状态。众所周知，由于疾病的特异性，很多精神病人的知情同意能力和自知力处于完全丧失或部分受损状态，他们对代理人施加于自身的失范行为几乎是完全缺乏反抗力的。即使部分精神病人对施加于自身的精神医学领域的代理失范行为进行了力所能及的反抗，也有可能被外界理解为非理性的或失去理智的行为。在此情形之下，精神病人就基本处于或主观或客观的消失或退隐状态。在社会道德评价的被动性退出、代理人的道德卸责和委托人的消隐三大因素的综合作用下，代理人似乎掌握了与精神病人有关的所有道德权力，于是无所顾忌地在精神病人面前对自身所实施失范行为进行完全有利于自身的道德评价。精神医学领域代理失范现象的道德评价代理集权性特征最终形成。

第三，代理人的道德卸责。精神医学领域代理失范现象成因中的代理人卸责，它指的是在精神医学领中代理人实施代理失范行为主要是为了卸除自身本应该承担的道德责任。在关于代理失范现象类型的目的论划分论述中，我们已经知晓精神医学领域中的绝大多数代理人都属于无偿性法定代理人，同时治疗和监护精神病人需要耗费代理人大量的财物和精力。任何人一旦成为精神病人的代理人，就意味着必须长时间地承受巨大的经济和精神压力。在现有的社会经济和文化条件下，在巨大的经济和精神重压下，绝大部分代理人都存在着不同程度的卸责心态。因此，尽管知道这种做法可能会导致舆论谴责和社会批评，但为了获得身体和心灵上的短暂轻松和平静，他们还是实施了代理失范行为来卸除所承担的道德责任。

4.3.2 历时与共时：道德后果的集体漠视性

4.3.2.1 内涵阐释

精神医学领域代理失范现象的社会后果集体漠视性特征指的是代理失范现象所产生的负面性后果出现以后，个人、群体和社会采取漠不关心或视而不见的态度来对待的独特现状。由于精神疾病人群在所有疾病人群中属于人数最多的群体之一，因而代理失范现象的发生十分普遍。一般来说，在正常情况下当某种社会现象产生了负面性后果,个人、群体和社会都会以较为明显的态度来表示反思、反对或者反抗。然而,在精神医学领域,当个人、群体和社会面对剥夺精神病人的政治权利(如选举权和被选举权、受教育权、表达权等)、知情同意权利、以耻笑辱骂等方式侮辱精神病人的人格尊严、放任精神病人流落街头挨饿受冻等相当普遍的代理失范现象时,所表现出来的主要态度不仅不是反思、反对或者反抗,反而是泰然处之、漠不关心或视而不见等。精神医学领域代理失范现象之所以存在社会后果的集体漠视性特征,是因为该特征的形成有其深刻的历时性和共时性背景。

4.3.2.2 历时性背景

精神医学领域代理失范现象社会后果集体漠视性特征形成的历时性背景主要表现为长期以来人们对精神病人所表现出来的排斥、歧视或否定态度。自人类社会出现精神疾病以来,人们就对患有精神疾病的人群持排斥、歧视或否定态度。可以说,在现代医学模式时期阶段以前,不管是原始的神灵主义医学模式时期、自然哲学医学模式时期、机械唯物主义医学模式还是生物医学模式时期,人们几乎都是认为精神疾病是无耻无德的代名词,在情感上几乎从未对精神疾病持主动接受态度,在道德情绪中几乎都是不约而同地显露出深深的厌恶感。在神灵主义医学模式时期,人们普遍地认为精神病人是世人厌恶的妖怪、魔鬼或灵神随身附体,对精神病人的生死毫无怜悯感,甚至表现出"欲除之而后快"的集体性情绪。在古代欧洲,人们认为精神病患者意味着"愚蠢""危险""耻辱""生来俱有""不可救药",是"魔鬼化身""鬼魂附体",并且得到当时西方教会的认可。[1]

在一些落后的亚洲岛国,人们甚至把精神病人从家里扔出去喂老虎。[2] 当以耻笑、辱骂等方式侮辱精神病人的人格尊严、放任精神病人流落街头挨饿受冻等代理失范现象出现以后,人们基本上都是采取漠视态度,某些时候甚至持赞同或肯定态度。在与现代医学模式关联最为紧密的生物医学模式时

---

① 刘卫青,谭立文,万凤,等. 精神疾病患者遭受社会歧视的现状及其原因与对策分析 [J]. 医学与哲学(临床决策论坛版),2008(01):69-71.

② 刘卫青,谭立文,万凤,等. 精神疾病患者遭受社会歧视的现状及其原因与对策分析 [J]. 医学与哲学(临床决策论坛版),2008(01):69-71.

期，虽然由于医学技术的发展在病理地位上把精神疾病与其他疾病等平等起来，一定程度否定了该疾病病因的神秘性和报应性因素，人们对精神病人的道德情感有所好转，某种意义上出现了对精神病人的同情，但是还是未从根本上改变人们对精神疾病和精神病人的厌恶感、可耻感等负面性道德情绪。当代理失范现象出现以后，相对于神灵主义模式时期的赞同或肯定态度有所减弱，但是漠视态度却依然是非常普遍的。即使是在以"生物—心理—社会"观念为核心的现代医学模式时期，由于长期以来的历史影响，人们对精神病人的道德情感还是没有正常化，还存在诸多妖魔化、罪耻化和厌恶化的情感倾向。国内研究显示，39.6%的市民认为精神病人应和社区的其他人隔离开，认为精神病人对居民威胁太大。① 当代理失范现象出现以后，在诸多历史因素的影响下，大多数情况下人们还是对该现象表现出较为明显的漠视态度。

4.3.2.3 共时性背景

精神医学领域代理失范现象社会后果集体漠视性特征形成的共时性背景主要表现为，人们采取整体性责任逃避心态来应对精神病人监管难度大和精神疾病治疗费用高昂的社会困境。监管难度大、整体性责任逃避心态是社会后果集体漠视性特征出现的主要原因。由于精神病人疾病的特异性，该人群发病时有些时候往往会出现有悖常理的无羞耻感、无秩序感或攻击性行为，如难以阻止的赤身裸体四处游走行为、随意随地可以发生的偷盗抢劫他人财物行为以及毫无征兆的伤害他人人身安全的攻击行为等。

精神病人的无羞耻感、无秩序感或攻击性行为发生时缺乏规律性、攻击时具有后果严重性（一些精神病人存在被害感和敌对感，缺乏后果意识）、阻止时具有强对抗性（一些精神病人缺乏痛苦感和疼痛感），因而非常难以预测，难于阻止。由于精神病人有悖常理的行为难以阻止难以预测，但是干预成本却过于高昂，因而社会就产生了一种整体性的责任逃避心态。

精神疾病的治疗费用高昂主要表现为三大方面。第一，精神疾病患病人

---

① 杨文英，苏琳，王海军，等. 市民与精神卫生工作者对精神病人态度的对比研究 [J]. 临床精神医学杂志，1998（06）：15 – 17.

数多导致治疗费用高昂。据报道，我国 13 亿多人口中患有严重精神和心理障碍疾病的患者达 1600 多万，患有不同程度精神或心理障碍需要专业人员干预的人数则更多，估计达到 1.9 亿人。① 我国用于神经精神疾病方面的费用约占我国疾病总负担的 1/5，排名居首位。② 第二，精神疾病的病因和发病机理复杂导致治疗费用高昂。精神疾病是一种涉及心理学理论、社会学理论、生化代谢理论、神经病学理论、分子生物学理论等在内的综合性疾病，其致病原因十分复杂，迄今为止世界上没有哪一个研究机构宣布已经清楚它的病因和发病机理，能够完全把它予以根治。由于难以对症下药，治疗效果不理想，精神疾病经常会复发，需要重复投入治疗费用。第三，精神疾病发病周期漫长导致治疗费用高昂。由于精神疾病发病周期漫长、复发频率极高以及难以根治的原因，它的治疗与照护需要长时间的费用投入。某些精神病人一旦致病终身都在发病，其需要投入的治疗和照护费用则更是高得难以承受。由于精神疾病属于慢性疾病，具有反复住院、反复发作等特点，且具有较高的住院成本和医疗费用，同时存在不显著的治疗效果，导致家庭的经济负担十分沉重。③ 精神疾病的治疗和照护所需支付的费用极其高昂，绝大多数个人、家庭甚至集体都难以承受。相关调查表明，在所有的疾病谱系中，精神疾病是消耗社会医疗资源最多的病种。

当面对目的在于防范或阻止精神病人上述行为发生的代理失范现象的干预成本过于高昂的医疗费用时，在社会整体性责任逃避心态的影响下，人们往往就会以局外人的身份出现并采取漠视态度。然而，从社会总体医疗资源的有限性来考虑，社会又不能过分指责人们对精神疾病表现出的无可奈何的整体性责任逃避心态，精神医学领域代理失范现象社会后果的集体漠视性特征就随之而生。

---

① 韩晓余. 第六届中国精神分析大会在上海召开　我国心理咨询师缺口高达 43 万［EB/OL］.（2019 – 05 – 11）　［2021 – 10 – 28］. http：//www. cnr. cn/shanghai/tt/20190511/t20190511_524609035. shtml.

② 张斌，邱曙东. 我国精神疾病治疗费已占疾病总负担首位［EB/OL］.（2007 – 05 – 24）［2021 – 10 – 29］. https：//health. sohu. com/20070524/n250198927. shtml.

③ 李永英. 探析重性精神病人家属的负担、需求与政策回应［J］. 世界最新医学信息文摘，2018，18（15）：256.

4.3.3 多样、矛盾与多元：道德干预的复杂性

4.3.3.1 涉及对象多样性

精神医学领域代理失范现象的道德干预复杂性特征，它指的是对代理失范现象实施道德干预以达到有效抑制或防范目的的过程所呈现出的复杂状态。代理失范行为具有明显的个体性、单一性和孤立性特点，代理失范现象却表现出群体性、多元性和联系性特征。因此，对精神医学领域代理失范现象进行道德干预所涉及的对象相当复杂。由于精神医学领域代理失范现象的载体主要是代理失范行为主体——精神病人代理人，所以道德干预所涉及的对象主要是精神病人的代理人。从前文的分析可知，代理失范行为主体的构成具有复杂性，因而对精神医学领域中的代理失范现象进行道德干预所涉及的对象也具有复杂性。这种复杂性表现为两大方面：其一，道德干预涉及对象构成具有多样性。道德干预涉及对象包括三大类，即制度性代理人、非制度性代理人和特殊责任代理人。制度性代理人所涉对象相当复杂。一方面，制度性代理人包括法定代理人、委托代理人和指定代理人。另一方面，法定代理人又可以细分为精神病人的配偶、父母、成年子女、其他近亲属、关系密切亲属、朋友、居民委员会、村民委员会或者民政部门，等等。委托代理人和指定代理人的身份构成也较为复杂。由于亲疏远近关系、道德责任大小不同，道德干预过程中所必须使用的批评、指责或谴责力度就必须要做到因人而异和因责而异，因而处理起来较为复杂。非制度性代理人所涉对象相当宽泛，既包括精神病人的乡村邻里和社会机构，也包括官员领导和政府部门。由于乡村邻里与精神病人之间的帮扶关系存在远近之分、官员领导与精神病人之间的管理责任存在大小之分、社会机构精神病人之间的帮扶责任存在主动被动之分、政府部门与精神病人之间的辖管关系存在直接间接之分，因而对他们的代理失范行为进行道德干预的过程中如何做得恰当适宜也是非常复杂的事情。特殊责任代理人所涉对象也较为复杂，既包括精神科医生、也包括精神科护理人员，还包括精神科行政管理人员。上述人员的教育程度、学科背景、职业素养与管理观念不可能整齐划一，具有明显的复杂性。其二，道德干预涉及对象经济状况和价值观念具有多样性。制度性代理人和非制度性代理人的经济状况存在贫富之分，特殊责任代理人的价值观念存在

崇高低劣之分。譬如，对经济状况良好的制度性代理人和非制度性代理人代理失范行为进行道德干预所采取的方式方法与经济状况拮据的制度性代理人和非制度性代理人应该存在区别，对价值观念相对较好的特殊责任代理人的代理失范行为进行道德干预所采取的方式方法与价值观念相对较差的特殊责任代理人也应该存在差别。

为了把精神医学领域代理失范现象进行道德干预所涉及对象的多样性的具体内容阐释清楚，我们以法定代理人之中的配偶和朋友为例进行说明。从道德理论来说，朋友对精神病人行使代理权仅仅属于浅层次的道德责任，而配偶对精神病人行使代理权是一种既包含深层次道德义务的同时，也包含浅层次道德责任的行为。道德义务和道德责任的区别在于：道德义务是一种不可放弃的内在性的合实体正义的担当，一旦放弃就会破坏人类社会发展的根本秩序；道德责任是一种可以放弃的外在性的合程序正义的担当，即使放弃也不会破坏人类社会发展的根本秩序，因为程序正义的道德合理性是通过对实体正义的维护来实现的。朋友实施了代理失范行为，破坏的只是人类社会发展程序正义。配偶实施了代理失范行为，破坏的则是维护人类社会发展根本秩序的实体正义。因此，对精神病人配偶代理失范行为的道德谴责力度应该远远大于对精神病人朋友所实施的对应行为。上述事例的分析结果表明，精神医学领域代理失范现象的道德干预所涉及对象的构成确实是相当复杂的。

4.3.3.2 道德惩戒具有矛盾性

精神医学领域代理失范现象进行道德干预过程中所存在的道德惩戒矛盾性，指的是理论层面的道德惩戒顶格性与事实层面的道德惩戒微轻性之间出现的冲突与矛盾属性。前面我们已经讨论得知精神医学领域代理失范行为具有道德惩戒顶格性特性。众所周知，对精神医学领域代理失范现象进行道德干预最终会落实到对代理失范行为的干预，因为原则准则和规范制度设立的根本目的不在于倡导或防范现象本身，而在于通过现象的思考或反思来总结经验或教训激励或约束行为。从纯粹的道德理论来说，由于精神病人处于最为严重的社会弱势状态，精神医学领域代理失范现象道德干预的道德惩戒顶格性要求，只要精神医学领域代理失范行为出现在道德审视或评价视界之内，就应该给予其顶格行或最严厉的道德批评、道德责备或道德谴责。然而，从客观存在的社会实情来说，尽管精神医学领域代理失范行为十分普遍，但是并不是每一次代理失范行为都会接收到顶格性或最为严厉的道德批评、道德责备或道德谴责，绝大部分代理失范行为没有接受到任何道德惩戒，受到道德批评、道德责备或道德谴责的代理失范行为少之又少，真正接受顶格性道德惩戒的微乎其微。

精神医学领域代理失范现象的道德惩戒矛盾性这一伦理特性的形成有其客观原因。这种客观原因主要表现为以下几个方面。

（1）经济状况原因。由于精神病人的治疗和管理需要花费非常多的财力、物力和精力，绝大部分精神病人的代理人家庭经济状况都较为艰难，有的家庭甚至十分贫困。有研究发现，精神分裂症患者照料者的家庭负担问题突出，并已成为医学、社会学、心理学等学科研究的热点问题。① 因此，当一些代理失范行为出现以后，人们在对代理人的失范行为进行道德评价时常常表示出宽容、理解甚至认同的道德心理态度。我们以如下案例为例进行说明。

案例 4-10

45 岁精神病人被铁链锁 20 年，七旬双亲欲哭无泪

据报道，安徽省安庆市望江县的精神病人童结平 20 多岁时因感情问题受刺激患上精神病。刚开始时，其父母把他送到安庆第六人民医院治疗过一个多月并病情有明显好转。但是，由于家庭经济条件艰难，童结平的后续治疗费用难以为继，所以无奈之下，父母亲只得为童结平办理了出院手续，带其回家调养。后来，童结平病情复发且日趋严重。家人为防止他跑掉就将他关在房间中，一关就是 20 多年。20 多年来，为了维持童结平的基本生存，其父母住茅屋破房、穿戴相当破旧，生活十分艰辛，有时甚至一年都难得吃上荤腥。目前，童结平父母双亲已经都是 70 多岁，对于儿子和自身遭遇早已是欲哭无泪。②

① 王文季，张倩，陈超，等. 社区精神分裂症患者照料者的家庭负担及影响因素研究 [J]. 中国全科医学，2014，17（04）：467-470.
② 45 岁精神病人被铁链锁 20 年，七旬双亲欲哭无泪 [EB/OL].（2016-12-15）[2021-10-30]. https：//news. qq. com/a/20161215/029241. htm#p=1.

　　显而易见，案例 4 – 10 中的代理人之所以做出"关押精神病人 20 多年"的失范行为，原因并不是代理人道德素质低下，不在于代理人贪夺精神病人财物，而在于代理人十分艰难的经济状况。当人们对上述案例中代理人"关押精神病人 20 多年"这一失范行为进行道德评价时，表现出的道德态度往往更多的是宽容和理解，而不是顶格性的道德谴责。

　　（2）道德情感原因。历史和现实的经验、事实以及教训表明，精神病人代理人的遭遇或处境是相当艰辛的。可以说，在所有疾病谱系的代理人中，精神病人代理的生存环境是最为恶劣的，生存状况是最为艰难的，因为他们不仅要承受财力物力的巨大压力，甚至还要承担挨骂、挨打甚至被杀等生死风险。事实上也是如此，不管是人们自身亲身经历方面还是新闻媒体报道方面，代理人遭受精神病人打骂、伤害甚至杀害的事件屡见不鲜。

案例 4 – 11

男子患精神病被父锁铁笼，出逃后将父打死

　　据华商报报道，陕西丹凤县一男子周某因患精神分裂症且随意殴打他人被其父关在自制铁笼之中。后来，周某用刀片割断铁笼的铁丝锁扣和挂锁后从铁笼中钻出，与父亲发生争执，持钢筋铁锤在其父亲头部、胸部和背部多次击打，致其父亲颅脑损伤死亡。法院审理认为，周某法定程序鉴定为依法不负刑事责任的精神病人，且有继续危害社会可能，符合强制医疗条件，遂依法决定对周某强制医疗。①

　　上述案例中，代理人对精神病人周某实施强制关押的行为就其行为性质来说属于代理失范行为。然而，由于精神病人周某随意殴打他人，在缺乏社会和国家救助的情况下，代理人强制关押精神病人周某也是无奈之举，甚至代理人还为之付出了生命代价。因此，当人们在对上述案例中的代理人的失范行为进行道德评价时，很多情况下表示出对代理人处境或遭遇同情甚至支

---

　　① 陈永辉，黄冲. 男子患精神病被父锁铁笼，出逃后将父打死［EB/OL］.（2015 – 08 – 06）［2021 – 10 – 29］. http：//news. sohu. com/20150806/n418280528. shtml.

持的道德心理态度。

（3）历史影响原因。为切实保护精神病人"人之为人"的基本权利和身心健康而在法律和道德领域实施代理同意制度，这只是人类进入现代社会以后的事情。自古以来，绝大多数情况下代理人实施于精神病人的代理失范行为在接受道德评价时都没有受到顶格性道德惩戒的。即使是在现代社会，世界各国特别是发展中国家绝大多数情况下也没有实质性落实实施于精神病人的代理失范行为在接受道德评价时的顶格道德惩戒。因而，当精神医学领域代理失范现象出现时，绝大部分人对其中的代理失范行为未曾受到顶格道德惩戒甚至未受到道德惩戒的情形习以为常，根本不会去思考道德惩戒的顶格性问题。在上述三大原因的综合作用下，精神医学领域代理失范现象道德干预过程中存在的道德惩戒矛盾性特性最终得以形成。

4.3.3.3 道德评价主体多元性

精神医学领域代理失范现象的道德干预复杂性特征的形成原因除了涉及对象具有复杂性和道德惩戒矛盾性两大因素以外，还存在另外一个重要因素，即道德评价主体的多元性。所谓道德评价主体的多元性，它指的是对精神医学领域代理失范现象和代理失范行为进行道德评价时其主体存在的多类型性、多学科性以及多层次性。精神医学领域代理失范现象道德评价主体多类型性是指道德评价主体的组成包括个人、团体或机构等。譬如，对"被精神病现象"进行道德评价的主体既包括制度性代理人（如配偶、亲属和管理人员等），也包括精神病医院的伦理委员会，甚至还包括区域性或全域性伦理委员会。道德评价主体多类型性表明，精神医学领域代理失范现象道德评价的合理实施需要多种主体联合完成，任何单主体性道德评价都难以得到道德的有力辩护。精神医学领域代理失范现象道德评价主体多学科性是指组建道德评价主体所需的学科背景不仅仅包括伦理学，也需要社会学、精神医学、历史学以及法学等专业。因为对精神医学领域代理失范现象进行道德评价不仅仅需要考虑道德领域的相关原则、准则和规范，也需要考虑社会学领域的代理人经济状况和社会经济发展水平、精神医学领域医生的整体性职业素养和医疗技术的总体性发达程度、历史学领域的道德评价传统和现代评价标准以及法学领域的政策、制度和规定。譬如，社会经济收入对精神病人诊治费用支出的可承受度、对待精神病人文化习俗的惯性影响力、精神病人收治制度的民众接受度、精神病人知情同意能力评估标准的科学性等因素都是对精神医学领域代理失范现象进行道德干预过程中必需予以考虑的。

精神医学领域代理失范现象道德评价主体多层次性指的是道德评价知识水平由低到高的层级属性。我们以专业性程度一般的精神卫生人体研究伦理委员会这一代理失范现象评价主体为例进行说明。精神卫生人体研究伦理委员会顶层道德评价主体是精神医学专家和精神卫生护理学专家。这些专家的道德评价素养和经验相对来说较为完整和丰富，其道德评价框架具有系统性特征。他们既积累了精神医学和精神卫生护理的专业知识与经验，也掌握了较多的医学伦理、护理伦理以及法律和社会学知识，同时对社会的精神卫生发展和资源配置状况也有一定程度的了解。精神卫生人体研究伦理委员会中层道德评价主体是精神卫生伦理学专家、法学专家和社会学专家。这些专家关于精神医学领域代理失范现象的道德评价素养和经验相对来说较为片面和单一，其道德评价框架具有松散性特征。譬如，精神卫生伦理学专家掌握了较多的伦理原则和准则但缺乏道德评价所必需的精神医学和精神卫生护理的专业知识，法学专家和社会学专家掌握了较多的精神卫生法律和经济专业知识，但是道德评价所必需的精神医学和精神卫生护理的专业知识却也是较为缺乏。精神卫生人体研究伦理委员会基层道德评价主体是社会代表（也成为家属代表、社区代表）。社会代表相对于上述专家来讲，不仅精神医学和卫生护理的专业知识与经验非常缺乏，而且伦理学、法学和社会学知识也是非常缺乏的（特殊情况除外），但是他们对精神病人的生存状况具有切身体验。这种体验对于精神医学领域代理失范现象的道德评价来说也是十分重要的。

为了较为清楚地说明精神医学领域代理失范现象道德评价主体的多元性特征，我们以社会广泛存在的"笼中人"现象为例进行说明。据报道，中国约有1600万重症精神病人。因经济条件、家庭关爱不以及认知恐惧等原因，"笼中人"成为大量重症精神病人的最终"归宿"。调查显示，中国"笼中人"数字庞大，仅河北省便有10万人之多。精神卫生专家指出，没有家庭、社区以及社会共同参与和支持，"笼中人"命运难以改变。①

① 孔璞，李天宇. 调查称河北约有10万精神病人被锁家中［EB/OL］.（2013－07－11）［2021－10－29］. http：//news. sina. com. cn/c/2013－07－11/023927634505. shtml.

　　对上述"笼中人"现象进行道德评价时，人们最先的做法便是，依据相关精神医学领域中有关精神病人代理同意的伦理原则、准则或规范进行判断。如果仅仅依据伦理原则进行评价，根据精神医学领域代理行为道德惩戒顶格性特征，其评价结果应该是对代理人的非法限制或剥夺"笼中人"自由的失范行为的完全否定与严厉谴责。然而，事实上，现实的道德评价结果并非如此，评价者（个人、机构或社会）给予上述失范行为的道德评价仅仅限于轻微的指责甚至是免于指责。之所以出现这种情况，根本原因就在于评价者不仅参考了伦理学领域道德原则、准则或规范，同时也参考了社会学领域的社会发展水平和家庭经济因素、医学领域的技术局限和资源局限，以及历史领域的代理习惯和评价传统，等等。因此，上述"笼中人"现象的道德评价过程表明，精神医学领域代理失范现象道德评价主体具有明显的多元性特征。

5 精神医学领域中的代理失范行为及其伦理关涉

从伦理学的角度而言，要研究道德现象首先就必须研究道德行为，因为行为是现象的基本的组建因素。因此，要研究精神医学领域代理失范现象的形成原因、社会后果以及基本对策，对精神医学领域代理失范行为进行分析就是不可回避的环节，因为代理失范现象主要是由代理失范行为组成并通过代理失范行为为世人所关注。精神医学领域中的代理失范行为的特征、类型和社会危害直接决定了精神医学领域代理失范现象的内涵、特异性和社会后果。从某种意义上来说，抑制和防范精神医学领域中的代理失范现象主要就是抑制和防范精神医学领域中的代理失范行为。那么，精神医学领域代理失范行为有哪些内涵？它的特征是什么？在伦理学视域中它又有何种特异性？这些问题的回答是研究精神医学领域代理失范现象必须面对和思考的。

5.1 代理失范行为概述

5.1.1 "失范"概念的社会学释义

为了更好地理解代理失范问题，我们首先必须对失范这个概念进行较为系统准确的解读。所谓失范，从最为简单的字面意义来理解就是失去规范。然而，把失范作为一个专有名词来理解就没有这么简单。文献梳理表明，"失范"一词最早是作为社会学术语而进入学术研究视野的。因此，从社会学的维度对失范进行领悟就成为首要事情。社会学理论认为，失范是指社会的价值与规范产生紊乱，人们的行为失去了标准或不遵守规范，整个社会秩序呈现无序化的状态。① 更为具体地说，失范是指在人类社会迅猛而深入的现代转型过程中，传统的价值观念、内心信仰和社会规范遭受到与传统截然不同的行为和现象的冲击而失去约束力或者土崩瓦解，新的具有约束力的行为和社会规范却尚未形成，人们在社会交往过程中其行为举止所遭遇的令人困扰不安的无序状态。迪尔凯姆指出，失范是指利己主义强化，个人欲望和行为缺少约束，社会状态由于丧失整合而陷入混乱。② 社会学家杰克·D.道格拉斯艾和弗兰西斯·C. 瓦克斯勒的《越轨社会学概论》一书中对失范的含义进行了解释。他们认为，所谓失范指的是由于准规范含混不清、缺乏缺失或者规范多变，难以为社会成员提供明确指导的境况或情境。迪尔凯姆则认为，失范主要指一种社会制度化程度差，调节个体行为的规范不足或缺少，因丧失整合而导致的社会无序状态。也有研究者从社会心理学的角度解读失范一词。他们认为，在失范社会里曾有的统一信仰遭到怀疑和抛弃，个人又尚未确立自身的信仰体系，社会成员会感到失落，缺乏目的性和方向感。这种心理上的挫折感会产生一系列后果（如犯罪和自杀），因而导致社会的不稳定。③ 法国著名的社会学家埃米尔·涂尔干认为在社会转型期（即由机械团结过渡到有机团结）传统集体意识控制力减弱的情势下，新的社会整合纽带尚未建立时，社会失范也会随之产生。④ 具体来说，涂尔干认为它的形成与以下因素相关。第一，社会从机械团结到有机团结的演进尚未完成；第二，现有社会分工所要求的道德基础落后于社会分工的发展诉求；第三，某些社会领域受到不适当的控制。

在绝大多数社会学研究者看来，失范包括三层含义。第一，原有规范失效。如社会变迁导致人们生存方式的模棱两可，世代更替导致社会规范的含混不清，思想观念更新导致的信仰多元对峙，等等。罗伯特·默顿从功能主义的观点出发将"失范"的含义由无规范更改为规范冲突，是由于目标和

---

① 朱力. 失范的三维分析模型 [J]. 江苏社会科学, 2006 (04)：118 – 123.

② 杨婷. 社会越轨理论发展脉络浅析 [J]. 法制与社会, 2016 (29)：159 – 160.

③ Anthony Giddens. 社会学 [M]. 赵旭东, 等, 译. 北京：北京大学出版社, 2003：194.

④ 何毅. 转型期社会困境的应对之道——对涂尔干早期社会理论中社会团结和失范的解读 [J]. 华中师范大学研究生学报, 2018 (1)：33 – 36.

达成目标的手段无法对接。① 第二，现有规范失灵，如新的社会生活方式尚未成型、新的价值观念尚未成熟，人们虽受转瞬即逝的流行范式的驱使却又不愿完全认同或遵从的状态，如人们对于中学生恋爱的矛盾态度。美国芝加哥社会解组学派认为，在特殊时期，旧的准则被破坏，新的准则还未建立或者被大众接受，规范和准则对大众的约束力被削弱甚至瓦解，这时便出现了社会失范和解组。② 第三，既有规范失察。如现有规范和原有规范都未失效，但是却过于笼统抽象，对某些具体领域的失范行为缺乏实际约束力而处于宽忍放任状态，如人们对于家庭囚禁重型精神病人的态度。

这里要指出的是，虽然道格拉斯艾、瓦克斯勒和迪尔凯姆等对失范进行了社会学意义上的解读，而且获得了学界的很大认同，但是他们对失范的解读还存在一定有待商榷之处。他们认为，失范主要是由于规范含混不清、缺乏缺失、变异不拘造成的。这种判断的潜在之意就是，失范行为发生时，对这个行为进行约束的规范本身是正确的、良善的或者合理的。然而，东西方精神医学领域中的代理失范史告诉我们，并不是所有时候所有的既有规范都是正确的、良善的或者合理的，有些不仅不正确、不良善或者不合理，甚至是充满错误和邪恶。如绪论中提及的近代西方收容院对待精神病人的"囚犯处置制""供人观看制"和我国清朝时期的"报官锁锢制"。这些精神病人野蛮管治制度的制定与实施本身就是失范的，只不过这个"范"指的是尚未制定但却应该存在的符合人类道德精神的文明管治制度。因此，这种观点对于我国分析早些时期频发的"被精神病事件"是很有助益的，否则，出于不可告人的目却又引用现存精神病人收治制来强制收治不该收治的行为、人员或机构就无可指责。

除此之外，事实上格拉斯艾等人只是从规范本身切入进行解读，忽视了另外一个重要的视角，即代理人本身。也就是说，失范的含义也可以这样解读，即人们忽视、蔑视或无视现有规范而实施违背原有或现有规范而致使其行为陷入的混乱状态。如果是因为人们信息、能力等原因不能有效地理解相应的规范导致行为失范，这种情形与道格拉斯艾等人对失范的解读还存在一

---

① 杨婷. 社会越轨理论发展脉络浅析 [J]. 法制与社会, 2016 (29)：159 – 160.
② 朱力. 社会学原理 [M]. 北京：社会科学文献出版社, 2003：256 – 257.

定程度的契合度。但如果是代理人出于个人利益目的故意选择性地实施失范
行为，道格拉斯艾等人对于失范的解读就存在很大的商榷空间了。埃米尔·
涂尔干认为失范首先是道德价值意义上的混乱。① 现实也表明，绝大多数失
范与原有和现有规范缺失缺乏、含混不清或者变异不拘之间的关联性不大，
而是与人们出于个人利益目的故意选择性地实施失范行为更为紧密。有研究
者认为，"失范行为是一种与社会道德要求、法律规范、行为习惯不协调甚
至是冲突的现象及行为，它包括越轨行为、违法行为和犯罪行为。"② 因此，
本书在讨论失范时主要以代理失范的第二层含义为依据，也就是说失范主要
指的是人们出于个人私欲目的实施违背既有规范行为而陷入的无序或混乱状
态。

5.1.2　代理失范的基本类型与存在前提

5.1.2.1　代理失范的基本含义

所谓代理失范，指的是在代理人在行使委托人或者被代理人的权利过程
中，传统的价值观念、内心信仰和社会规范对代理人失去约束力，具有约束
力的行为和社会规范却尚未形成，代理人在实施代理行为时所表现出来的无
序状态。上述概念是按照社会学的一般理解来进行定义的，但是按照本书对
失范含义的全方位理解，上述关于失范的含义还可以进一步优化，即代理失
范指的是代理人在行使委托人或者被代理人的权利时实施违背委托人或者被
代理人利益行为而导致的无序或混乱状态。如果按照道格拉斯艾和瓦克斯勒
的观点，代理失范也可以理解为由于代理规范含混不清、缺乏缺失或者规范
多变，难以为代理人提供明确指导的境况或情境。我们以埃米尔·涂尔干三
因素论为基础，代理失范的形成因素亦可作如下概括：第一，社会代理机制
从机械团结到有机团结的演进尚未完成；第二，既有代理领域的社会分工所
要求的道德基础落后于现有代理领域社会分工的发展诉求；第三，某些代理
领域受到不适当的控制。代理失范主要表现为道德领域中的代理失范、学术
领域中的代理失范、监管领域中的代理失范、网络领域中的代理失范、法律

① 爱米尔·杜尔凯姆.自杀论［M］.钟旭辉，等，译.杭州：浙江人民出版社，1988：259.
② 张志坚.爱国行为失范的内涵生成、学理分析及规避路径［J］.当代青年研究，2018
（05）：87-92.

领域中的代理失范、教育领域中的代理失范等。其中，最具代表性的代理失范主要表现为社会学领域中的代理失范、法学领域中的代理失范和伦理学领域中的代理失范。

5.1.2.2 代理失范的存在前提

第一，原有代理规范失效。"由于社会既有的价值观念被普遍怀疑、否定或被严重破坏，既有的行为模式的规则逐渐丧失对社会成员的约束力，从而使社会成员的行为缺乏明确的价值理念的指导与社会规范的约束"[1]，从而形成社会代理规范事实失效。我们以中国婚姻领域中的代理问题进行说明。在传统社会（特别是封建社会）中，婚姻是由父母的意志决定的，是由父母促成和包办的。[2] 男女双方的婚姻主导权力是较为弱小的，结婚与离婚的权利基本由父母亲掌握。"父母之命、媒妁之言""指腹为婚"等俗世结婚制便是明证。换句话说就是，所谓我国传统的婚姻制，究其实质来说就是一种由父母亲绝对掌握子女婚嫁权利并以父母为核心代理人而建立起来的代理婚姻制。随着现代社会中的个人权利的凸显，父母逐渐丧失子女婚姻主导权，子女逐渐掌握了自身婚嫁权利。从代理理论的角度来分析，现代婚姻制度要求彻底否定、取消、废除父母包办子女婚姻的特权也可以说是对传统代理婚姻制的否定。然而，由于我国社会的现代转型又尚未结束，传统代理婚姻制还存在一定的社会基础，因而父母在子女婚嫁过程中处于一种失范状态。一方面，父母亲对子女对象财富诉求的话语权尚未丧失甚至有所强化，如"结婚主要是搞定丈母娘""丈母娘经济"等现象也普遍存在。另一方面，子女在婚姻对象的择取方面拥有了主要话语权，如"我的婚姻我做主""婚姻自由"等现象已成为常态但是又没有完全定型。因此，虽然由父母主导的代理婚姻制在现代社会转型过程中基本失去效用，但是父母亲在婚姻财富代理领域却拥有很大的话语权，婚姻自由和婚姻自主的权利沦为虚设，导致子女的婚姻行为处于混乱状态。

第二，现有规范失灵。所谓现有规范失灵，指的是现存的规范对代理人

---

① 朱力. 失范的三维分析模型 [J]. 江苏社会科学，2006（04）：118－123.
② 李细春. 中国古代婚姻制度与现代婚姻制度的比较 [J]. 行政事业资产与财务，2011（14）：191.

的思想、行为失去作用，起不到应有的约束力。然而，规范是指导、约束人们行为的行动准则，是人们在长期社会生活中根据普遍认可的社会价值观而对特定环境中人的行为所产生的必须共同遵守的规则，是一种集体理性的凝聚，是集体利益的协调结果。① 那么，现有规范既然是规范为何会失灵不起作用呢？原因在于以下两个方面：第一，现有规范不是一种完全意义上的定了型的规范，它只是一种尚未定型的、过渡性的但又是定型规范形成过程中必不可少的形态。第二，既有规范对现有规范还存在着很大的干扰力，一定程度上阻止它的定型。我们以现代婚姻制度为例进行说明。现代婚姻制度是一种以"自由"和"自主"为核心权利的婚姻制度，本质上是"去代理化"的。然而，由于现代社会转型过程中，子女虽然婚姻自主权和独立权获得了法律的支持，一定程度上也获得了道德的支持，但是却没有获得完全意义上的经济支持。因为我国现代社会的年轻人在经济方面的自我支持能力还不够强大，凭借自我能力还难以独立支撑婚姻自由所需要的经济基础。子女结婚对父母亲还有一定程度上的经济依赖性，难以在经济方面完全去除代理婚姻制的父母因素。这种状况使得传统婚姻代理制对现代自主婚姻制还存在较大的干扰性。

第三，既有规范失察。所谓既有规范失察，指的是现有规范和原有规范都未失效，但是却对某些领域的失范行为缺乏实际约束力而导致客观上处于放任状态。虽然在现代社会的转型期，无论是从法律还是从道德的角度来看，精神医学领域的规范制度都是不允许出现代理人囚禁重型精神病人的行为的。然而，很多时候人们在媒体上看到精神病人被囚禁、被锁上铁链的信息时，却都是一看而过，并不十分在意，更不会去追究代理人的责任。相关部门（包括政府机关、法律部门和医院）也都是熟视无睹，持旁观态度。譬如，安徽一个精神病人被关了 20 多年，直到记者报道以后才引起社会的关注。之所以出现这种情形，根源就在于既有规范失察。

5.1.2.3 代理失范的主要类型

第一，权利扩张式代理失范。从理论上来说，代理人必须对被代理人的

---

① 朱力. 失范的三维分析模型 [J]. 江苏社会科学，2006（04）：118 – 123.

身体健康、人格尊严和利益权利等负责，其行为必须在相关法律制度、风俗习惯所允许的框架下实施。然而，部分代理人凭借自身的权力参与代理，最大化地实现自我利益，甚至是有利就代理，无利就放弃。这种权利扩张式代理失范行为严重违背了代理人的基本利益诉求和人格尊严。就当前情况来说，权利扩张式代理失范在所有代理失范行为中表现是最为明显的。我国精神医学领域目前对于精神病人管治的家庭看护制就存在诸多权利扩张式代理失范行为。譬如，很多家庭由于经济贫困、病人攻击性强等原因把精神病人锁在笼子、猪圈等地方，这样的行为明显是权利扩张式代理失范行为，因为能够限制公民人身自由的只有司法机关，家庭没有这一权利。

第二，利益寻租式的代理失范。在这种情况下，代理失范行为指的是权力机构或人员以公共权力为依托，通过违法违规的手段侵害代理人利益以获取私利的行为。① 譬如，国家政府部门存在大量的服务型业务如办公用品采购、办公场地修建以及其他政府部门自身不能完成需要第三方协助的事务，在上述服务转包过程中政府部门及其人员可以通过合同寻租的方式获取利益，如果没有明确的法律规定、公开透明的运行机制和配套制度措施进行监管的话。默顿的"失范行为解释模型"认为："当过于强调了文化目标而与制度性手段相脱节的时候，欺骗、腐败、不道德、罪恶，简而言之，一些社会所禁止的行为，就会成为日益普遍的行为。"② 事实上，很长一段时间以来，相当多的政府官员被抓入狱就是因为他们在代理国家政府进行经济活动时寻租式的代理失范行为严重导致的。

第三，价值扭曲式的代理失范。这种代理失范是代理人行使代理权之时在两种相互对立价值观念同时作用下所形成的失范行为。简而言之，价值扭曲式的代理失范就是代理人以保护被代理人为名义来谋取自身私利的失范行为。譬如，精神医学领域中的"被精神病"事件就是最为典型的代表。某些权利机构或个人为了避免一些人对他们的利益造成影响而以"精神病"为名，通过把这些人关进精神病医院而对这些人的行为进行限制。

① 武宜忠，杨芬．委托—代理理论视角下的政府行为失范及其对策［J］．经济研究导刊，2009（34）：7－9＋190．
② 莫顿．社会结构与失范［J］．美国社会学杂志，1938，（3）：675．

5.1.3 代理失范行为及其主要形态

5.1.3.1 行为的基本内涵

行为是人们最为常见的事物，然而如果要从学理上真正认识行为也是不容易的事情。"民国学者指出，行为者，人之身体动静也，构成行为之外形的要素，即人之身体动静。"[①] 一般意义上来说，行为指的是人类在社会活动过程中表现出来的受到思想意识指导的动作或活动，是人类对内在因素或外在因素的刺激所做出的能动反应。它具有物质条件性、社会文化性以及价值导向性特征。当人们面对不同的物质条件、不同的社会文化、不同的价值观念时，其所表现出来的行为就有所不同。

人类行为主要由五大要素组建。这五大要素分别是行为主体、行为客体、行为环境、行为手段和行为结果。行为主体指的是具有认知能力、推理能力、意志决断能力和情感体验能力，能够把这些能力表达为行动并且实施一定程度的控制的人。行为客体指的是行为目标指向，即行为的接收对象。行为客体可以指向与行为主体完全相异的对象，但同时也可以指向行为主体自身。譬如，交谈的行为客体绝大多数情况下是他人，自言自语的行为客体则是自身。行为环境指的是行为主体与行为客体得以产生相互关系的社会或自然环境，也可说行为环境指的是行为主体的行为得以产生的外在或内在的刺激源的来源地。行为环境主要包括自然环境和人文环境。自然环境主要包括地理环境、气候环境以及生物环境等。人文环境主要包括历史环境、社会环境、文化环境以及心理环境等等。人类的行为因环境的改变而发生或大或小的改变。行为手段指的是行为主体与客体发生相互关系时所依赖的工具、方式、方法等。譬如，攻击行为的行为手段就包括武器棍棒工具、叫骂方式、讽刺方法等，激励性行为就包括拥抱方式、奖励方法等。行为结果指的是行为主体的行动作用于行为客体以后所表现出来的结果，也可以指行为主体行为的预想状态与实际状态之间相符度。行为结果包括正性结果和负性结果。正性结果指的是行为结果表现为符合行为主体需要或满足行为主体所处的社会或自然环境的需求。负性结果指的是行为结果偏离或者完全背离行为

[①] 陈兴良. 行为论的正本清源——一个学术史的考察 [J]. 中国法学, 2009 (05): 172 – 190.

主体需要或行为主体所处的社会或自然环境的需求。

如果除开任何人类道德判断、情感表露和法律审查因素，单单回到行为作为现象的逻辑起点或者说让行为自在地对人类予以展露这一层面来说，行为主要由外显行为和内隐行为组成。外显行为是能够被他人直观察觉到的活动，如衣食住行、言谈举止、欢笑悲喜等。内隐行为指的是不能够被直接观察到但是能够通过间接的推理判断而感觉到的心理活动，如思想、意识、思维等。从理论上来讲，绝大多数情况下人们可以通过外显行为来推测内隐行为，也可以通过内隐行为预测外显行为。精神医学领域中的代理失范行为指的是代理人在代理活动过程中表现出来的受到其思想意识、价值取向或者生活习惯指导而违背委托人基本权利的动作或活动，是代理人面对内在心理利益因素或外在物质利益因素的刺激所做出的违背委托人利益的反应。精神医学领域中的代理失范行为具有物质条件性、社会文化性以及价值导向性等特征。当代理人面对物质刺激不同、所处的社会文化发生变迁、所持的价值观念发生改变时，其所表现出来的代理失范行为就有所不同。

5.1.3.2 代理失范行为的基本含义

失范行为指的是由于行动者的行为失范在其行为的价值合理性与规范合法性两个维度上都出现断裂而产生的对规范的回避、违背、冲击、破坏，寻找规范之间的矛盾与空隙的行为。① 也有研究者认为，失范行为是人们违反或偏离现行社会规范的行为，是与规范行为相对立的社会行为。② 根据上述界定，所谓代理失范行为，它指的是代理人在行使被代理权的过程中所实施的侵害委托人身心权益，在价值合理性与规范合法性方面出现断裂而产生的对规范违背和破坏、违反或偏离现行社会规范并与规范行为相对立的社会行为。代理失范行为的产生需要特定境遇，不是随机性的。社会经济发展程度越高，个人或群体的生活水平越高，代理失范行为的发生率就越低。社会经济发展程度越低，个人或群体的生活水平越低，代理失范行为的发生率就越高。按照道格拉斯艾和瓦克斯勒的观点，代理失范行为也可以理解为由于代

---

① 朱力. 失范的三维分析模型 [J]. 江苏社会科学，2006（04）：118 - 123.
② 杨振福. 失范行为社会学的现状与前瞻 [J]. 中共沈阳市委党校学报，2000（06）：34 - 40.

理规范含混不清、缺乏缺失或者规范多变，难以为代理人提供明确指导而导致的行为。如精神病人代理人的失范行为、电商代理失范行为、律师代理失范行为、教师代理失范行为等。从道德心理学的角度来说，代理失范行为的产生与人性两种属性之间的对立统一关系紧密相关。人性包括生物属性和社会属性两方面，就与利益紧密相关的代理领域来说，它表现为"道德人"与"经济人"之间的对立与统一困境。当代理人的"经济人"属性超出"道德人"时，代理人的行为会表现出显著的利己性，代理失范行为就随之产生。当代理人的"经济人"属性被"道德人"抑制时，代理人的行为会表现出显著的利他性，代理失范行为也就消隐不见。

根据行为要素组建理论，代理失范行为的组建要素也包括行为主体、行为客体、行为环境、行为手段和行为结果五大类。代理失范主体指的是具有认知、推理、意志决断以及情感体验能力同时能够把上述能力转化为行动且对行动具有控制力的代理人。如《＜医疗机构管理条例＞实施细则》第26条指出，患者知情同意权的代理主体是患者的家属。① 司法领域中委托人的律师和医学领域中的父母子女以及医生都可能成为代理失范主体。代理失范客体指的是代理失范行为的侵害对象或者代理失范行为结果的承受者。代理失范行为客体主要是指与代理失范行为实施主体完全不同的对象，但某些情况下也指向代理失范行为实施主体本身。譬如，律师的代理失范行为客体或者说侵害对象绝大多数情况下是委托人，但是有些时候律师实施的代理失范行为也会伤及自身。代理失范环境指的是代理失范行为得以产生的社会或自然环境。代理失范行为环境包括社会环境（如历史环境、文化环境、心理环境等）和自然环境（如地理环境、气候环境以及生物环境等）。社会环境是代理失范行为得以形成的最为主要的环境，因为历史、经济、政治、文化等因素是代理失范行为产生的主要原因。自然环境是代理失范行为的次要环境，对代理失范行为的形成存在一定程度的刺激作用。譬如，恶劣自然性生存环境某种情况下可能导致父母亲放弃对极度缺乏生存能力的子女的代理义务和代理责任。代理失范手段指的是代理失范行为主体侵害代理失范行为客

---

① 曹露聪. 我国患者知情同意权的立法保护体系的完善探析［J］. 现代经济信息，2013（06）：139.

体过程中所使用的方式和方法等。譬如，父母或子女以精神暴力或肢体暴力方式侵害精神病人利益过程中的代理失范手段就是暴力，律师以法律信息不对称优势来欺诈委托人利益过程中的代理失范手段就是欺诈。代理失范结果指的是代理失范行为主体所实施的代理失范行为作用于代理失范行为客体所表现出来的结果。代理失范行为的结果绝大多数情况下是负面性的。行为结果可能包括正面性结果和负面性结果，但是代理失范行为的定性已然表明其呈现负面性结果的必然性。即使代理失范行为偶然出现了某种意义上的正面性结果，也不能改变代理失范行为结果的负面性判定。

5.1.3.3　代理失范行为的应对思路

第一，建立代理失范追责制度。现代法律和道德体系的一个显著特征是二者都具有一个较为完整的权责对等机制。因而，在主要由道德和法律建构的现代代理制中，代理人的代理权力和代理责任也是对等的。责任代理是现代代理制的基本原则之一，是代理同意得以可持续开展的道德、法律和社会语境。代理人在获得代理权的同时也意味着必须对代理人承担责任，必须为代理失范行为承担后果。建立代理失范追责制度是确保责任代理得以实现的有效保障。一旦代理人的代理行为违背了法律制度、道德规范或者社会习俗，不管代理人是否在代理有效时段之中，都必须对其失范行为予以追究。代理失范追责制的建立主要包括以下两个基本制度。第一，代理失范惩罚制。代理失范惩罚制是代理失范追责制的第二个组件，它指的是代理失范行为发生以后，监管机构或者法律部门按照相关法律制度对代理人进行相应的惩罚，以挽回或弥补委托人损失，维护正常代理秩序的制度。收缴代理人因代理失范而获得的非法利益、取消代理人的针对特定委托人的代理权力、降低代理人的社会信誉度、对已经发生的对代理人的损害进行相应追究等都可以成为惩罚内容。①

第二，建立代理激励制。建立代理失范追责制的目的在于惩罚存在代理失范行为的代理人。然而，这并不意味着代理失范行为就能够得到完全抑

---

① 注：如果是相关机构对代理失范行为存在严重的失察情节，也应该对相关机构予以追责。这种对相关机构责任追究制，其目的在于一定程度上促使社会公共部门或政府机构尽可能积极主动地对代理人进行监管，尽力保护代理人的利益。

制。防患于未然，除了从负面角度应对代理失范行为之外，我们还应该从正面的角度来预防代理失范行为。那么，如何才能从正面角度来预防代理失范行为呢？行之有效的方法就是对代理行为良好的代理人进行褒扬和奖励。换句话说就是要建立一种代理激励机制。从理论上讲，代理人和委托人之间关系不管如何紧密，二者之间的利益诉求是不可能完全一致的，因为代理人的利益诉求、价值观念和道德准则并不为委托人所一清二楚，委托人的利益诉求、价值观念和道德准则对于代理人来说也是不可能完全清楚。因而，代理人的代理风险完全有可能产生。既然存在代理风险，代理人就会尽可能去规避它。在规避的同时，代理人自然会产生消极代理心理、避责代理心理和应付式的代理心理。不管是消极代理心理、避责代理心理还是应付式的代理心理，最后的结果都会导致代理失范行为。因此，为了有效避免这些易于导致代理失范行为的消极心理，就应当制定能够克服这些心理，调动代理积极性的制度，或者直接就叫作代理激励制。适当的激励制度，可以给予代理人物质性或荣誉性的刺激，一定程度地引导或者激励代理人规范有序地、心情愉悦地完成代理行为，实现代理目标，保护委托人利益。

第三，建立舆论督导机制。虽然代理失范追责制和代理激励制对于代理失范行为具有较大程度上的抑制作用，但是由于相关机构的监管惩罚和物质精神激励都具有一定程度上的滞后性，因此，必须建立一种能够及时发现和纠正代理失范行为的机制。一些代理失范行为往往刚刚发生时，它的影响还是不大的，危害性也是比较小的。如果及时发现并加以劝阻，这些代理失范行为还是可以得到有效避免的。那么，这种发现和纠正机制是一种什么样的工作机制呢？从理论上来说，这种工作机制就是一种舆论督导机制①。建立舆论督导机制必须要注意以下三个问题。其一，舆论督导只是一种道德约束方式，只是一种劝诫性的柔性力量，并不具备法律惩治功能。督导者不能过度使用督导权力，干扰代理人的正常生活。其二，舆论督导只是一种不能成为他人打击报复代理人的途径，不能成为"打小报告"式的泄愤途径，更

---

① 注：所谓舆论督导机制，就是通过代理人身边的人群（包括亲戚朋友、乡里邻居和同事同僚等）对代理人的代理行为予以全面察解，并且对失范行为进行舆论督促、舆论建议或者舆论劝导来促使代理人规范其代理行为，以保护委托人的基本权利。

不能成为传播谣言、诋毁代理人的途径。其三，舆论督导只是一种应然性的公共责任，而不是一种必然性的道德或法律义务，因此不能用来对代理人的周围人群进行道德或法律绑架。

5.2 精神医学领域中的代理失范行为

5.2.1 精神医学领域代理失范行为的基本内涵

所谓精神医学领域中的代理失范行为，它指的是精神病人代理人在行使代理权过程中所实施的侵害精神病人身心权益的代理失范行为。精神医学领域中代理失范行为的发生率与社会发展状况之间存在着密切联系。社会经济、政治和文化的发展程度越高，精神病人、代理人和社会的经济发展水平越高，公民政治权利越广泛，社会道德文明程度越高，精神医学领域中的代理失范行为的发生率就越低。精神病人、代理人和社会的经济发展水平越低，公民政治权利越少，社会道德文明程度越低，精神医学领域中的代理失范行为的发生率就越高。

精神医学领域代理失范行为不是偶然产生的，它的形成有其必然性原因。这种必然性原因主要表现为两大方面。第一，社会方面的必然性原因。社会方面的必然性原因主要表现为代理人经济和精神压力过大。无论是现代还是古代，由于社会生产力发展的局限性，政府和社会机构难以承担精神病人的治疗、护理和管理等费用支出，精神病人的治疗、护理和管理责任以及费用主要由代理人（古代社会主要是亲属，西方一些国家曾经出现过收容院等社会机构）来承担。然而，由于精神疾病的特异性，精神病人的管理和治疗需要大量的金钱和精力投入。代理人需要承受治疗和看管精神病人所带来的巨大压力和痛苦。精神障碍造成严重的疾病负担，精神障碍的疾病负担已经引起各个国家和地区的高度重视。① 譬如，Möller-Leimkühler（库勒·拉姆库尔勒）等对 102 例慢性精神疾病家庭照顾者调查发现，64.4% 的家庭有经济负担，50.5% 的家庭日常生活受到影响，67.7% 的家庭生活质量受

---

① 翟金国，赵靖平，陈敏，等．精神障碍的疾病负担［J］．中国医药指南，2012，10（21）：60－63．

到影响，76% 家庭存在情感表达问题。① 因而，代理人毫无疑问会表现出对精神病人明显的厌烦感、拒斥感和敌意感。另外，我们必须注意的是，无论是在哪个历史时期，有一部分患者的近亲属与患者之间是存在利益冲突的。② 当这些负面情感和利益冲突积聚到一定程度时就会爆发，其结果就是辱骂、殴打甚至残杀精神病人，精神医学领域中的代理失范行为因而形成。

第二，历史方面的必然性原因。历史方面的必然性原因主要表现为历史为精神医学领域代理失范行为的存续提供了客观环境。在人类历史长河中，精神病人显露在世人面前的基本印象就是，缺乏人类社会应有的道德、规范和制度意识。更为严重的是，一些重型精神病人有时甚至缺乏维持人类社会得以持续的最为基本的思维意识——就生避死意识，他们对自身和他人的生死毫无关注。在古代社会，由于医学知识和医学技术的局限性，人们无法理解精神病人不知羞耻、伦常丧失、肆意伤害、生死无惧的行为，无法理解精神病人悲喜感、罪耻感和秩序感的缺失现象，把精神病人妖魔化、怪诞化或者神秘化，在日常生活中对精神病人表现出极端的歧视、排斥或敌意态度。文艺复兴时期，欧洲人为了把精神病人驱

逐出去，常常把他们交给水手，带上"愚人船"，在大海上四处漂荡。③实证医学到来之前，西方早已把疯子看作是被巫术、邪恶、魔鬼附身的人，在道德与宗教上被认定为有罪，是邪恶的、不洁的与谬误的。④ 由于历史的影响，即使在现代社会，在很多国家和地区，精神病人依然"被认为是有悖于理性、道德与社会秩序的异类，遭受着偏见、歧视、排斥与区隔化的对待"⑤。即使随着医学科学与人道主义的发展，精神疾病的成因与本质得到了澄清，以医疗为主要职能的精神病院的院舍管理模式日渐成形，但是污名

---

① Möller-Leimkühler A M，Wiesheu A. Caregiver Burden in Chronic Mental Illness：the Role of Patient and Caregiver Characteristics [J]. Eur Arch Psychiatry Clin Neurosci，2012，262（2）：157 – 166.

② 李易. 论保护性治疗中的知情同意代理制度 [J]. 医院院长论坛，2012，9（2）：55 – 59.

③ 徐岩，蔡文风. 医学人文视角下住院精神病人的康复困境分析 [J]. 广西民族大学学报（哲学社会科学版），2015，37（06）：81 – 85.

④ 徐岩，蔡文风. 医学人文视角下住院精神病人的康复困境分析 [J]. 广西民族大学学报（哲学社会科学版），2015，37（06）：81 – 85.

⑤ [法] 米歇尔. 福柯. 疯癫与文明 [M]. 刘北成，杨远婴，译. 北京：生活. 读书. 新知三联书店，2012：66 – 83.

化的刻板印象却遗留了下来。① 戈夫曼指出，污名具有从污名携带者向其近亲传播的趋势，"连带污名"使得家属在照料患者的过程中亦遭受耻辱而拒绝承担照顾者的角色或拒绝患者接受社区康复服务。② 因此，当代理人的侮辱、殴打甚至残杀精神病人的代理失范行为发生以后，在社会歧视、污名化等因素的影响下，人们要么视而不见，要么宽容理解，要么变相支持。这样，精神医学领域的代理失范行为就获得了得以存续的历史环境。

精神医学领域中代理失范行为主要由五大要素组建，分别是代理失范行为主体、代理失范行为客体、代理失范行为环境、代理失范行为手段和代理失范行为结果。第一，精神医学领域中的代理失范行为主体指的是具有认知能力、推理能力、意志决断能力和情感体验能力，能够把这些能力表达为行动并且实施一定程度的控制的精神病人代理人。第二，精神医学领域中的代理失范行为客体指的是失范行为目标指向，即代理失范行为的接受对象（精神病人）。虽然行为客体可以指向与行为主体完全相异的对象，同时也可以指向行为主体自身，但是在精神医学领域，行为客体只能是指向与行为主体（代理人）完全相异的对象（精神病人）。譬如，强制收治精神病人的行为客体绝大多数情况下是精神病人，有时也可能是正常人，但绝对不可能是代理人自身。第三，精神医学领域中代理失范行为的行为环境指的是代理失范行为主体与代理失范行为客体得以产生相互关系的社会环境，也可以指代理失范行为主体的失范行为得以产生的外在或内在刺激源的来源地（精神医学领域）。精神医学领域中代理失范行为的行为环境是指社会人文环境，包括精神医学代理同意的历史环境、精神医学代理同意的社会环境、精神医学代理同意的文化环境以及精神医学代理同意的心理环境等。精神医学领域中代理失范行为的行为环境因人文环境的改变而发生或大或小的改变。第四，精神医学领域中代理失范的行为手段指的是精神医学领域中代理失范行为主体与精神病人这一客体发生相互关系时所依赖的工具、方式、方法等。譬如，被精神病行为的行为手段就包括药物和约束工具、强制收治方

---

① 徐岩，蔡文风. 医学人文视角下住院精神病人的康复困境分析 [J]. 广西民族大学学报（哲学社会科学版），2015，37 (06)：81 – 85.

② ［美］戈夫曼. 污名：受损身份管理札记 [M]. 宋立宏，译. 北京：商务印书馆，2014.

式、与精神病医院勾结等方法等等。第五，精神医学领域中代理失范的行为结果指的是精神医学领域中代理失范的行为主体的行动作用于行为客体（精神病人）以后所表现出来的结果，也可以指行为精神医学领域中代理失范的主体行为的预想状态与实际状态之间的相符度。精神医学领域中代理失范的行为结果只有负性结果一种，指的是代理失范行为结果偏离或者完全符合代理失范行为主体需要但却违背行为主体所处的社会需求这种存在状态。

5.2.2 精神医学领域代理失范行为的多视角分型

5.2.2.1 外显与内隐：精神医学领域代理失范行为的心理学分型

根据行为心理学理论，精神医学领域中的代理失范行为也包括外显性代理失范行为和内隐性代理失范行为。精神医学领域外显性代理失范行为是能够被他人直观察觉到的违法违德活动，如辱打欺凌精神病人，非法拘禁或关押精神病人，以及强取豪夺精神病人财物，等等。精神医学领域内隐性代理失范行为指的是不能够被直接观察到但是能够通过间接的推理判断而感觉到代理人的心理活动，如代理获利意识、代理武断思维等。绝大多数情况下精神病人的代理人的外显性代理失范行为（如被精神病、拘押精神病人等）来推测代理人的内隐性代理失范行为（如获取晋升资本、获取非分利益、减轻社会损害等）。反之亦然，人们也可以通过精神医学领域的内隐性代理失范行为预测外显性代理失范行为，如通过某些管理精神医学领域事务的行政官员的热衷于攀附权贵的心理行为可以推知代理人必定会发生被精神病这种外显性代理失范行为。

5.2.2.2 卸责与获利：精神医学领域代理失范行为的目的论分型

根据行为目的论理论，精神医学领域中的代理失范行为包括卸责性代理失范行为和获利性代理失范行为。精神医学领域卸责性代理失范行为指的是精神病人代理人的直接目的是卸除自身应该承担的法律和道德责任而实施的代理失范行为。由于历史和现实原因，世界上绝大多数国家和地区（特别是落后国家和地区），精神病人的代理人几乎都是与该病人有着婚姻关系或血缘关系的法定代理人（如配偶、父母、子女等）。婚姻关系或血缘关系使得代理人对精神病人承担着不可推卸的义务。正是因为这种义务关系的存在，法定代理就成为了一种无偿性代理。也就是说，绝大多数精神病人代理人实施代理行为只能承担经济和精神负担却得不到经济上的报酬或回报。另外，精神疾病是一种难以治愈复发率极高的疾病，这种疾病一旦患上就是终身患病。作为精神病人的代理人所要承受的经济和精神压力不仅数量大而且时间长。因此，在长时间的经济和精神重压下，代理人往往会有意无意地产生一种卸除责任的强烈心理。当这种心理无法抑制时，辱骂驱赶、殴打伤害、关押囚禁等代理失范行为就随之发生。我们以如下案例进行说明。

案例 5 – 1

中国笼中人：数十万精神病人被关铁笼治疗

据报道，河北唐山市丰南区南孙庄乡深井村刘某是一名重症精神分裂患者，52 岁，被其父兄关在房间铁笼已经生活了 10 年。被关原因主要是因为刘某的攻击性非常强，经常伤人甚至杀人。房间玻璃窗被用报纸、破布糊起来，甚至没有阳光可以透入的缝隙。笼子由拇指粗的螺纹钢焊接而成，1.5 米高。病人在笼子无法站立，只能或坐或卧。刘某曾经被河北省第六人民医院的"解锁工程"救助，经过治疗后恢复部分社会功能被送回家。但回家后病情复发，刘某又一次被关进笼子里。①

通过上述案例可知，精神病人刘某患病已经 30 年有余，被关铁笼只是近 10 年来的事情。由于刘某病情严重，社会伤害性大，已经有伤人杀人前科在身。如果不对刘某实施强制关押，周围村民意见非常强烈。作为代理人的父兄（先是其父后是其兄）虽然已经尽力看管了 20 多年但效果较差。无奈之下，只能选择将其囚禁关押在铁笼中。尽管其间有关机构曾对刘某进行过治疗但未能持久。精神病人刘某被送回家后，病情又复发，代理人只能对其继续实施铁笼关押的代理失范行为。案例中代理人对精神病人所实施的代理失范行为，其目的本身不在于限制精神病人的人身自由，而在于减轻自身看管的责任，减轻自身的精神重压。显而易见，上述案例中代理人（父兄）

① 中国笼中人：数十万精神病人被关铁笼治疗 ［EB/OL］. (2013 – 7 – 11) ［2021 – 10 – 30］. http://roll.sohu.com/20130711/n381373582.shtml.

对精神病人刘某实施的关押囚禁行为目的在于卸除看管责任，属于典型的卸责型代理失范行为。

　　精神医学领域获利性代理失范行为指的是代理人意图获取精神病人的金钱财物等物质性利益的代理失范行为。精神医学领域获利性代理失范行为的形成原因与社会经济、政治以及文化等因素相关，但社会因素只是间接性的，直接因素还在于代理人本身。代理人自身的因素是精神医学领域获利性代理失范行为的主要原因。这些原因大致表现在以下几个方面。第一，代理人的道德意识淡薄。一些精神病人的代理人本身缺乏对道德原则、准则或者规范的了解，对自身违德获取精神病人利益的行为不以为然甚至觉得无可厚非，在实施过程中没有道德自责感。

　　因而，精神医学领域获利性代理失范行为随之形成并蔓延。譬如，一些经状况较差的代理人（如子女、近亲属等）为了尽量缩减精神病人的日常生活开支，不为精神病人换洗衣物，给精神病人吃残羹冷炙，把精神病人关进猪圈马厩等行为都属于获利性代理失范行为。第二，代理人的法律意识淡漠。一些精神病人的代理人自私自利思想较为严重，他们获得了精神病人的代理权以后，利用精神病人缺乏自我保护能力这一便利，想方设法通过种种手段侵占精神病人的财物。譬如，代理人为了侵占精神病人的财物殴打欺凌精神病人、把精神病人赶出家门任其流浪、把病情轻微的精神病人强制送往收容机构等都属于精神医学领域中的获利性代理失范行为。譬如，一部分亲属宁愿将自己的亲人尽量甚至永远禁锢在医院中，而不愿其康复出院，生活在一起。①

　　5.2.2.3　传统与现代：精神医学领域代理失范行为的历史演进论分型

　　根据历史演进论，精神医学领域中的代理失范行为还可以划分为传统型代理失范行为和现代型代理失范行为。这里有一点我们必须要明白，即传统型代理失范行为与现代型代理失范行为的区别不是由传统社会和现代社会的时间性来决定，而是由二者的历史性质来决定。也就是说，现代社会的现代性特征决定了精神医学领域中的代理失范行为的历史性质，凡是精神医学领

---

　　①　徐岩，温佩佩. 住院康复精神分裂症患者的权力状态与自我污名 ［J］. 北方民族大学学报（哲学社会科学版），2014（05）：108 – 111.

域中不具现代性特征的代理失范行为依然属于传统型代理失范行为。精神医学领域传统型代理失范行为指的是精神医学领域中自古以来就存在的目前还继续出现的代理失范行为。譬如，代理人殴打凌辱精神病人、强行锢锁拘禁精神病人、把精神病人赶出家门等行为自古以来就存在，在当前的社会中也较为常见，都属于精神医学领域中的传统型代理失范行为。精神医学领域现代型代理失范行为指的是古代社会未曾出现但现代社会中却广泛存在的代理失范行为。譬如，代理人未经具有一定程度知情同意能力的精神病人同意就强制其住院治疗、代理人轻率决定同意精神病人参与人体研究、代理人习惯性地阻止精神病人使用网络和通信工具等都属于现代型代理失范行为。传统型代理失范行为主要表现为对精神病人身体健康的侵害，具有较为明显的身心摧残性，现代型代理失范行为主要表现为对精神病人道德和法律权利的侵犯，身心摧残性不太明显。

从行为后果论层面来说，精神医学领域中代理失范行为包括违德性代理失范行为和违法性代理失范行为两种形态。精神医学领域中的违德性代理失范行为是指以后果表现为违背社会公认的道德原则准则、规范制度或风俗习惯的形态而显露在世人面前的代理失范行为。对于本书来说，该行为主要指违背精神医学领域知情同意原则侵害精神病人道德权利的代理失范行为。譬如，监护人歧视辱骂精神病人、对精神病人的冷热饱饿不管不顾、对精神病人流浪街头村尾不闻不问、不主动带送受到轻伤的精神病人正常就医等都属于违德性代理失范行为。由于精神医学领域中违德性代理失范行为较为隐蔽，直接后果不太严重，很难进入政府机构或法律部门的监管视野，旁人也只能发发议论或者委婉劝诫，因而难以受到强制性惩罚。精神医学领域的违法性代理失范行为主要指以后果表现为侵害精神病人法律权利的形态显露在世人面前的代理失范行为。① 譬如，监护人暴力殴打精神病人、强制关押精神病人、暴力驱赶精神病人致其流浪街头村尾、想方设法阻止精神病人正常就医、肆意侵占精神病人的财物等等都属于违法性代理失范行为。违法性代

---

① 法律一般对人类最起码的行为进行规定。道德既对最起码的人类行为进行规定，也对人类高层次的精神活动和社会行为进行规定。因而，二者在最起码的行为规定方面存在重叠性，存在一定程度的相似性。基于上述理由，本书一定程度上把法律作为最起码的道德规范来理解。

理失范行为一般来说易于发现，较容易进入政府机构或法律部门的监管视野，他人和社会也能够予以批评指责。

5.3　伦理视界中精神医学领域代理失范行为的异质性

5.3.1　精神医学领域代理失范行为的伦理阐释

5.3.1.1　道德形态：精神医学领域代理失范行为的根本存在形式

精神医学领域代理失范行为道德形态分析重要性的根本原因表现为道德形态是精神医学领域代理失范行为的根本存在形态。为何道德形态而不是其他形态能够成为精神医学领域代理失范行为的根本存在形态呢？主要表现为以下三个方面。

首先，道德性是"代理失范"语词的根本属性。这是道德形态之所以能够成为精神医学领域代理失范行为根本存在形态的逻辑前提。为何道德性是"代理失范"语词的根本属性呢？这是由代理失范的词源意义决定的。前文我们已经分析过代理失范的词源意义，即代理人的代理行为缺乏规范或违背规范。由于应用范围的日益拓展，代理失范的词源意义逐渐消隐了最初的"缺乏规范"层面的含义，"违背规范"层面的含义逐渐得以凸显并最终占据了代理失范当下的主要词义。在一般性语境中，人们对代理失范的理解几乎就是"违背规范"之意。因此，基于现实原因，本书对代理失范词义的理解就采取一般性语境表意，即"违背规范"。如：袁亚愚等认为，失范是指那些违反了各个社会为维持其希望的社会秩序而制定和推行的法律、制度、思想准则以及其他社会规范的思想与行为；[①] 宋超英认为，社会学对失范行为的判定，必须与社会规范联系起来，必须以社会规范为基础。[②]

依据"失范即违背规范"分析结果，我们就可以对代理失范的词性进行判断。一个词的词性分为三种，即褒义、中性和贬义。那么，代理失范的词性属于褒义、中性还是贬义呢？对这个问题的回答我们还需借助对"违背规范"这个词组的词性进行解构。"违背规范"是一个动宾词组，动词是

①　袁亚愚等. 社会学——历史·理论·办法 [M]. 成都：四川大学出版社，1992：275.

②　宋超英，曹孟勤. 社会学原理 [M]. 北京：警官教育出版社，1991：305－306.

"违背"，宾词是"规范"。所谓规范，它的意思就是对人类行为或现象进行约束或限制以利于人类生存秩序顺利展开的规矩或范式。"利于人类生存秩序顺利展开"的规矩或范式，其设置目的毫无疑问不可能是损害人类利益，而应该是对人类利益的保护。以此类推，"违背规范"的基本含义就是违反或背离保护人类利益的规矩或范式。按照等量代换原因，代理失范的基本含义就可以解读为违反或背离保护人类利益的规矩或范式。至此，我们就完全可以得出结论：代理失范的词性是贬义性的。当然这里还有一个问题悬而未决，即代理失范的贬义词性是关乎人类所追求的三种终极境界——真善美的哪一层面呢？从上文对规范设置目的是维护人类利益的分析结果可以确定，代理失范本质上既不关涉真假问题，也不关涉美丑问题，而是关涉善恶问题，因为利益与善恶息息相关，真和美的关联性甚是遥远。弗兰克纳认为："在其他一些判断中，我们所谈的不是关于行为或某类行为，而是关于人、动机、意向、品格特点，等等，我们说，它们是道德上善的、恶的、有道德的、不道德的、有责任的、应受谴责的、圣洁的、卑鄙的，等等。"[1] 根据代理失范与真假美丑的远关涉性以及弗兰克纳关于道德判断与动机善恶的紧密关涉，以及"将善恶评价与道德评价相提并论、不加区别是人们习惯的做法"[2]。我们可以断言，代理失范从根本上来说是一个道德语词或道德概念，代理失范的词性从根本上来说就是道德性，因为道德的核心内容和根本任务就是对人类行为或现象进行善恶评价。据此我们可以确定，道德形态作为精神医学领域代理失范行为根本存在形态的逻辑前提是成立的。

其次，代理失范行为是道德的终极研究对象之一。这是道德形态之所以能够成为精神医学领域代理失范行为根本存在形态的逻辑前提。为何道德性是"代理失范"语词的根本属性呢？这是由代理失范行为的内在含义决定的。虽然我们已然知晓代理失范的根本词性是道德性，但是据此并不能断定代理失范行为的根本存在状态是道德形态还是其他形态。因为代理失范行为与代理失范之间存在较大差别，行为这个词本身属于中性词，它的词性无关

---

① ［美］威廉·K. 弗兰克纳. 善的求索——道德哲学导论［M］. 沈阳：辽宁人民出版社，1987：19 - 20.

② 倪愫襄. 论善恶评价的性质［J］. 社会科学辑刊，2002（01）：27 - 32.

褒贬。即使我们做出了"道德性代理失范的根本词性"的分析结论，也还是不能确定道德形态确然就是代理失范行为的根本存在形态。那么要如何才能确定道德形态是代理失范行为的根本存在形态呢？对这个问题的回答又必须回到道德研究对象与行为之间的关联性。根据伦理学理论，道德研究对象不外乎两种，即人类行为和社会现象。由于社会现象是由一系列存在内在联系的人类行为所呈现出来的经验形象，所以从本质上来说社会现象就是人类行为的显像。上述分析结果表明，道德研究对象的终极落脚点必然是人类行为。据此可以确定无疑地推知，代理失范行为是道德研究的终极对象之一，只不过这种对象是一种道德属性违背人类利益诉求的负面性行为。

最后，道德形态是精神医学领域代理失范行为的根本存在形态。道德形态是规范人类行为的道德原则或准则在各种历史时期、民族种族、国家地区或者学科领域所表现出来的存在状态。由于经济决定道德，在一定的经济基础之上，只能产生与之相适应的道德形态，而不可能在全局范围内形成比之更高的道德形态。① 因此，不同历史时期、国家民族或者学科领域，规范人类行为的道德都会展露出不同的形态。譬如，在人类历史发展的过程中，人类行为的道德形态随着社会性质的发展演变而表现出原始社会性质、封建社会性质、资本主义性质和社会主义性质等不同的形式；在不同的民族地区，人类行为的道德形态可以表现为欧美形态、中东形态、非洲形态或中国形态等；人类行为在不同的学科之中，道德形态可以表现为心理学形态、社会学形态、管理学形态以及伦理学形态等；伦理学理论本身也分出多种形式或形态，如苏格拉底的伦理学即是一种目的论形式的道德理论形态，斯多葛主义伦理学是一种自然法形式的道德理论形态，而康德主义和存在主义的伦理学则是一种义务论形式的和责任论形式的道德理论形态。② 上述分析表明，精神医学领域代理失范行为作为人类行为，完全具有以道德形态展露在世人面前的必然性。那么，道德形态为什么能够成为精神医学领域代理失范行为的根本存在形态呢？联系上文"道德性是'代理失范'语词的根本属性"和

---

① 王小英，王占阳. 试论社会主义初级阶段的道德形态 [J]. 长白学刊，1987（06）：16 - 20.

② 范志均. 存在主义道德形态 [J]. 东南大学学报（哲学社会科学版），2016，18（01）：18 - 24 + 143.

"代理失范行为是道德的终极研究对象之一"的分析结果，我们可以这样初步推论：第一，道德性精神医学领域代理失范行为的根本属性；第二，精神医学领域代理失范行为是道德的终极研究对象。第三，精神医学领域代理失范行为必然会以道德形态展露。把上述三个推论综合起来分析，最终结论就是：作为道德的终极研究对象之一的根本属性，道德性的精神医学领域代理失范行为必然会表现出道德形态。换句话说就是，代理失范行为的根本属性是道德性决定了道德形态必然是精神医学领域代理失范行为的根本存在形态。因此，既然道德形态必然是精神医学领域代理失范行为的根本存在形态，那么，对精神医学领域代理失范行为进行道德分析就显得十分重要。

5.3.1.2 道义违背性：精神医学领域代理失范行为的根本属性

精神医学领域代理失范行为道德分析重要性的第二大原因是，道义违背性是精神医学领域代理失范行为的根本属性。精神医学领域代理失范行为作为人类行为必然会接受社会道德的评价。从上文关于"代理失范"和"代理失范行为"的词源意义分析可知：精神医学领域代理失范行为是一种违背社会基本道德原则、准则或规范的行为；人们对精神医学领域代理失范行为的道德评价是一种否定性的评价。然而，当人们面对作为概念的尚未变为现实行动的精神医学领域代理失范行为时，为何就先入为主地对其做了否定性的道德判断呢？这种道德判断的理论依据是什么？这个问题的回答对于"精神医学领域代理失范行为道德分析重要性"的原因探讨具有重要意义。那么，精神医学领域代理失范行为否定性道德评价的理论依据是什么呢？这个理论依据就是精神医学领域代理失范行为违背了人类行为目的的道义性。正是因为精神医学领域代理失范行为违背了人类行为目的的根本属性——道义性，人们才会对概念性的"精神医学领域代理失范行为"做出否定性的道德判断。由于道义的词性相当抽象，为了使人们易于理解精神医学领域代理失范行为的根本——道义违背性，我们必须把道义以一种让人们可以直观体验或感受的形象显现出来。道义来源于希腊文"deontic"，即"义务"和"应该"等含义①。它指的是使得人类社会得以健康发展的善良本心或强烈的责任感。以道义为中心所建构起来的理论叫作道义论。道义论，也译为

---

① 陈锐. 20 世纪国外道义逻辑研究进展 [J]. 哲学动态，2001（02）：20 – 24.

"务本论""义务论",是指以责任和义务为行为依据的道德哲学理论的统称。① 西方现代伦理学理论认为,道义论指人的行为必须遵照某种道德原则或按照某种正当性去行为的道德理论。道义论坚持"人们的行为或行为准则的正当性并不由行为的后果(功利后果)来决定,而是由它自身固有的特点和内在价值决定的"②。然而,在上述解释中,道义的真正含义还是蔽而不明,因为"道德原则"和"正当性"等概念没有为人们提供清晰具体的可体验意象。那么,"道德原则"和"正当性"到底是指何物呢? 对二者理解我们可以参考《说文解字》对"道"和"义"根本意义的解读。古语云:"道者,所行道也,一达谓之道。"③"义者,己之威仪也。"④ 把道和义的初始意义综合起来,道义可以理解为使人们自身能够极其顺利地行走在人生道路上所必需的权威而严肃仪态。从道德理论来讲,人们权威而严肃的仪态来源于对"道德原则"和"正当性"的遵循。从心理学理论来讲,人们权威而严肃的仪态则是来源于人类的善良本心或强烈的责任感。因此,道义的可体验意象基本上就是人类的善良本心或强烈的责任感。据此可知,人类行为目的的道义性是人类善良本心或强烈责任感在行为上体现出来的根本属性。正因为道义的这种根本属性,人们才会对概念性的"精神医学领域代理失范行为"做出否定性的道德判断。

我们已然知晓,精神医学领域设置尊重、知情同意以及代理同意等道德原则,目的在于保护和提高精神病人的生存权利、生命健康和生存质量。譬如,1989 年在埃及召开的庆祝世界心理卫生联合会成立 40 周年大会上发布的《卢克尔索宣言》规定,给精神病患者实施的治疗应该是给病人而不是家庭、社区、专业人员或国家带来最大利益。⑤ 然而,对于"尊重、知情同意以及代理同意等道德原则"的设置目的的了然于胸并不意味着对其原因了然于胸,或者说人们虽然明白"精神医学领域道德原则的设置初衷"但

---

① 肖凤良. 功利主义与道义论的对立与统一——兼论转型时期中国社会的道德重建 [J]. 湖南社会科学,2013 (03):36 – 39.

② 张华夏. 现代科学与伦理世界 [M]. 长沙:湖南教育出版社,1999:109.

③ 参见许慎《说文解字》。

④ 参见许慎《说文解字》。

⑤ 胡晓,沈春明,刘鹏飞. 精神障碍诊疗实行自愿原则的伦理辩护 [J]. 医学与哲学 (A),2014,35 (02):21 – 23.

却并不明白"精神医学领域道德原则设置初衷的原动力"。那么，精神医学领域道德原则设置初衷的原动力是什么呢？这种原动力就是人类自身的道义感，即人类自身先在地就具有的"人之为人"的善良本心或对"人"特别是"弱势人"的强烈责任感。正是人类自身先在地就具有的由"人之为人"的善良本心或对"人"特别是"弱势人"的强烈责任感等构建的道义感赋予了精神医学领域代理行为的正当性。依据上文对道义内涵的分析，精神医学领域代理失范行为显而易见丧失了精神医学领域代理行为的正当性，失去了人类行为的根本属性——道义性。

5.3.1.3　道德权益侵害：精神医学领域代理失范行为的主要后果

精神医学领域代理失范行为道德分析重要性的第二大原因是，道德权益侵害性是精神医学领域代理失范行为的主要后果。精神医学领域代理失范行为作为一种可以接受道德原则和道德正当性评价的行为，必然会接受道德理论的剖析。对于行为进行道德剖析理论的主要包括两大类，即道义论和后果论（亦称之为效果论）。道义论强调运动和行为的合目的性，即一切生命和运动都是由于某个目的而进行。① 从伦理学角度考察，道义论是一种坚持根据行为主体实施行为的主观愿望确定行为本身道德性的道德理论。该理论认为，"善良的动机"或"善良意志下的道德律令"是判断行为善恶的标准，动机而不是效果决定了行为的善恶。或者说该理论坚持：人们行为或活动的道德性质和意义，最基本的不在于其所达成的目的（或者其所体现的内在价值），而首先在于它所具有的伦理正当性。② 由于上文已经分析过精神医学领域代理失范行为的根本属性是道义违背性，因而此处不再从动机论的角度享重复讨论精神医学领域代理失范行为道德分析的重要性。后果论是 G. E. M. Anscombe（伊莉莎白·安斯康姆）在批判密尔和西季威克理论中存在的错误倾向时独创的一个词，后来泛指主张行为的结果是判断行为是否正

① 张梅艳. 论目的论思想的发展、批判与超越——从亚里士多德、黑格尔到马克思 [J]. 鸡西大学学报，2015，15（12）：25-28.
② 万俊人. 论道德目的论与伦理道义论 [J]. 学术月刊，2003（01）：75-84.

当、是否道德的最终标准的理论。① 它是一种坚持根据行为后果确定行为本身道德性的道德理论，道德的根本意义是对人的行为本身的道德价值评价，而一行为善恶好坏的性质和程度，最终取决于该行为所产生的实际结果。② 该理论认为，"好的行为结果"或者"利益最大化结果"是判断行为善恶的标准，后果而不是动机决定了行为的善恶。尽管动机和后果都是评价精神医学领域代理失范行为的理论依据，但是由于精神医学领域代理失范行为的根本道德属性分析已经表明，不管该行为的动机如何，人们最为关注的还是该行为的实际后果（对精神病人身心健康和生存权益的影响和侵害）。

从实际后果的角度来审视代理失范行为，该行为的主要后果包括历史层面的负面性影响、社会层面的负面性影响、管理层面的负面影响、心理层面的负面性影响和道德层面的负面性影响。那么，精神医学领域中的代理失范行为是否存在道德层面的负面性影响或者后果呢？答案是肯定的。根据前文对精神医学领域中的代理失范行为主要类型的分析，我们已经清楚地知晓：精神医学领域中的代理失范行为的行为心理学类型包括外显性代理失范行为和内隐性代理失范行为，行为目的论类型包括卸责性代理失范行为还是获利性代理失范行为，历史演进性质论类型包括传统型代理失范行为和现代型代理失范行为，行为后果论类型包括违德性代理失范行为和违法性代理失范行为等。不管是外显性代理失范行为还是内隐性代理失范行为，不管是卸责性代理失范行为和获利性代理失范行为，不管是传统型代理失范行为还是现代型代理失范行为，不管是违德性代理失范行为还是违法性代理失范行为，它们的后果都存在一个共同点，即对精神病人尊严和自由侵害。众所周知，尊严和自由是人之为人最为核心的象征，是人之为人最为根本的道德权益。因此，显而易见，道德权益侵害性也是精神医学领域代理失范行为的主要后果。只不过是外显性代理失范行为、获利性代理失范行为、传统型代理失范行为、违法性代理失范行为对精神病人尊严和自由的侵害性后果较为明显易于发现，而内隐性代理失范行为、卸责性代理失范行为、现代型代理失范行

① 龙倩. 试析康德伦理学的后果论特征［J］. 北华大学学报（社会科学版），2015，16（03）：109－112.

② 万俊人. 论道德目的论与伦理道义论［J］. 学术月刊，2003（01）：75－84.

为和违德性代理失范行为对精神病人尊严和自由的侵害性后果比较隐蔽难于发觉而已。

5.3.2 道义论视角下精神医学领域代理失范行为的异质性

5.3.2.1 道德权利侵害性

道德权利侵害性代理失范行为指精神病人代理人违背社会共识性伦理原则、准则或规范，或者说代理失范行为违背精神医学领域中的代理同意原则与知情同意原则的基本规定，违背充分告知、充分知情、充分理解与自由同意等伦理诉求的行为。譬如，拒绝精神科医生对精神病人的病情、治疗方案以及愈后等信息告知，嫌弃精神科医生所告知的信息太多太杂只愿意知其一二，对精神科医生所告知的信息停留在一知半解的层面不愿深入理解，在利益诱导或困难压力面前选同意精神病人强制治疗或者放弃治疗，等等，上述行为都带有明显的道德权利侵害性特征。道德权利侵害性是对精神医学领域代理失范行为的否定性道德评价。如果没有道德权利侵害性，精神医学领域代理失范行为就不可能违背道德原则、准则或规范。因而，道德权利侵害性是判断精神医学领域代理行为是否违背道德原则、准则或规范（以下简称为违德）的首要构件。不过，判断精神医学领域中的代理失范行为是否具有道德权利侵害性不存在一个完全理想化的标准，因为道德权利侵害性这种性质本身还具有历史性、民族性或地域性等特异性。不同的历史时期、不同的民族群体、不同的地域地区，精神病人所拥有的道德权利不同，精神病人的代理人所拥有的代理权限也不同。譬如，我国不同历史时期，代理人的道德权限就不同。我国清朝的律法曾规定精神病人的代理人可以对精神病人进行拘押锁锢，也就说法律赋予了代理人剥夺精神病人自由权利的权力，也就是说代理人拘押精神病人是符合当时的道德规范的。这一点可以从清政府乾隆三十二年（1767）对精神病人的管束法律推断出来。清朝的"报官锁锢"律明文规定："疯病之人，如家有严密房屋可以锁锢的，亲属可以管束，及妇人患疯者，俱报官交与亲属看守，令地方官亲发锁铐，严行封锁。"而在我国目前情况下，代理人对精神病人进行拘押锁锢则是完全违背知情同意原则，不符合当前的道德规范的。按照推定同意原则，精神病人本人在知情同意能力未受损害的情况下是绝对不会同意代理人施加于自身的拘押锁锢行为的。

从道德权利侵害性特征来分析，精神医学领域代理失范行为可以分为主动性道德权利侵害行为和被动性道德权利侵害行为。主动性道德权利侵害行为指的是代理人在知晓自身行为已然违背精神医学领域中的道德原则、准则或规范的情况下还继续实施侵害精神病人道德权利的行为。我们以如下精神病人离婚案例进行说明：

案例 5 - 2

精神病离婚案例（一）

原告王某（女）和被告郑某（男）1996 年登记结婚。婚后夫妻感情尚好。2001 年初被告精神出现异常，经检查确诊为精神病且经治疗却无明显好转。被告 2005 年病情恶化多次致伤他人，原告此后很少照料被告。同年，原告向法院提起离婚诉讼被判决予以驳回。2006 年原告再次起诉请求判决离婚。审判法院审理准予离婚。①

由上述案例的具体案情可知，原告作为被告（精神病人）的代理人在被告患精神病后提出离婚，其行为并不违法。但是，从道德角度分析，原告作为被告的代理人，在委托人（被告）并不具备知情同意能力的情况下提出放弃代理权，主动卸除护理照顾职责，显而易见属于主动性道德权利侵害行为。尽管原告的主动起诉离婚行为并不违法，但却因其未尽到作为原告代理人期间所应尽的照护义务，因而不能卸除作为代理人的原告的道德责任，不能消解原告对被告道德权利的侵害性。被动性道德权益侵害行为指的是代理人在未曾知晓自身行为已然违背精神医学领域中的道德原则、准则或规范的情况下所实施侵害精神病人道德权利的行为。我们以如下精神病人离婚案例进行说明：

---

① 精神病离婚案例 4 篇 [EB/OL]. （2016 - 12 - 25） [2021 - 11 - 02]. http://www.360doc.com/content/16/1225/11/19158189_ 617483088. shtml.

案例 5 - 3

精神病离婚案例（二）

据报道，林某和王某 1991 年登记结婚且婚后感情很好。1998 年王某患急性化脓性阑尾炎，进行手术时出现医疗技术事故变成植物人。照顾 5 年后林某起诉离婚并表示离婚后王可住其家。2003 年，儋州法院认为原告起诉离婚行为符合社会公德，准予离婚。①

由上述案例的具体案情可知，原告作为被告（精神病人）的代理人，对处于植物人状态的被告照护 5 年后提出离婚，其行为并不违法也不主动违德。从更深层次的道德维度来思考，原告作为被告的代理人期间尽到了照护义务，出于客观原因不得不卸除护理照顾职责，其起诉离婚的行为不管从法律还是道德的层面都是可以理解的。但是，如果从纯粹的道德理论维度来讲还是对被告精神病人的道德权利具有一定程度的侵害性。这种侵害性主要表现为对精神病人为最初的制度性和习俗性委托代理这一信任的背弃，属于被动性道德权利侵害行为。不过，相对于主动性道德权利侵害行为来说，被动性道德权利侵害行为的违德情节要轻微得多。在绝大多数情况下，被动性道德权利侵害行为可以得到社会舆论、社会习俗和自身心理的原谅或谅解，有些情况甚至可以享有道德免责的权利。

5.3.2.2 法律权利侵害性

精神医学领域中代理失范行为的法律权利侵害性特征指的是代理失范行为侵害了法律赋予精神病人的系列权益，如政治权利、人身权利、财产权利、社会经济权利、文化权利以及特定权利等。譬如，剥夺精神病人的一般性权利（如拒绝代理精神病人行使选举权，强行剥夺精神病人的人身自由权，剥夺精神病人的继承权的生命健康权、财产权、休息权、受教育权、研究创作权、劳动权、起诉权、知情同意权）和任何精神病人享有的特定权利（一定社会责任免除权）等行为都带有明显的法律权利侵害性特征。法

---

① 精神病离婚案例 4 篇［EB/OL］.（2016 - 12 - 25）［2021 - 11 - 02］. http://www.360doc.com/content/16/1225/11/19158189_ 617483088. shtml.

律权利侵害性是对精神医学领域代理失范行为的否定性法律评价。如果没有法律权利侵害性，精神医学领域代理失范行为就不可能违法。因而，法律权利侵害性是判断精神医学领域代理行为是否违法的首要依据，或者说是违法性代理失范行为得以成立的首要构件。与违德性代理失范行为一样，判断精神医学领域中的代理失范行为是否具有法律权利侵害性不存在一个世界通用的理想化标准，因为法律权利侵害性这种性质本身也具有历史性、民族性或地域性等特异性。不同的历史时期、不同的民族群体、不同的地域地区，精神病人所拥有的法律权利不同，精神病人代理人所拥有的法定代理权限也不同。譬如，我国不同历史时期代理人的法律权限也不同。当前时期的法律就不允许代理人对精神病人实施拘押锁锢行为。如果代理人一定要拘押锁锢精神病人，那么该行为就是违法行为。清朝律法对精神病人实施"报官锁锢制"，允许代理人对精神病人进行拘押锁锢。由此可知，在清代律法一体化的时代背景下，拘押锁锢精神病人的行为既不违德也不违法。

依据法律权利侵害性特征，我们也可以把精神医学领域中的违法性代理失范行为分为主动性法律权利侵害行为和被动性法律权利侵害行为。主动性法律权利侵害行为指的是代理人在知晓自身行为已然违背精神医学领域中的法律制度的情况下还继续实施侵害精神病人法律权利的行为。这里要指出的是，法律权利既包括法律赋予精神病人的法律权利，同时也包括精神病人的身心利益（即精神病人得以生存所必需的物质和精神利益）。我们以如下侵害精神病人财产案例分别进行分析：

案例 5 – 4

侵害精神病人财产权益

张家小弟患有精神疾病，父母过世后，兄弟几个商议由兄长张某某作为小弟的监护人。张某某自获得小弟监护资格后，擅自将小弟房屋出租牟利。法院要求出示房租收入支出、小弟医疗生活费用明细表，张某某未能出示。经调查，小弟的工资卡交由精神病医院管理，其数额完全能够支付其医疗和生活费用。最终，法院判决剥夺张某某的监护人资格，张家小弟的监护人变更为其他兄弟。①

由上述案例的具体案情可知：第一，张某某作为小弟（精神病人）的代理人，在未经精神病人法院同意的情况下擅自出租委托人房屋并把房租据为己有，其行为已经侵犯了精神病人的财产权，带有明显的法律权利侵害性特征。第二，其他兄弟提出意见后张某某不愿返还房租给小弟，即使在法院干预的情况下他也是极力掩盖非法侵占事实。这就说明，张某某的行为系违法性代理失范行为中的主动性法律权利侵害行为。在上述案例中，代理人张某某的代理失范行为主要是对精神病人的财产权利单一维度的权益造成侵害，但尚未对精神病人的身心健康造成明显损害。因此，这种主动性法律权利侵害行为并未完全显现出违法性代理失范行为的法律权利侵害性特征。最能表现法律权利侵害性特征的违法性代理失范行为应该是主动性法律权利侵害行为中的既侵害精神病人的法律权利又侵害精神病人身心健康的行为。我们以如下案例进行说明。

案例 5 - 5

小伙子患有精神病，被父母用铁链子拴了整整 20 年

据报道，吉林省长岭县偏僻山村的一男子，由于小时候摔伤头部导致精神出了问题。由于其父母要下地干活，不得已用铁链子把他拴在破旧屋子里达 20 年之久。不拴着他就自己往外跑，看见人就打。男子 20 年来吃喝拉撒都在屋里，屋里臭气熏天，用猪窝形容一点不为过。尤为严重的是，男子的腿由于常年被铁链子拴着，已经伤痕累累。如今已受到社会好心人的帮助，拴在儿子脚上 20 年的铁链终于被打开了。②

在上述案例中我们可以看出，精神病人的父母亲因为害怕他外出伤害他

---

① 扬晚. 侵害精神病人财产权益 [EB/OL]. (2015 - 04 - 09) [2021 - 11 - 02]. https：//www. 163. com/news/article/AMONJS6K00014Q4P. html.

② 小伙子患有精神病，被父母用铁链子拴了整整 20 年 [EB/OL]. (2013 - 07 - 15) [2021 - 10 - 30]. https：//www. 163. com/dy/article/E19PCEHT0522O91O. html.

人，把他用铁链锁在屋子里一直锁了 20 年。不仅侵害了精神病人的人身自由权，而且也侵害了精神病人的身心健康。这种主动性违法性代理失范行为就呈现出明显的法律权利侵害性。当然，作为精神病人代理人的父母亲，其主动性违法性代理失范行为的发生有其客观原因，存在下文所要讨论的被动性法律权利侵害特征，但是不管存在何种理由都不能否定该行为的法律权利侵害性的主动性特征。

被动性法律权利侵害行为指的是代理人在未曾知晓自身行为已然违背法律制度的情况下所实施的侵害精神病人法律权利的代理失范行为。我们以如下案例进行说明：

案例 5 – 6

精神病人无钱就医盼救助

据报道，鸥汀街道鸥下居委居民黄建理长期患有间歇性精神病，病情每年不时发作，无法正常参加工作，家庭十分困苦，靠着低保救助金维持生活。黄建理妻子在他犯病后带着孩子离家出走，只剩下他一人孤苦伶仃生活。其妻离家出走后，黄建理的日常生活由其哥嫂照顾。但哥嫂一家经济一般，只能帮他送饭避免他挨饿，无力支撑其求医治病。蓝天义工将黄建理列为帮扶对象已有五六年时间。每月定期送去大米、食用油等救助物资。但面对高昂的医治费用也是爱莫能助。①

由上述案例的具体情况可知：第一，间歇性精神病人黄某的代理人（哥嫂）的行为属于精神医学领域中的违法性代理失范行为。尽管代理人有种种理由来解释未曾帮助精神病人求医问药任其病情恶化的原因，也还是不能证明他们的行为就不是违法行为。第二，代理人（哥嫂）的家境情况不算宽裕，无力支付委托人间歇性精神病人黄某的医药费用。代理人没有带其求医问药的行为实属不得已而为之之举，主观上并无侵害精神病人法律权利

---

① 林彦恂，曾春乐，林瑶瑶. 精神病人无钱就医盼救助［EB/OL］.（2012 – 07 – 11）［2021 – 10 – 29］. http：//roll. sohu. com/20120711/n347872214. shtml.

的意图。与此同时,代理人已经照护间歇性精神病人黄某有五六年之久。这种行为也足以表明代理人已经在能力范围内履行了代理人一定程度的法定职责。因此代理人(哥嫂)的行为系精神医学领域代理失范行为中的被动性法律权利侵害行为。相对于主动性法律权利侵害行为来说,被动性法律权利侵害行为的情节要轻微得多。在绝大多数情况下,被动性法律权利侵害行为可以得到法院、社会和公众的谅解,可以免于法律处罚。

5.3.2.3 道德惩戒顶格性

道德惩戒顶格性指的是精神医学领域代理失范行为后果形成以后,社会对该行为进行道德惩戒最为严格的状态。精神医学领域代理失范行为后果出现后,人们就会对其进行道德惩戒。精神医学领域代理失范行为的道德惩戒顶格性包括两层含义。第一,代理失范行为应该受到道德惩罚。也就是说,只要有代理失范行为发生,精神医学领域中的伦理原则、准则或规范就应该对该行为做出惩罚性回应。要么给予道德批评,要么给予道德谴责,要么进行道德劝戒。例如,案例3中女精神病人的代理人(家人)放任她四处流浪而不管不顾的代理失范行为就应该受到社会舆论的指责,相关部门就应该对其进行惩戒性的教育,要么规劝他们领回女精神病人,要么在进行教育学习后把女精神病人送回代理人身边要求其履行代理职责。第二,代理失范行为应该受到较其他领域代理失范行为更为严肃的道德惩戒。因为精神医学领域中代理人所代理的对象存在自知力受损、知情同意能力缺失问题,而且绝大多数情况下委托人缺乏事后追诉能力,是最为弱势的群体之一。我们以同属于弱势群体的精神病人、小孩、残疾人或者其他疾病的病人为例进行说明。如果儿童的代理人存在代理失范行为,等该儿童成年以后还可以进行事后追诉。如果残疾人的代理人存在代理失范行为,他或她自身完全可以同时追诉,也可以事后追诉。如果其他疾病病人的代理人存在代理失范行为,这些病人完全可以等疾病痊愈后进行事后追诉。然而,精神病人却不同。由于其疾病特异性,很多精神病人终其一生都缺乏事后追诉能力。甚至有些精神病人一生都需要代理人,根本上谈不上追诉。因此,为了在真正意义上确保精神病人的道德权益、身心健康得到有效保护,道德惩戒顶格性在代理失范行为的所有特征中就显得格外重要。

道德惩戒顶格性并不是道德权利侵害性和身心利益侵害性的消极伦理后

果，它对于精神医学领域代理失范行为的伦理判定非常关键。道德惩戒顶格性是精神医学领域代理失范行为的特征之一，它表明社会对于代理失范行为的伦理态度，是代理失范行为后果形成的重要构件。如果缺乏道德惩戒顶格性，精神医学领域代理失范行为既难以定义为代理失范行为，也难以与其他领域的代理失范行为区别开来。在伦理理论层面上，道德惩戒顶格性对于群体和社会将精神医学领域中的何种行为规定为代理失范行为具有指导作用。精神医学领域中某种代理失范行为，只有当社会认为需要进行道德层面批评指责或惩罚劝诫时，才会在道德上将其定性为违德行为，才能对这种代理失范行为给予否定性道德评价。在社会实践层面上，道德惩戒顶格性对于司法机关区分精神医学领域代理失范行为边界规制也具有一定程度的指导意义。如果司法机关认为，精神医学领域中的某种社会机构难以认定是否违法的代理失范行为只是具有道德惩戒顶格性特征，尚不具备应受法律惩治性特征，那么这种失范行为就只是违德性代理失范行为。如果司法机关认定精神医学领域中的某种社会机构难以认定是否违法的代理失范行为已经超过道德惩戒顶格性特征所能界定的范围，那么就应该考虑其是否属于违法性代理失范行为。①

5.3.3 后果论视角下精神医学领域代理失范行为的异质性

5.3.3.1 身心利益侵害性

身心利益侵害性是指精神医学领域代理失范行为对精神病人身体和精神健康的实质性和可能性侵害。道德权利侵害性主要表现的是精神医学领域代理失范行为对精神病人所拥有道德权利的侵害。这种侵害后果停留在形式层面，其本身并不会对精神病人造成直接的身心损伤。如果仅仅是这一方面的损害，精神医学领域代理失范行为的道德权利侵害性后果只是一种外围性的对道德规范、准则或原则的违背，对于精神病人的实质利益来说是无足轻重的。因此，深藏于道德权利侵害性后果背后的实质性侵害应该是对精神病人

---

① 注：有一点要进行特别说明，即精神医学领域中的违德性代理失范行为虽然具有道德惩戒顶格性特征，但是这一点与该行为是否实际受到道德顶格性惩戒是存在区别的。也就是说精神医学领域中的某些违德性代理失范行为虽然具有道德惩戒顶格性特征，但不一定受到道德的顶格惩戒，也许是轻微批评，也许是免于惩戒。

核心利益——身体或精神维度的侵害。

精神医学领域代理失范行为对精神病人身体健康的侵害后果主要是指身体以及支持身体得以健康运行的物质财产的侵害。精神医学领域代理失范行为对精神病人精神健康的侵害后果主要是指对精神病人得以成为"社会人"所必须拥有的使精神病人知情同意权利得以成为可能的人格尊严和人身自由的侵害。譬如，辱骂歧视精神病人的行为、情节轻微的殴打精神病人行为、放任精神病人四处流浪的行为、不为精神病人提供基本的衣食住行环境的行为以及对精神病人的疾病治疗不管不顾的行为等都属于身心利益侵害。我们以如下案例进行说明。

案例 5-7

惠安一流浪女桥下生娃追踪，女婴暂时安置于孤儿院

据报道，2012 年 7 月 30 日，一位流浪女精神病患者在惠安县辋川镇一公路桥下自行生产了一名女婴。在群众帮助下女婴得到治疗并送往惠安县孤儿院。流浪女精神病患者在生产女婴后短暂失踪，再次出现时逢人就要她的孩子。①

从上述案例的具体案情可知，家人作为代理人对精神病人流浪街头的行为不管不顾，对精神病人本人造成明显的身体损伤，而且非常严重。虽然，代理人对精神病人四处流浪而不管不顾的代理失范行为并不是直接导致精神病人异常怀孕并生育小孩的直接原因，但是却是基本诱因。因而，代理人的行为后果带有明显的精神医学领域代理失范行为的身心利益侵害性特征。

当然，也许有人会提出不同意见，认为如果没有对精神病人的身体健康造成明显损害，放任精神病人四处流浪的行为就不是代理失范行为，就不具备代理失范行为后果的身心利益侵害性特征。这种观点似乎有一定道理，但是实质上是错误的。因为放任精神病人四处流浪的行为即使没有对其造成实

---

① 黄雅珊. 惠安一流浪女桥下生娃追踪，女婴暂时安置于孤儿院 [EB/OL]. (2012 - 08 - 14) [2021 - 10 - 29]. http://qz.fjsen.com/2012 - 08/14/content_ 9092977. htm.

际伤害，但潜在的伤害风险无所不在。身心利益侵害表现为实际性侵害和可能性危险两种形式。在精神医学领域，实际性侵害是指代理失范行为后果对精神病人造成的现实伤害。例如案例 5-7 中的代理人放任女性精神病人四处流浪导致其怀孕的代理失范行为所造成的对精神病人身体的事实性伤害。可能性危险是指精神医学领域中的行为后果对精神病人具有侵害的可能性，导致精神病人时时刻刻面临遭受伤害的危险。虽然精神病人尚未遭受现实性的伤害，但凭借大众经验和统计概率可以判断，该病人处于遭受侵害的危险之中。因此，尽管有些代理失范行为尚未对精神病人造成实质性或现实性伤害，但是依然不能否定代理失范行为后果的身心利益侵害性特征。

5.3.3.2 侵害行为二次伤害性

侵害行为二次伤害性指的是精神医学领域中的违法性代理失范行为施加到精神病人身上，不仅该行为本身会导致对精神病人法律权利和身心健康的侵害后果，而且该行为还可能会导致一系列其他违法行为对精神病人法律权利和身心健康造成进一步侵害的后果。我们以上文的案例 5-7 进行说明。在案例 5-7 中，由于法定代理人对流浪女精神病人监护不到位，导致该病人四处流浪，饥寒交迫。代理人的这种违法性代理失范行为后果给病人带来的直接伤害属于首次伤害。与此同时，由于精神病人法律道德观念薄弱，对两性行为的意义、性质和后果缺乏正确的理解，性自卫能力极低，遭受强奸的风险非常大。[①] 在此情况下，精神医学领域中的违法性代理失范行为为给流浪女精神病人造成二次伤害的可能性风险非常高。一旦碰上强奸欲望明显的不法分子，违法性代理失范行为给精神病人造成二次伤害的风险就转化为现实。导致侵害行为二次伤害性的主要原因在于精神病人作为侵害对象的弱势性。侵害对象弱势性是指精神医学领域中的违法性代理失范行为所侵害的对象属于社会人群中极其弱势的群体。精神病人的弱势性主要表现为以下几个方面。第一，少数精神病人（主要指重型精神病人）缺乏最为基本的法律尊严和法律自由思维，即使在尊严和自由遭受严重侵害的情况下也无动于衷。第二，由于缺乏自知力和知情同意能力，一些精神病人对于法律领域的

---

① 孟庆丰，王永柏，赵刚. 126 例女性精神病人性侵害案例分析［J］. 上海精神医学，2003（01）：21-22.

权利意识非常淡薄，有些精神病人甚至连最为基本的生存权利遭受侵害都缺乏感知。第三，大多数精神病人难以通过自身力量对违法性代理行为进行自我保护。如果精神病人要实现自我保护，需要借助政府部门、社会机构或者代理人以外的其他人等外在力量才能实现。因而可以说，在几乎所有被社会公认的弱势群体中，精神病人属于最为弱势的群体。由于侵害对象极其弱势，因而精神医学领域中的违法性代理失范行为后果造成二次伤害的风险就非常高。

依据侵害行为后果的二次伤害性特征，精神医学领域中的违法性代理失范行为可以分为显性二次伤害行为和隐性二次伤害行为（强制住院）。显性二次伤害行为指的是精神医学领域中的违法性代理失范行为对精神病人所造成的二次伤害易于被外界察觉或发现。这种伤害主要表现为对精神病人身体健康、人身自由方面的损害。损害精神病人身体健康和人身自由的二次伤害行为种类繁多，如代理人剥夺精神病人的受教育权、代理人强行允许重型精神病人结婚生子、代理人放任精神病人流浪街头等。"剥夺精神病人的受教育权"造成的二次伤害后果主要表现为精神病人越发难以融入社会，"强行允许重型遗传性精神病人结婚生子"造成的二次伤害后果主要表现为精神病人结婚以后的婚姻生活过程中不可避免地发生情感纠纷或行为冲突，会反过来加重病情，"放任精神病人流浪街头"造成的二次伤害后果主要表现为精神病人被强奸、被掳掠以及被贩卖等。不管是"越发难以融入社会""加重病情"，还是"被强奸、被掳掠以及被贩卖"等，这些现象存在一个共同特点，即易于察觉或发现。这就表明，精神医学领域中易于察觉或发现后果的违法性代理失范行为后果具有无可非议的显性二次伤害。

隐性二次伤害行为是指精神医学领域中对精神病人所造成的二次伤害后果很难被外界察觉或发现的违法性代理失范行为。这种伤害主要表现为对精神病人心理健康和自由意志的伤害。损害精神病人心理健康和自由意志的隐性二次伤害行为的种类相对于显性二次伤害行为来说，其种类要少得多。主要后果有：代理人强送有一定知情同意能力的精神病人入院检查和治疗；代理人肆意泄露精神病人的隐私；代理人不允许精神病人与他人或外界通信或交往；等等。"强送有一定知情同意能力的精神病人入院检查和治疗"造成二次伤害的后果主要表现为这种行为使得精神病人的心理健康受损伤，因为有些精神病人认为精神疾病是一种有失尊严的疾病，一旦被强行送往精神病医院，他们心理上的负担往往会更为严重。心理负担更为严重就会加重他们的病情，二次伤害因此产生。"肆意泄露精神病人的隐私"造成二次伤害的后果也主要表现为该行为会导致精神病人的心理健康受损伤。有些精神病人非常在意个人隐私，如病情、病态以及病史等。一旦代理人把精神病人的病情、病态以及病史等隐私信息公开又被精神病人所获知以后，不仅集体、社会和他人会对精神病人产生歧视，而且精神病人本人会对自身发病时期不知羞耻的行为感到羞愧难当。在外在歧视和内在羞愧的共同作用下，精神病人的病情因而加重，二次伤害随之而生。"不允许精神病人与他人或外界通信或交往"造成二次伤害的后果也主要表现为该行为会压制精神病人自由意志和阻抑精神病人实现自我价值的强烈愿望。与此同时，一旦他人和社会知道代理人不允许精神病人与他人或外界通信或交往，一般情况下他们就会主动放弃与精神病人的通信和交往行为。这样，精神病人的对外交往就会完全断绝，其病情可能会因此加重，二次伤害就随之而生。

5.3.3.3 法律惩处从轻性

法律惩处从轻性指的是精神医学领域中的违法性代理失范行为后果产生以后，司法部门对该行为进行法律惩处时从轻或者减轻处罚。违法性代理失范行为的法律惩处特征与违德性代理失范行为的道德惩戒特征顶格性特征几乎完全不同。虽然《精神卫生法》规定给精神障碍患者造成人身、财产或者其他损害的代理失范行为依法承担民事或刑事责任。[①] 然而不管是行政处罚还是刑事处罚，对违法性代理失范行为的法律惩处往往采取从轻处罚倾向，这是因为精神病人的代理人绝大多数是一种无偿性的法定代理。代理人在行使精神病人的代理同意权时很难得到法定报酬和情感报答，在经济地位

---

① 《精神卫生法》第七十八条：违反本法规定，有下列情形之一，给精神障碍患者或者其他公民造成人身、财产或者其他损害的，依法承担赔偿责任：（一）将非精神障碍患者故意作为精神障碍患者送入医疗机构治疗的；（二）精神障碍患者的监护人遗弃患者，或者有不履行监护职责的其他情形的；（三）歧视、侮辱、虐待精神障碍患者，侵害患者的人格尊严、人身安全的；（四）非法限制精神障碍患者人身自由的；（五）其他侵害精神障碍患者合法权益的情形。《精神卫生法》第七十九条：医疗机构出具的诊断结论表明精神障碍患者应当住院治疗而其监护人拒绝，致使患者造成他人人身、财产损害的，或者患者有其他造成他人人身、财产损害情形的，其监护人依法承担民事责任。

上处于绝对弱势状态，在情感上处于绝对的付出状态。一般情况下，只要成为精神病人的代理人，他所付出的经济和情感代价要远远多于所得到的经济和情感回报。用通俗的语言来描述就是，作为精神病人的代理人，其所要承受的只是无尽的压力和无尽的悲伤，得到的是少之又少的心灵安慰。因此，在对代理人的违法性代理失范行为进行法律惩处时，法官往往考虑代理人的外在压力、情感意图以及行为目的从轻处罚或者不予处罚。

据《精神卫生法》第七十八条："违反本法规定，有下列情形之一，给精神障碍患者或者其他公民造成人身、财产或者其他损害的，依法承担赔偿责任：……（四）非法限制精神障碍患者人身自由的。"如案例5－5中代理人"用铁链子把精神病人拴在破旧屋里达20年之久"的行为明显违背《精神卫生法》，属于"非法限制精神障碍患者人身自由的"违法行为。如果是其他人非法限制精神障碍患者人身自由达20年之久，行政机关和司法部门绝不会只对违法者进行批评教育，而是会按非法拘禁罪进行处罚，根据我国刑法第238条第1款、第2款的规定，犯非法拘禁罪的处3年以下有期徒刑、拘役或管制等。那么，该案例中的代理人至少也会面临管制的处罚。事实上在该案例处理的过程中，行政机关和司法部门采取从轻处罚的方式，并未对代理人进行严格惩罚，只是对其进行批评教育。上述案例中代理人的代理失范行为的违法后果属于比较严重的类型，如果代理失范行为的违法后果较为轻微（如限制精神病人通信交往、放任精神病人四处流浪等），行政机关和司法部门一般就会不予处罚。

6　生存危机：精神医学领域代理失范
　　现象的个体性社会后果

　　前面我们已经对精神医学领域代理失范现象的残酷性定势映像和整体性负面体验的内涵，代理冷漠、代理武断和代理暴力的问题，以及道德评价代理集权和道德后果集体漠视的特异性进行了阐释，这些阐释已然能够引起人们关注和思考精神医学领域代理失范现象。然而，真正令人们担忧的并不是精神医学领域代理失范现象的内涵、问题和伦理特异性，而是该现象所内生的严重社会后果。从伦理学视角来看，精神医学领域代理失范现象的社会后果首先表现为精神病人的个体性生存危机，因为人们对整体性现象的关注总是最先由个体性行为激发的。事实也是如此，精神医学领域代理失范现象中的"铁链人""笼中人""猪圈人"和"被精神病者"所表现出来的苦难、悲愤和凄凉等生存危机都是由个体性的精神病人来承受的。总体来说，作为精神医学领域代理失范现象首要社会后果的精神病人个体性生存危机表现为生命质量危机、衍生性生存权利危机和生存环境危机。

6.1　精神病人生命质量危机

6.1.1　生命质量论

　　美国当代著名的医学伦理学家恩格尔哈特转述塞尼加的话说："活着不是善，良好地活着才是善。因而明智的人活到他应该活得的那么长，而不是他能够活得的那么长。……他将始终根据质量，而不是数量来考虑生命。"①

---

① ［美］恩格尔哈特. 生命伦理学的基础［M］. 范瑞平，译. 长沙：湖南科学技术出版社，1996：380.

由此可见，在现代医学与医学伦理学领域，生命质量已经成为衡量人们生命好坏的一个非常重要的标准。20 世纪 30 年代前后，美国的社会学领域把生命质量作为评价人们生活状态好坏的一个非常重要的指标。20 世纪 50 年代以后，有关生命质量的研究得到蓬勃发展。20 世纪 80 年代中期后，随着医学目的多元化思想的出现，疾病的预防和控制与传统的疾病治疗都成为医学的主要目的，社会学领域与医学领域生命质量研究出现了融合趋势。有研究者认为，广义的生命质量分成高中低三个层次，即最低层次的与健康相关的生存质量、中等层次的与日常生活相关的生活质量以及最高层次的生命追求和自我实现相关生命质量。

生命质量论是现代医学发展过程中兴起来的一种医学社会学和生命伦理学理论。它主张人的生命质量主要是由人的生物性躯体的质量好坏和对人类整体利益的作用来决定的，而不是由人自身内涵的价值来决定的。该理论"以人的体能和智能等自然素质的高低、优劣为依据，衡量生命对自身、他人和社会存在的价值"①。生命质量论中的生命质量既包括个体生命的可以通过或利用智商或诊断学标准来测定的智力和生理状况，也包括其与他人在社会和道德上相互作用的生命意义和生命目的。生命质量论认为，严重先天心脏畸形或者无脑儿等病人的生命质量已经非常低没有必要进行生命维持；极度痛苦的晚期肿瘤病人、不可逆的昏迷病人已经失去了与他人在社会和道德上的关系，失去了生命的意义和目的，也没有必要进行生命维持。根据生命质量论的生命质量可测定标准，有的生命质量论者认为，智商高于 140 的人是高生命质量的天才，智商在 70 以下的人属于心理缺陷，智商在 30 以下者是智力缺陷较为严重的人，智商在 20 以下的就不算是人。美国生命伦理学家约瑟夫·弗莱彻（Joseph Fletcher）指出，决定维护还是结束人的生命的最低标准是：脑的活动、自我意识、智能、自我控制以及与他人交往智商在 40 以下，成为一个人就有问题，智商在 20 以下就不是人。② 美国加利福尼亚大学的一位医学教授对生命质量论进行了较为简要而形象的概括，即"生得好，活得长，病得晚，死得快"③。"生得好"指的是人生下来生物性

---

① 陆树程．克隆技术的发展与现代生命伦理——兼与姚大志先生商榷［J］．哲学研究，2004（04）：86－92．
② 刘萍．生命价值值观的历史演变［J］．卫生软科学，2010，24（02）：182－184．
③ 卫红．生命质量新说 生得好活得长 病得晚死得快［J］．广西质量监督导报，2010（02）：43．

身体的质量好，没有先天性或遗传性疾病。"活得长"指的是人在身体健康的状态下尽量生存得久一些。"病得晚"指的是人一旦得了不可救治的疾病就要尽可能快的死去以免承受过多的痛苦。简而言之，上述医学教授的观点就是人要在讲究生命质量的基础上尽可能健康地生活。

生命质量论是生命伦理中的一种非常重要的生命理论，它与生命神圣论和生命价值论一起并称为生命伦理学中的三大生命理论。生命质量论对于生命价值和生命意义的观点与生命神圣论截然不同。生命神圣论认为人的生命具有先在的无需论证的价值，人的生命（包括尊严和自由等）神圣不可侵犯，必须得到无条件的保护。无论人的生命状态处于何种严重程度，任何主动终止生命的行为都是不道德的。① 生命质量论认为，人的生命并不是神圣不可侵犯的，不能把人的生命合理性绝对化，医学的目的主要在于提高人的生命质量，而不是一味地延长生命的存在时间。生命质量论主张从人类整体利益出发，根据生命质量来分配医疗资源，并对人类的生命个体实施有效控制，为不同生命质量的病人采取不同的治疗方式提供了一定的道德取舍标准，有利于提高人口素质，实现医疗生资源的合理配置。②

6.1.2　精神病人的生命质量危机

根据世界卫生组织（WHO）2013 年全球疾病负担（Global Burden of Disease，GBD）调查数据，在经济学人智库"精神疾病患者纳入社区进程"研究覆盖的 15 个国家中，精神疾病平均造成的死亡人数占年龄标准化死亡人数的不到 0.5%。③ 虽然，随着社会对精神疾病的重视，精神病人的生命质量与 20 世纪 90 年代以前相比已经有了长足进展，但是，作为我国精神医学领域代理失范现象的社会后果，精神病人的生命质量依然存在很大的危机，因为该群体目前治疗情况更加令人担忧。④ 概而言之，我国精神病人生命质量危机主要表现为以下三个方面。

第一，精神病人的生存处境极其艰难。除了收治率极低导致面临生存质

---

① 王晓敏，李军. QALYs 的伦理意蕴和道德难题［J］. 伦理学研究，2011（01）：81 - 83.
② 刘萍. 生命价值观的历史演变［J］. 卫生软科学，2010，24（02）：182 - 184.
③ 岳辰. 悲哀！我国精神卫生现状竟落后这么多［EB/OL］.（2017 - 08 - 19）［2021 - 10 - 30］. https：//www. sohu. com/a/165882022_ 377335.
④ 岳辰. 悲哀！我国精神卫生现状竟落后这么多［EB/OL］.（2017 - 08 - 19）［2021 - 10 - 30］. https：//www. sohu. com/a/165882022_ 377335.

量危机以外，生存处境的异常艰难也是导致精神病人面临生存质量危机的重要表现。自古以来，精神病人的生存处境都是异常艰难的。远古时期，不管是东方还是西方，人们都以为精神病人是魔鬼附体，是邪恶的化身。精神病人被称为"疯子"，经常被捆绑、鞭笞或者残杀，有些女性精神病人甚至被所谓的"驱魔人"活活烧死。① 建立于 1247 年的英国最古老的精神病医院——伦敦伯利恒皇家医院（后俗称为"贝德兰姆"（Bedlam），曾因异常残酷处置精神病人而臭名昭著，以致"贝德兰姆"这词在英语中竟延伸为"可怕的精神病院"的同义语。② 中世纪法国采用"束衣紧身法"约束精神病人，把他们全身（除头部外）裹在布袋子里面使他们无法动弹。这种方法导致精神病人浑身生疮，恶臭无比，极度痛苦。③ 16 至 17 世纪法国"大禁闭时期"，政府在巴黎建立"总医院"清除街头流浪的精神病人。精神病人禁闭在单人牢房里，要么被铁链锁在墙上或床上，要么脖子套着链条锁在天花板或铁棒上，终身不得出门，睡觉时就躺在墙壁上的渗水之中。④ 不仅如此，精神病人常常遭到巨鼠的袭击，遍体鳞伤。我国清朝时期也是采用"报官锁锢"制来对待精神病人，凡是存在一定伤害性的精神病人都必须用枷锁把脖子和手脚锁上。20 世纪六七十年代的西班牙依然采用"笼囚法"处置精神病人。只要是精神病人，不管大小都必须关在一个非常小的铁质或木质笼子里面。20 世纪六七十年代的法国使用"椅子约束法"处置精神病人。他们让精神病人坐在一张非常结实的椅子上面，手脚和脖子都被用绳布捆紧，全身动弹不得。⑤ 我国目前家庭护理过程中的"笼中人""铁链人""猪圈人"，以及"洞中人"现象依然大量存在，精神病人被家人锁上铁链，关押在猪圈、铁笼、山洞之中，浑身伤痕、赤身裸体、饥寒交迫甚至铁链入

———————————

　　① 余凤高. 17 至 18 世纪，欧洲精神病院的蜕变史 [EB/OL]. (2017 – 07 – 05) [2021 – 10 – 29]. https：//baijiahao. baidu. com/s? id =1572070615790856.

　　② 余凤高. 17 至 18 世纪，欧洲精神病院的蜕变史 [EB/OL]. (2017 – 07 – 05) [2021 – 10 – 29]. https：//baijiahao. baidu. com/s? id =1572070615790856.

　　③ 余凤高. 17 至 18 世纪，欧洲精神病院的蜕变史 [EB/OL]. (2017 – 07 – 05) [2021 – 10 – 29]. https：//baijiahao. baidu. com/s? id =1572070615790856.

　　④ 余凤高. 17 至 18 世纪，欧洲精神病院的蜕变史 [EB/OL]. (2017 – 07 – 05) [2021 – 10 – 29]. https：//baijiahao. baidu. com/s? id =1572070615790856.

　　⑤ 余凤高. 17 至 18 世纪，欧洲精神病院的蜕变史 [EB/OL]. (2017 – 07 – 05) [2021 – 10 – 29]. https：//baijiahao. baidu. com/s? id =1572070615790856.

骨。据报道，河北一病人竟然被关长达 20 年之久。总的来说，不管是在古代的"国家代理制"还是现代的"国家代理制"和"代理人代理制"并存在体制下，由于制度性代理人（亲属等）、非制度性代理人（相关管理机构或部门）和特殊代理人（精神卫生医务人员）的代理失范，精神病人的生存处境非常艰难，其生命质量依然面临着巨大的危机。

第二，精神病人的有效收治率极低。资料梳理发现，在美国这个医疗卫生体系极为发达的国家之中，流浪街头的得不到应有治疗的精神病人至少 13 万人以上。除此之外，美国精神病人的有效收治率也比较低。譬如，在所有精神分裂症患者中，没有得到有效治疗的人数比例竟然达到 40%。我国虽然与美国有所不同，但精神疾病防治的投入费用相对于美国来说要少得多，因此可以推知我国精神病人的有效收治率可能远远低于美国。有研究发现，我国流浪精神病人多来自偏远的农村，由于家庭经济条件差，缺乏医疗保障，难以得到及时有效的治疗。① 据报道，2016 年，我国患有严重精神疾病的精神病人中没有接受治疗的比例高达 92%，相比之下印度约为 90%。② 2017 年，经济学人智库在对亚太地区 15 个国家关于"精神疾病患者纳入社区进程"进展发布的《精神健康和社会融入》报告指出，精神类疾病平均占据了伤残所致生命年损失总数的 20% 以上，精神卫生领域的卫生服务可及性问题已经成为包括我国在内的亚太地区的第二大健康问题。③ 由此可见，在将来相当长一段时间内，我国精神病人的有效收治问题将越来越严重，大量精神病人得不到应有治疗，致使该群体不得不面临着严重的生命质量危机。

6.1.3 精神病人生命质量危机的实证调查

6.1.3.1 对象与方法

1. 对象

调查样本选取自上海市普陀区精神卫生中心、广西桂林市精神卫生中心

---

① 黎秀，付美华，曹治，等．流浪精神病人社会支持水平的调查分析［J］．现代临床护理，2016，15（10）：6 - 9.

② 岳辰．悲哀！我国精神卫生现状竟落后这么多［EB/OL］．（2017 - 08 - 19）［2021 - 10 - 30］．https：//www. sohu. com/a/165882022_ 377335.

③ 岳辰．悲哀！我国精神卫生现状竟落后这么多［EB/OL］．（2017 - 08 - 19）［2021 - 10 - 30］．https：//www. sohu. com/a/165882022_ 377335.

和广西钦州市浦北精神病院的精神病人。样本总量为392例（上海市105例，广西壮族自治区287例）。其中轻型精神障碍患者61例、中型精神障碍患者226例、重型精神障碍患者75例（广西壮族自治区某市数据未录入）。包括精神分裂症患者82例，分裂样精神病36例，偏执型精神病69例，情感障碍65例，人格障碍134例，着装异性症5例，恋物症1例。

本研究以精神患者为调查对象，具体要求如下：（1）被诊断为精神病的患者；（2）有自我认知能力，意识清醒的患者；（3）病情稳定，有问卷自填能力；（4）排除标准：症状过重，无自我认知能力和意识不清醒者，因听力和语言障碍无法交流者。

2. 样本量及抽样方法

采用定额抽样方法，考虑到部分问卷信息填写不完整，本次共发放问卷400份，回收392份，无效问卷8份，有效率达98%。

3. 调查内容和测量方法：采用潘润德的精神病人生存质量的特异性量表对精神病人进行调查。（1）基本信息：包括性别、年龄、婚姻、职业及文化程度；（2）生理维度12个条目（1~12），包括精力、药物副反应、睡眠、性生活等方面；（3）心理维度12个条目（13~24），包括精神病导致的心理负担、正负情绪等；（4）社会维度14个条目（25~38），包括因精神病受到歧视、在家或单位的地位及家庭经济的影响等；（5）症状维度7个条目（39~45），主要包括常见的精神症状。其中有正向计分题与反向计分题。各维度与总量表分数分别以累计得分计算，分数越低，生存质量越高。

本次调查现场自填问卷调查。由经统一培训的团队人员作为调查员，包括调查态度和调查技能的培训，保证收集资料方法和标准的一致性。患者在知情同意的情况下接受调查员的面对面问卷调查或者自填。如不能理解并完成，由医生或其家属向患者解释或者代答完成问卷调查。调查员对收回的问卷进行复查，并剔除无效问卷。

4. 资料整理与分析方法

剔除不合格问卷后，用 EpiData 3.0 建立数据库，应用 SPSS 17.0 软件进行描述性统计，ANOVA 单因素分析，显著性检验水准 P = 0.05。

6.1.3.2　调查结果

1. 人口学特征

392 例调查对象中，男性 244 人，占 62.2%，女性 148 人，占 37.8%；

年龄在 19 岁（不包含 19 岁）以下的 12 人，占 3.1%，19 ～ 40 岁 239 人，占 61.0%，41 ～ 65 岁 118 人，占 30.1%，65 岁以上 23 人，占 5.9%；已婚 186，占 47.4%，未婚 195 人，占 49.7%，离婚 8 人，占 2.0%；丧偶 3 人，占 0.8%；学历为小学及以下的 94 人，占 24.0%，初中 140 人，占 35.7%，高中 60 人，占 15.3%，大学 39 人，占 9.9%；研究生 4 人，占 1.0%，大专 28 人，占 6.9%，中专 28 人，占 7.10%；有职业者 239 人，占 61.0%，无职业者 153 人，占 39.0%。调查对象一般情况见表 6 - 1。

表 6 - 1　被调查人群一般基本情况

项目	组别	例数	百分比（%）
性别	男	244	62.2
	女	148	37.8
年龄	< 19	12	3.1
	19 ～ 40	239	61.0
	41 ～ 65	118	30.1
	65 <	23	5.9
婚姻	离异	8	2.0
	丧偶	3	0.8
	未婚	195	49.7
	已婚	186	47.4
职业	无	153	39.0
	有	239	61.0
职业文化程度	小学及以下	94	24.0
	初中	140	35.7
	高中	60	15.3
	大学	39	9.9
	研究生	4	1.0
	大专	27	6.9
	中专	28	7.1
合计		392	100.0

2. 精神病人生命质量量表总体得分及四个维度得分

本次调查中，精神病人总体生存质量评估得分（117.34 ± 14.83），其中心理维度得分（32.65 ± 6.23），社会维度得分（43.64 ± 3.50），生理维度得分（35.16 ± 8.00），三个维度得分较高，显示生存质量得分较低。其中社会维度差异最明显。见表 6 – 2。

表 6 – 2　生存质量量表各维度得分（$\bar{X} \pm s$）

各维度	得分
生理维度	35. 16 ± 8. 00
心理维度	32. 65 ± 6. 23
社会维度	43. 64 ± 3. 50
症状维度	15. 86 ± 3. 92
总分	117. 34 ± 14. 83

表 6 – 3　按地区、性别分组 45 个条目分值的频率分析

条目内容	各分组选择 3 分以上人数比率（%）			
	广西男性	广西女性	上海男性	上海女性
5. 口干使您感到难受吗？	28. 3	31. 2	64. 2	51. 9
6. 您看东西感到视力模糊吗？	20. 3	35. 1	69. 8	69. 2
7. 唾液（口水）增多使您感到烦恼吗？	21. 7	32. 5	52. 8	63. 5
10. 您有充沛的精力去应付日常生活吗？	68. 8	76. 6	90. 6	94. 2
13. 您想过精神病对你意味着什么吗？	26. 8	31. 2	64. 2	71. 2
14. 精神病给您的日常生活带来麻烦和不便吗？	29. 0	48. 1	76. 9	71. 2
15. 您担忧疾病会突然复发吗？	23. 2	37. 7	62. 3	78. 8
16. 长期服药使您感到烦恼吗？	32. 6	42. 9	54. 7	50. 0
17. 定时到医院复查使您感到烦恼吗？	29. 7	40. 3	50. 9	55. 8
18. 您对您目前的治疗效果满意吗？	71. 0	75. 3	96. 2	84. 6
19. 您相信您一定能战胜疾病的困扰吗？	52. 9	68. 8	84. 9	78. 8
20. 您觉得未来会好吗？	51. 4	62. 3	79. 2	76. 9

（续表）

条目内容	各分组选择3分以上人数比率（%）			
	广西男性	广西女性	上海男性	上海女性
21. 在您生活中有好的体验吗？	71.0	75.3	94.3	88.5
22. 您怎样评价自己？	63.0	72.7	92.5	90.4
23. 您对自己满意吗？	54.3	57.1	83.0	75.0
24. 您对自己的能力满意吗？	63.0	72.7	92.5	90.4
25. 精神病对您的人际关系有影响吗？	41.3	46.8	62.3	71.2
26. 您与家人交往频繁吗？	62.3	62.3	66.0	76.9
27. 您因为有精神病被人嫌弃吗？	23.9	29.9	75.5	67.3
29. 您患病后给家庭经济带来严重影响吗？	76.8	64.9	81.1	80.8
30. 您能从他人那里得到所需要的支持吗？	76.8	74.0	58.5	59.6
31. 当需要时您的朋友能依靠吗？	69.6	71.4	77.4	59.6
32. 您对自己从家庭得到的支持满意吗？	48.6	58.4	60.4	67.3
33. 您对自己从朋友那里得到的支持满意吗？	60.9	75.3	73.6	73.1
34. 生活中您觉得孤独吗？	53.6	51.9	77.4	69.2
35. 您对自己的人际关系满意吗？	58.0	63.6	79.2	76.9
36. 您与家人的关系愉快吗？	52.9	53.2	60.4	55.8
37. 您容易得到医疗服务吗？	74.6	70.1	98.1	88.5
38. 您和周围病友交流有关精神病的体验、知识和遇到的问题吗？	75.4	79.2	86.8	86.5
45. 您是否对任何事情都不感兴趣？	24.6	40.3	71.7	51.9

6.1.3.3 精神病人生存质量危机的具体分析①

第一，社会维度。从社会维度来说，精神病人生存质量评估得分（得分43.64±3.50）是相当高的，这就表明精神病人的社会性生存质量是相当

---

① 注：本次调查的对象都是住院精神病人，虽然他们面临着较为明显的生命质量危机，但是相对于那些住不起院得不到医治的居家精神病人和流浪精神病人来说，其生命质量危机要轻微得多。据报道，我国有90%以上的精神病人基本上是没有得到有效治疗的，可想而知他们的生命质量状况就更差，所面临的生命质量危机就更为严重。在这90%以上的没有得到有效治疗精神病人中，还存在大量的流浪精神病人，他们随时都在面临死亡风险，根本上得不到任何生命保障，正深陷于生命质量危机之中。

低的。我们以社会维度具体条目（25~38）的调查数据为依据（见表6-3）做详细说明。在条目26"您与家人交往频繁吗?"的调查结果中，62.3%的广西男性和女性精神病人、66.0%的上海男性精神病人和76.9%的上海女性精神病人选择了3分以上的分值（3分以上分值的对应赋值描述为：生命质量中等、较低和很低），说明精神病人代理人（家人）对精神病人存在的距离感甚至抛弃心理是较为严重的。在条目27"您因为有精神病被人嫌弃吗?"的调查结果中，77.5%的上海男性精神病人和66.3%的上海女性精神病人选择了3分以上的分值，说明在大城市里面，精神病人存在明显的被代理人嫌弃的现象。在条目30"您能从家人那里得到所需要的支持吗?"的调查结果中，76.8%的广西男性精神病人、74.0%女性精神病人、58.5%的上海男性精神病人和59.6%的上海女性精神病人选择了3分以上的分值，说明精神病人代理人（家人）对精神病人的家庭支持力度存在较为明显的不足，广西农村地区更为严重。在条目33"您对自己从朋友那里得到的支持满意吗?"的调查结果中，60.9%的广西男性精神病人、75.3%女性精神病人、73.6%的上海男性精神病人和73.1%的上海女性精神病人选择了3分以上的分值，说明非制度性代理人对精神病人提供的社会支持是非常有限的。在条目37"您容易得到医疗服务吗?"的调查结果中，74.6%的广西男性精神病人、70.1%女性精神病人、98.1%的上海男性精神病人和88.5%的上海女性精神病人选择了3分以上的分值，说明精神病人的疾病治疗机会存在非常明显的不足。当然，上海的数据比广西高可能与上海居民对医疗服务的要求更高有关。因此，从社会支持维度来说，由于代理人存在的"较为严重的距离感甚至抛弃心理""明显的被嫌弃现象""家庭支持力度明显不足""家庭支持力度非常有限"，以及"疾病治疗机会明显不足"等情况，精神病人的生存质量确实是非常低的，一些地区事实上处于危机状态。

第二，生理维度。从生理维度来说，精神病人生存质量评估量表评估得分较高（35.16±8.00），这就表明精神病人的社会性生存质量是很低的。我们以生理维度具体条目（5~12）的调查数据为依据（见表6-3）做详细说明。在条目5"口干使您感到难受吗?"的调查结果中，64.2%的上海男性精神病人和51.9%的上海女性精神病人选择了3分以上的分值，说明精神病人代理人（家人）对精神病人饮水提供帮助存在较为明显的不足，所以精神病人才有如此明显的难受感。在条目6"您看东西感到视力模糊吗？"的调查结果中，69.8%的上海男性精神病人和69.2%的上海女性精神病人选择了3分以上的分值，说明可能是代理人护理存在较多缺陷位，导致精神病人的日常行动困难程度较严重。在条目10"您有充沛的精力去应付日常生活吗？"的调查结果中，68.6%的广西男性精神病人、76.6%女性精神病人、90.6%的上海男性精神病人和94.2%的上海女性精神病人选择了3分以上的分值，说明精神病人在日常生活中的困难程度是非常明显的。因此，从生理维度来说，由于精神病人存在"饮水困难较为明显不足""日常行动困难明显"，以及"日常生活中困难明显"等最为简单的生命活动都较为困难的现象，说明精神病人的生存质量确实是非常低的，一些地区事实上处于危机状态。

第三，总体维度。从总体维度来说，精神病人的生存质量量表评分总分（117.34±14.83）也是非常高的，显示出精神病人的生存质量普遍很低的态势。依据广西男性、广西女性、上海男性和上海女性4组精神病人生存质量的量表，上述各分组的总量表得分比较分析和4个维度得分比较分析，具体表现到量表中的45个条目上来，采用频率分析法，4个分组以每个条目被选择3分、4分和5分累积达60%以上人数为筛选标准，进行筛选得表6-3。结果显示，3分以上分值的问题被4组精神病人（广西男性和女性、上海男性和女性）选择数值均达到60%以上的条目包括：10. 您有充沛的精力去应付日常生活吗？18. 您对您目前的治疗效果满意吗？21. 在您生活中有好的体验吗？22. 您怎样评价自己？24. 您对自己的能力满意吗？26. 您与家人交往频繁吗？29. 您患病后给家庭经济带来严重影响吗？33. 您对自己从朋友那里得到的支持满意吗？37. 您容易得到医疗服务吗？38. 您和周围病友交流有关精神病的体验、知识和遇到的问题吗？这就说明广西男性、广西女性、上海男性和上海女性4组精神病人，主观自评都在以上所列10个条目方面均显示出较低的生存质量。因此，在显著影响生存质量的具体问题方面，两个地区表现出一定程度的趋同性，即生存质量都很低。尤其是上海男性组、女性组患者在充沛精力去应付日常生活、对目前的治疗效果满意、在生活中有好的体验、怎样评价自己、对自己的能力满意和容易得到医疗服务等方面，有高达90%左右的患者评定为3分以上。这就说明上海男性组、女性组患者在这 6 个方面的主观自评生存质量普遍更低。

6.2 剥夺与消解：衍生性生存权利危机

6.2.1 知情同意权利剥夺危机

精神医学领域代失范现象导致的衍生性生存权利危机指的是并不是对精神病人"人之为人"的始源性权利造成威胁的生存危机。知情同意权利剥夺危机是精神医学领域代理失范现象导致的衍生性权利危机的首要表现。知情同意权利剥夺危机主要指代理人在代理同意权利的名义下，忽视精神病人的价值观念和身心权益，完全按照自身的价值观念、利益诉求和社会舆论风俗做出是否参与疾病诊治或医学研究的判断或选择。这种剥夺存在一种特异性，即它不是一种显而易见的显性剥夺，而是一种不为人见的隐性剥夺。换句话说，精神病人同意权利的剥夺是一种堂而皇之的夺取。例如，在精神病人强制收治过程中，医方认为强制收治无需履行告知义务，甚至会利用精神障碍患者的弱势地位，强行签署知情同意书。① 本可以自主行使知情同意权的精神障碍患者被铐上"医方意志"的枷锁，这种干预则是对精神障碍患者知情同意权的对抗。② 在一般人看来，既然代理人有代理权，既然委托人把同意权利委托给代理人，那么代理人所做的任何决定都是合法的。然而，事实并非如此。代理人按照代理同意权做出精神病人进行治疗或放弃治疗的决定在某种情况下可能是合法的，但是并不一定合理。有研究者也同样认为，"在价值冲突面前，目的不当则带来道德风险，合乎法律的行为并非合乎正义"③。譬如，抑郁症患者处于中度抑郁状态时，主要表现为情绪低落、兴趣减低、悲观、思维迟缓、缺乏主动性、自责自罪、饮食和睡眠差等症状，并不会表现出绝食、自杀等性质严重的行为。很多代理人就会认为情绪

---

① 张婷，沈春明，刘鹏飞，等．精神障碍患者知情同意权的伦理审视［J］．医学与哲学（A），2015，36（05）：35－37.

② 张雪，孙福川．生命权、知情同意权和特殊干预权的冲突及衡平［J］．中国医学伦理学，2009，22（02）：34－35.

③ 张婷，沈春明，刘鹏飞，等．精神障碍患者知情同意权的伦理审视［J］．医学与哲学（A），2015，36（05）：35－37.

低落、自责自罪、饮食和睡眠差等症状并不严重，没有必要送去医院治疗。如果代理人家庭经济状况较为紧张或者代理人自私性强，他们就不会把抑郁症患者送医就诊。从法律的角度来看，代理人的上述行为并不违反法律。但是，如果从伦理学的角度来分析，代理人的放弃就医的决策就是不合理的。事实上，从常理来判断，在精神病人知情同意能力较为完整或者完全健全的情况下，当他们遭遇这种症状时，病人本人应该会自动去求医的。代理人在做出治疗与否的决策时应当主要考虑"病人同意"而不是"病人不同意"。否则，代理人在绝大多数情况下所做的决定都会导致对精神病人知情同意权利的剥夺。精神病人知情同意权利剥夺可能会导致一种极其严重的危机，即精神病人基本生存权利的褫夺。所谓精神病人生存权利褫夺，指的是代理人越权行使同意权利，强行剥夺病人的基本生存权利，对病人的人身自由进行非法限制。

代理同意的实施过程中为何会出现精神病人知情同意权利的剥夺危机这一后果呢？根本原因在于代理人依据某种原则进行决策判断却对这种原则的内在含义没有精准把握。那么，这个原则是什么呢？对医学伦理有所领悟的人可能都知道，那就是推定同意原则。医学伦理学研究者颜青山曾指出，在公众维权意识淡薄而集体权威代表（政府官员与执法人员）肆意侵权的状况下，"推定同意"的形而上基础就与我国实际的价值状况发生了冲突，整体利益的最大化就会变成某些强权者的个人利益的最大化。① 因此，推定同意原则在为保护精神病人的知情同意权利和身心健康提供保护的同时也出现一个明显的弊端，即某些具有强权的代理人以精神病人知情同意权利为幌子剥夺病人的知情同意权以实现"个人利益的最大化"。之所以出现这种情况，根本原因在于代理人的价值观与精神病人的价值观存在差异，而代理人没有了解或尊重精神病人，完全以自身的价值观念取代病人的价值观念，从而做出违背常理或违背病人利益的决策。

众所周知，在代理人获得代理权利以后，或者说精神病人把自身的知情同意权利转让给代理人以后，以下情形的出现是完全可能的，即代理人完全可以根据自己的价值观对正在发生的行为决策进行独立的道德判断，而不必

---

① 颜青山. 论"推定同意"的伦理限制［J］. 医学与哲学，2001（01）：25－27＋41.

考虑精神病人的价值观念或价值追求。如果代理人的道德观念或人格修养存在严重缺陷（如极端自私自利），他就可以推定精神病人同意或不同意参与治疗或研究。在此情况下，精神病人知情同意权利就被隐蔽地剥夺了。我们以如下例子来做说明：某个精神病人的性格非常内敛，注重隐私保护，在知情同意能力稍微受损或知情同意信度和效度尚在有效范围内的情况下常为隐私保护原因放弃精神疾病治疗。代理人的性格非常外向，对隐私问题不太在意，常常愿意为健康而放弃隐私保护。当精神科医生询问代理人是否同意对病人实施某种治疗但会泄露病人的重大隐私时，如果代理人是一个极端自私自利的人，毫无疑问他会根据推定同意原则在同意书上签字。但是，如果是精神病人本人在知情同意能力完整的情况下，毫无疑问精神病人本人不会同意参与治疗。在此情形下，精神病人的知情同意权利毫无疑问就被隐蔽地剥夺了。我们可以把这种剥夺叫作隐性剥夺危机。

6.2.2　精神病人脆弱权消解危机

精神病人脆弱权消解危机指的是代理人无视精神病人作为极弱群体对外界的担忧、畏惧甚至恐惧感的合理性而强制精神病人接受代理人自身认为安全性高的决定，由此导致精神病人脆弱权被严重消解的危机。精神病人表面上无所畏惧，事实上他们的内心深处对外界存在极强的畏惧感，是非常脆弱的。精神病人表现得最为明显的就是焦虑症患者、抑郁症患者、创伤后应激障碍患者以及部分精神分裂症患者（包括分裂样精神病患者）。譬如，焦虑症患者最具代表性的症状就是情绪症状，这种症状表现为即使没有明显诱因，患者也会经常出现与现实情境不符的过分的担心、紧张或者焦虑，紧张不安、提心吊胆、恐惧、害怕、忧虑的内心体验非常明显。再譬如，产后抑郁症患者在生完小孩后出现情绪的持久低落，表情阴郁，无精打采，困倦不堪，易流泪哭泣，或者对婴儿健康过分焦虑，担心不能照顾好婴儿。从行为心理学角度而言，不管是焦虑症患者、抑郁症患者还是其他相关患者，他们的抑郁行为表明他们的内心是非常脆弱的，即使这种脆弱是精神病人通过自身虚构的危险性或恐惧性情境表现出来。脆弱心理是精神病人客观的病理性表征，不是主观的意志性表征。因而，相比于非精神病人，精神病人的脆弱权利更具合理性和合道德性。脆弱权是精神病人的基本权利之一，人们必须给予尊重而不是像对待非精神病人那样予以否定。在代理失范现象中，精神病人脆弱权消解的方式不是表现为直接的"不允许脆弱"或者"否定脆弱"，而是表现为精神病人的"被勇敢"。

"勇敢"一词反映了人们在征服和改造自然的过程中所表现出来的坚强不屈品质和奉献精神，自人类社会伊始可能就是一种极具正面道德意蕴的词汇。它不仅是我国的传统美德同时也是世界各国所追求的实践精神。孔子云："勇者不惧"。荀子云："夫玉者，……折而不挠，勇也。"虽然孔子和荀子这两位古代先哲从不同的角度对勇敢做了不同的解读，但是毋庸置疑的是他们对勇敢所蕴含的道德精神都是极为推崇的。就国外来说也是如此。在西方文明发祥地——希腊的道德体系"四主德"之中，勇敢便是其一。希腊最具代表性的思想家亚里士多德更是对勇敢做了全面系统的阐释，指出它包含五种形式：政治强迫的勇敢、个别经验的勇敢、激情的勇敢、乐观的勇敢和无知的勇敢。勇敢一直以来都是人类社会最为推崇的优秀美德之一，但是它并不决然否定它的对立面之一的人类情感和意志——脆弱。亚里士多德对此做了非常精辟的解释，指出勇敢并不意味着毫无畏惧、视死如归，而是以"应该的方式"和"应该的时间"怕他所"应该怕的"。[①] 换句话来说就是，亚里士多德认为人们应该要有所为畏惧，应该在合适的时间合适的地点合适环境表现出自身的脆弱情感，不能因为勇敢的潜在内求就否定脆弱，否定畏惧。在人类的道德情感体系中，脆弱也具有自身的存在合理性。

现代文明出现以前，在人们的观念中，否定性或负面性建构着"脆弱"一词的道德品性。换个说法就是，如果某个人所接收到的社会评价与"脆弱"一词相关联，那么这个人的道德品性就必然性地带有某种负面意义。然而，现代文明却对此前的观念进行了重新修正，认为"脆弱"在绝大多数情况下来说是人类的正常心理，并不先在地就是由负面性的道德蕴含建构其词源意蕴。《世界生物伦理和人权宣言》第8条明文规定："尊重人的脆弱性和人格。在应用和推进科学知识、医疗实践及相关技术时应当考虑到人的脆弱性。对具有特殊脆弱性的个人和群体应当加以保护，对他们的人格应

---

① ［古希腊］亚里士多德. 亚里士多德选集·伦理学卷［M］. 北京：中国人民大学出版社，1999：64.

当给予尊重。"① 在当下语境中，人们应该尊重人们情感特别是弱势群体情感的脆弱性，不能食古不化，对脆弱情感持完全性的否定态度。从伦理理论来看，其实也是如此。伦理学实质上更多的是倾向于同情、关爱和保护具有特殊脆弱性的个人和群体。有人认为，生命伦理学的产生本质上是人性中的脆弱性和坚韧性这一对内在矛盾的要求。② 因此，从某种意义上来说，同"坚强""勇敢"一样，"脆弱"也是人们的一种基本生存权利，具有道德合理性。当然，对人类脆弱权的尊重具有时效性、情境性和对象性。时效性指的是作为普遍性的人们只能在特定的某个或者某些时候所表露出的脆弱才具有某种效度，即获得人们的同情或理解。情境性指的是作为普遍性的人们只能在特定的环境下所表露出的脆弱才具有被人们同情或理解的效度。对象性指的是在与大多数人相比处于特殊弱势状态的个人或人群（如病人、儿童、老人等）所表露出的脆弱可以获得人们的同情或理解。这里人们需要注意的是，尊重脆弱权并不是说鼓励、支持甚至宣扬人们树立脆弱意识或脆弱思维，而是要求人们对不可避免的脆弱持理解、尊重和包容的态度。

精神病人作为人类社会最为弱势的群体之一毫无疑问拥有几乎处于完全意义上的脆弱权，他们的脆弱权应该受到严格尊重。然而，在精神医学领域事实代理同意的过程中，精神病人脆弱权被消解的风险却无时不在、无处不在。在某些具体的情境下（如精神病人具有攻击性，或丧失羞耻感，或丧失痛楚感），代理人为了防止他们伤害他人、赤身裸体或者自伤自残，就把他们用铁链拴在笼子或者屋子里面。据相关报道，安徽省安庆市望江县太慈镇群星村一名精神病患者被铁链锁在房中20多年。③ 在该案例代理人的思想观念里面，精神病人是没有脆弱权的。20多年来的赤身裸体、饥寒交迫、满身伤痛都难以换取代理人对精神病人脆弱权的应有尊重。事实上，如果换位思考一下，当我们自身处于上述病人的处境时，是否会希望别人理解我们的痛苦同情我们的脆弱呢？答案是肯定的。当然，人们也许会说，上述代理人由于身体残疾导致家境贫寒、生活凄苦，没有能力去尊重精神病人的脆弱

① 任丑. 祛弱权与生命伦理学"共识的崩溃"[J]. 理论与现代化，2009（03）：69－73.
② 任丑. 祛弱权与生命伦理学"共识的崩溃"[J]. 理论与现代化，2009（03）：69－73.
③ 安徽一精神病男被家人铁链锁屋20多年[EB/OL].（2015－07－15）[2021－11－02].
https：//www. sohu. com/a/22895902_117396.

权。这种情况可以理解，但是不可否定的是，代理同意实实在在地消解了精神病人的脆弱权。更值得人们进一步思考的是，是什么原因导致 20 多年来社会和相关部门明明知道精神病人处境悲惨以及第一代理人能力极其有限却没有及时更换代理人这一状况呢？深层原因在于社会或政府作为代理人潜在地同意了第一代理人的做法，在更为宏观的领域消解了精神病人的脆弱权，客观上导致了精神病人的生存权利危机。

6.3 暴力、集权与漠视：外在性生存环境危机

6.3.1 暴力血腥性代理失范危机

暴力血腥性代理失范危机指的是精神病人面临的代理人通过暴力拷打、血腥囚禁的方式行使代理权利并对精神病人身心健康造成严重伤害的生存环境危机。在精神医学领域代理失范专制主义影响下所形成的系列失范行为中，暴力血腥性代理失范行为是最为常见的一种。譬如，精神医学领域中的"笼中人""山洞人""猪圈人""铁链人""枷锁人"等现象都是充满血腥暴力的代理失范行为，致使精神病人生活在极为严峻的环境之中并导致他们深陷生存危机。

案例 6 –1

湖南一小伙疑遭非法拘禁多年　铁链嵌进骨头里

据报道，湖南省张家界市一户好心人家收留了一对从怀化市沅陵县借母溪乡流浪逃命而来的母子。其子因烧掉了一座房子被诊断为精神病。村干部和邻居将其锁上铁链非法拘禁在牛栏内，铁链长到肉里面已经一年多。因铁链穿手而过，该男子右手已不能动弹，只能用左手拿着勺子吃饭。虽然后来该男子的脚链被消防战士打开，但手链因为已经镶进了骨头，无法去除。①

---

①　湖南一小伙疑遭非法拘禁多年　铁链嵌进骨头里［EB/OL］．（2010 –11 –05）［2021 –11 –02］．https：//news. qq. com/a/20101105/002083. htm.

上述案例中的"铁链人"虽然是精神病人，并且做出了一些社会破坏性严重的行为，但其遭遇却极其惨烈，铁链竟然嵌入骨肉一年多也没有人去帮助他。代理人的代理行为显然呈现出极为严重的暴力血腥性，明显属于精神医学领域的暴力血腥性代理失范行为。事实上精神医学领域大量存在的"笼中人""山洞人""猪圈人""铁链人""枷锁人"，他们之中有的几年甚至十多年铁链紧锁遍体鳞伤，有的饥寒交迫、赤身裸体、伤痕累累。他们承受的上述伤害都是精神医学领域代理失范行为暴力血腥性的表现，都足以表明精神病人生存环境危机的严峻性。

精神医学领域的暴力血腥性代理失范危机的形成原因与精神病人疾病的特异性和代理人的责任心欠缺相关。一方面，精神医学领域的暴力血腥性代理失范行为的成因与特定代理人的责任心欠缺有一定关系。《精神卫生法》第十四条规定，各级人民政府和县级以上人民政府有关部门在遇到突发事件时，履行统一领导职责或者组织处置突发事件的人民政府应当根据突发事件的具体情况，按照应急预案的规定，组织开展心理援助工作。也就是说，当精神病人具有严重的社会破坏性时，相关部门应该代替精神病人的亲属等代理人实施代理权，对精神病人采取约束措施。然而，在现实生活中，有些部门或机构责任心不强，把约束责任强行推卸给能力欠缺的亲属，导致精神医学领域的暴力血腥性代理失范行为时有发生，致使精神病人面临严峻的生存环境危机。另一方面，由于一些精神疾病患者带有严重的攻击性、破坏性和伤害性，一般性的约束难以起到防范效果。譬如，一些精神分裂症患者多有幻想症症状，感觉自己在受迫害，感觉周围都是敌人。当受到特定环境、人物、颜色或者行为的刺激时，非常容易发生暴力攻击行为。新闻媒体上关于精神病人伤人杀人、毁屋烧房或者自伤自害的案例不胜枚举。据报道，河南省信阳市平桥区高粱店乡高湾村的精神病人朱某两年内曾 7 次持铁叉、镰刀、铁锹等凶器，突然蹿出伤人。2014 年 3 月 17 日一天之中用铁锹打杀了 3 名 50 岁以上的村民。[①] 另据报道，2010 年 4 月 4 日，广西合浦县西场镇西镇小学门前约 400 米处发生一起精神病人凶杀事件。此次事件共造成 2 人

---

① 精神病人多次伤人村民报警无果　3 人被打死［EB/OL］.（2014 - 03 - 17）［2021 - 11 - 02］. http：//news. sohu. com/20140317/n396700756. shtml.

死亡 5 人受伤，其中包括多名小学生。① 由此可见，精神医学领域的暴力血腥性代理失范行为实属不得已而为之的行为，因为对伤害性倾向严重的精神病人不使用强力进行约束的话，后果非常严重。这种情况客观上传递出一个残酷的信息，即代理失范行为具有无奈性或难以避免性。无奈性或难以避免性反过来又增大了精神医学领域代理失范行为的发生频率，精神医学领域暴力血腥性代理失范行为引发的精神病人生存环境危机则更为严峻。

6.3.2　代理人道德自评集权危机

代理人道德自评集权危机指的是对精神病人代理人的评价权过于集中在代理人手中导致代理人掌握绝对话语权对精神病人实施专制式代理所引发的道德性生存环境危机。在前文关于精神医学领域代理失范现象特异性的讨论中我们已经论证了精神病人代理人道德评价具有明显的代理集权性。没有精神病人代理人在对其代理行为进行道德自评过程中的集权优势，精神医学领域代理专制主义不可能形成，因为从逻辑秩序来说集权是专制的前提。那么，精神病人代理人道德自评的过分集权为何能够引发道德性生存环境危机呢？这一命题的合理性来源于代理集权与专制行为之间的逻辑关系。就逻辑秩序来讲，集权是专制的前提，没有权力的集中就不可能产生专制。孟德斯鸠认为："一切有权力的人都容易滥用权力，这是万古不易的一条经验。"② 权力的滥用即是专制。把权力滥用思维作为具有普遍合理性的政治管理或控制行为的指导思想就是专制主义。由此可见，精神医学领域中的代理专制主义之所以能够形成，从逻辑前提来说就是因为精神病人代理人在对其代理行为的自我道德评价过程中积累了大量的道德权利。大量道德权利的集中又使得代理人手中的代理权利演变成为道德权力，最终导致精神医学领域代理专制主义的形成。

有人会质疑，作为专制形成前提的集权的建构因素应该是权力而不是权利，而精神病人代理人道德自评的过分集权只是权利过分集中而不是权力过分集中。因而，把精神病人代理人道德自评的过分集权作位精神医学领域代

---

① 精神病人杀人怎么办？ ［EB/OL］．（2010 – 04 – 13）［2021 – 11 – 02］. https：//view. news. qq. com/a/20100413/000003. htm.
② 孟德斯鸠. 论法的精神（上册）［M］. 张雁深，译. 北京：商务印书馆，1997：154.

理专制主义的伦理前提是缺乏逻辑合理性的。这种质疑有一定道理，因为它注意到了权利和权力二者之间的区别。但是，这种质疑也存在一个明显的缺陷，即它没有注意到权利和权力之间更多的是内在性的必然联系。古典自由主义政治哲学在"市民社会—政治国家"的二元框架中论证基本权利的来源和功能，基本权利被理解为是先于政治国家的自然权利的宪定化，是国家权力存在的目的。① 这一观点表明，尽管权利是一个法律概念而权力是一个政治概念，但二者之间的关系是极其紧密的，因为权利是权力的目的，权力在为权利服务的过程中获得合理性。那么，在精神医学领域精神病人代理人的法律性权利又是如何转化为政治性权力的呢？原因在于，由于精神病人代理人从委托人那里获得了大量的法律性权利，而法律性权利的大量集中使得代理人产生了巨大的优越感和控制感并由此产生了得以对精神病人进行控制强制性力量。这种精神病人代理人获得的强制性力量就是代理权力。因此，精神病人代理人道德自评集权既是指权利的集中也是指权力的集中。

6.3.3 道德侵权后果集体漠视危机

前文关于精神医学领域代理失范现象特征的分析指出，精神医学领域代理失范现象存在明显的社会后果集体漠视性特征，个人、群体和社会对代理失范现象所产生的负面性后果表现出漠不关心或视而不见的态度。而代理专制主义作为精神医学领域代理失范现象所导致的伦理后果的具体表现，因而代理专制主义产生的后果必然也会被集体漠视。事实上也是如此，当人们面对代理专制主义产生的系列后果时，绝大多数情况下都是漠然视之，很少有人能够积极主动地进行干预。这种对道德侵权后果的集体漠视必然导致精神病人面临严峻的生存环境危机。譬如，当欺凌拷打、枷锁禁锢、铁链锁身等致使精神病人遍体鳞伤、饥寒交迫、赤身裸体等暴力血腥性代理失范行为发生时，大多数人们都处于旁观状态。即使政府部门和社会机构发起了一些诸如"解锁行动"的干预性行为，但是相对于代理失范行为产生的庞大的"笼中人""山洞人""猪圈人""铁链人"，以及"枷锁人"人数来说，也只是杯水车薪，效果不甚明显，难以从根本上解决问题。甚至从深层次来理

---

① 李海平．论基本权利对社会公权力主体的直接效力［J］．政治与法律，2018（10）：109－123．

解，"解锁行动"的发起和实施的临时性、不持续性甚至是形式性更是从侧面印证了道德侵权后果的被集体漠视状态以及精神病人面临生存环境危机的严峻程度。

　　其实，道德侵权后果的集体漠视作为精神医学领域代理专制主义形成的重要原因人们早已熟知。对精神医学领域代理专制主义形成原因的分析更应该去探讨道德侵权后果的集体漠视为精神病人生存环境危机形成提供了何种实质性原因。那么这种实质性的原因是什么呢？答案在于，道德侵权后果的集体漠视是精神医学领域代理专制主义形成的道德环境。这种道德环境是一种道德心理对不道德行为的宽容甚至纵容的道德氛围或舆论环境。其内在逻辑体现为：首先，道德侵权后果的集体漠视使精神病人代理人的严重道德侵权后果只受到轻微处罚或者免于惩戒；其次，严重道德侵权后果的轻微处罚或者免于惩戒致使代理人产生"道德侵权并无不妥"的幻象；再者，个体多次或者社会众多"道德侵权并无不妥"幻象的叠加转而使代理人形成道德侵权理所当然、向来如此的自我道德评价；最后，代理人理所当然、向来如此的自我道德评价为导致人们反过来认为精神医学领域道德侵权行为具有境遇合理性和境遇合道德性，精神病人生存危机的道德环境或者舆论氛围得以形成。道德侵权后果的集体漠视作为精神病人生存环境危机形成的重要原因并不十分令人担忧，真正令人担忧的是，精神医学领域道德侵权行为或者负面性行为竟然得到了道德的包容甚至支持。因为，道德侵权行为或者负面性行为一旦得到道德支持宽容，这种行为必然会对社会造成更为严重的损害，进一步恶化精神病人的生存环境危机。因此，从某种意义上来说，精神医学领域的"笼中人""山洞人""猪圈人""铁链人"，以及"枷锁人"现象甚至"被精神病"现象比比皆是的情形正是对道德侵权后果集体漠视导致的精神病人生存环境危机所做的注解。

7 医患生态危机：精神医学领域代理失范现象的群体性社会后果

精神医学领域代理失范现象的危机性社会后果不仅在个体性精神病人身上表现得非常明显，同时它也在群体性的医患生态领域存在显著表现。这种群体性后果的表现具有一种逆向性特征，即精神医学领域代理失范现象通过对精神病人或非精神病人的损害间接导致社会对精神卫生医务人员和精神卫生医疗机构产生极为不信任的交往情感而导致医患生态陷入严重危机。那么，为何救死扶伤的精神卫生医务人员和精神卫生医疗机构会沦为严重失信的医患交往主体呢？其原因与精神医学领域中极具危害性的代理失范现象——"被精神病"现象相关。正是因为一些精神卫生医务人员在"被精神病"实践中扮演的特殊性代理失范角色，导致精神医学领域中的医患关系面临着严重的信任危机。因此，医患关系和医患生态对于社会发展的重要性，对精神医学领域代理失范现象导致的群体性后果——医患生态危机的分析与探讨就成为不可回避的问题。

7.1 医患生态危机内涵辨析

7.1.1 生态危机

医患生态危机有其自身的内在涵义。对精神医学领域代理失范现象导致的群体性社会后果——医患生态危机进行分析与探讨，首先必须对生态危机的内在涵义有所领悟。生态的词源意义来自于古希腊，本意是指作为安身之所的家或者人们所处的环境。随着历史的演变，生态一词的外延与内涵都得到了扩展。在当前的语境中，生态的含义包括狭义和广义两种。从广义维度来说，生态指的是世界所有生物的生活或生存状态。从狭隘维度来说，生态指的是人与自然通过相互依赖、共生共存的方式组成不可分割性有机系统并彼此在系统中充满生机地生活生存的状态与趋势。生态包括三大类，即自然生态、社会生态和自然—社会生态。

恩格斯指出："当我们通过思维来考察自然界或人类历史或我们自己精神活动的时候，首先呈现在我们眼前的，是一幅由种种联系和相互作用无穷无尽地交织起来的画面。"① 恩格斯所指的"画面"实质上就是对自然与社会之间生态平衡的映像。生态的最佳模式就是生态平衡。"生态平衡"一词是美国学者威廉·福格特在 1949 年出版的《生存之路》一书中正式提出的。② 它指的是生态系统通过发育和调节所达到的一种稳定状况，它包括结构上的稳定、功能上的稳定和能量输入输出上的稳定。③ 生态系统处于平衡状态时，系统内的物种之间以及物种与环境之间呈现出高度的相互依存、相互适应与相互促进态势。也就是说，生态平衡具有动态性和自我调节性。生态平衡的动态性指的是这种平衡不是绝对的静态性平衡，而是平衡—失衡—再平衡的动态性平衡。生态平衡的自我调节性指的是当生态处于失衡状态时，生态系统会通过对物种的数量增减、自然环境的变化来迫使自身恢复到更高层次的平衡状态。当生态平衡被打破并处于失衡状态时就叫作生态失衡。生态失衡指的是生态系统的平衡状态被打破，物种之间以及物种与环境之间彼此矛盾、冲突或失调并导致物种的生存和繁衍受到威胁或阻碍的状态。生态失衡是生态危机的前奏，生态危机是生态失衡的严重状态。因此，"生态中心主义"主张人与自然关系平等，反对将人的价值凌驾于其他事物之上，正是因为人们过分强调人的自身价值，忽视和否定了自然的价值，才造成了人类对于自然源无限制地索取和破坏，导致生态危机。④

---

① 中共中央马克思恩格斯列宁斯大林著作编译局．马克思恩格斯文集：第 9 卷［M］．北京：人民出版社，2009：23.

② 曹凑贵，展茗．生态学概论（第 3 版）［M］．北京：高等教育出版社，2015：248-249.

③ 牛翠娟，娄安如，孙儒泳，等．基础生态学（第 3 版）［M］．北京：高等教育出版社，2015：203.

④ 梅丽．戴维·佩珀对生态社会主义的诠释［J］．齐鲁学刊，2017（01）：96-102.

生态危机指的是人与自然共同建构的生态环境被严重破坏导致人类的生存遭到威胁时所呈现出来的危险状况。它的具体表征主要表现为：人与自然的和谐状态遭受破坏，二者之间的独立性处于对立态势，整个世界的生态系统呈现出整体性分裂。如果只是从纯粹的物种生存与延续诉求来看，生态危机导致的物种数量增减消亡与自然环境祥泰恶劣与否都不是令人担忧或者害怕的事情，不必大惊小怪。当然，我们也应该明白，自然性生态危机并非一场自然灾害，而是由于人类的错误行为，特别是在错误的价值观指导下过度开发或利用自然资源所引发的生态问题。① 然而，对于人类来说，生态危机会产生严重后果，因为它会威胁人类的生存，导致生存质量大大降低、生命财产严重损害、自身繁衍严重受阻甚至人类社会完全崩溃。因此，生态危机对于人类来说，就不仅仅是物种数量增减消亡和自然环境祥泰恶劣这样简单，而是涉及苦痛喜悲、生死存亡的情感性和道德性问题，是一种负面性或者否定性的必须要尽力阻止或避免的事件，必须严正对待。

7.1.2 医患生态危机

由于生态既包括自然生态也包括社会生态，而医务人员和患者既是社会不可分割的组成部分，同时彼此之间又存在相互依赖、不可分割的有机系统。因此，医患之间的关联状态就可以称之为医患生态。所谓医患生态，具体来说就是医务人员和患者所构成的既相互对立又相互统一、既相互依存又相互矛盾的彼此消长的状态。在医患生态中既存在平衡状态也存在失衡状态。医患生态平衡指的是医务人员和患者之间处于高度依存、相互适应与相互促进态势。具体来说就是，医患生态平衡主要是指，医务人员在尊重患者、理解患者并以患者为中心的基础上为患者群体提供良好的医疗服务并使患者的健康处于良好状态，患者尊重医务人员、理解医务人员并积极主动配合医务人员维护自身健康并使医务人员的劳动处于受尊重状态。医患生态平衡并不意味着医患之间决然没有任何矛盾、对立或冲突，而是要求医患之间的交往情况主要表现为和谐状态，矛盾、对立或冲突处于次要状态并且它们的解决是通过沟通协商途径或者宽容理解方式而不是暴力方式来实现。医患

---

① 李常磊. 福克纳与莫言生态伦理思想内涵研究 [J]. 山东师范大学学报（人文社会科学版），2019，64（05）：58-66.

生态失衡指的是医患生态系统的和谐状态被打破，医务人员与患者之间彼此冲突或不信任并导致医患彼此的生活或健康受到威胁或损害的状态。医患生态失衡是医患生态危机的前奏，医患生态危机是医患生态失衡的严重状态。

所谓医患生态危机，它指的是医务人员与患者以及相关医疗机构共同建构的具有生态特征的医疗系统被严重破坏导致医患医务人员以及患者的生存和健康面临巨大风险时所呈现出来的危险状况。医患生态危机本质上是一种医患信任危机，因为医患信任是"患者通过医疗活动在与医生的交往过程中所形成的一种社会信任形式"①，"是一种特殊的社会信任，作为社会关系的一种，渗透或镶嵌在整个社会系统之中，受到了各种因素的影响"②。因而，医患生态危机主要表现为医患之间严重失信导致的医患纠纷层出不穷以及杀医伤医事件屡禁不绝，而且其后果往往远远超出医疗卫生领域。医患严重失信是医患生态危机最常见的形态。它主要包括两大方面，即医务人员严重不信任患者，患者也严重地不信任医务人员。医务人员严重不信任患者具体表现为即时性不信任和通识性不信任。即时性不信任指的是，当个体性医务人员在当值期间一接触到患者就会产生对患者深深的猜疑、防范甚至敌对意识，形成患者可能会故意找茬、有意讹诈甚至肆意伤害自身的念头。通识性不信任指的是，整体性的医务人员基于一系列医患纠纷或者医疗事件的冲击或体验而形成的认为患者大概率上都是会对医务人员造成伤害的行业性猜疑、防范甚至敌对意识。患者严重不信任医务人员包括个体性道德否定和总体性体制否定。个体性道德否定指的是患者就医时对当值医务人员产生的应付性诊治、唯利是图或者草菅人命的否定性道德判断。总体性体制否定指的是整个社会对医务人员、医疗机构甚至医疗行业的职业道德产生的医德败坏、欺诈盛行甚至愚弄百姓的否定性判断。在医患严重失信之中，相对来说患者对医务人员的不信任程度要远远大于医务人员对患者的不信任。2012年的哈尔滨医科大学附属医院杀医事件、2013年的浙江温岭市人民医院杀医事件以及2019年的北京孙某斌暴力杀医生事件等都说明患者对医务人员

---

① 任学丽. 社会信任模式变迁视阈下的医患信任困境及出路 [J]. 南京医科大学学报（社会科学版），2018，18（03）：176－181.

② 李秀芹，周光平，李亚军，等. 医患信任缺失语境下的知情同意权落实的有效途径 [J]. 中国医学伦理学，2019，32（8）：1019－1022.

不信任的严重程度。哈尔滨医科大学附属医院杀医事件发生后的部分相关舆论更是表明社会对医务人员的不信任已经发展到极其危险的程度。①

7.1.3　精神医学领域的代理失范性医患生态危机

随着社会转型的深入，我国医疗卫生事业虽然取得了长足发展，但也存在一些突出问题，其中最为严峻的就是医患生态的日益恶化。② 医患生态恶化在精神医学领域突出表现为代理失范性医患生态危机。精神医学领域代理失范性医患生态危机指的是精神医学领域代理失范现象内涵的代理失范行为必然导致精神医学领域医务人员、精神卫生机构与精神病人及其代理人共同建构的医患系统被严重破坏并且对精神病人的生命健康和合法权利造成严重损害的医患生态危机。

由于精神病人疾病的特异性，精神医学领域代理失范性医患生态危机主要表现为，精神医学领域中的精神病人的非制度性代理人（如政府部门、利益相关者等）与精神医学医务人员、精神卫生医疗机构与互相配合陷害非精神病人所产生的社会对精神医学医务人员和精神卫生医疗机构的严重的信任危机。由于精神医学领域代理失范性的医患生态危机主要发生在"被精神病"事件过程中，因此，本书所讲的精神医学领域中的代理失范性医患生态危机主要指精神医学领域代理失范现象内生的特殊医患生态危机。

精神医学领域代理失范性医患生态危机与一般性医患危机不同。在一般性医患危机中，医护人员往往与病人及其代理人处于对峙状态。然而，文献梳理发现，在几乎所有"被精神病"事件中，凡是参与"被精神病"事件的精神医学医务人员或者精神卫生医疗机构都是直接责任人，因为由于他们把非精神病人诊断为精神病患者从而使非制度性代理人甚至伪代理人的代理失范行为得以发生。譬如，邹宜均"被精神病"事件的发生离不开广州市某医院精神科医生的参与；朱金红"被精神病"事件的发生离不开南京市

---

① 注：哈尔滨医科大学附属医院杀医事件发生当晚，某门户网站转载了这条消息，竟有4018人（占65%）在其后"读完这篇文章心情如何"的调查中选择了"高兴"。（毛颖颖. 媒体绝不能撕裂社会扩大对立 [N]. 北京日报，2012 – 03 – 30（004）.）
② 罗光强. 医德评价核心语词的伦理意蕴及其现代性局限 [J]. 医学与哲学（A），2015，36（09）：17 – 20.

某医院精神科医生的参与①；郭俊梅"被精神病"事件的发生离不开深圳市某精神病医院精神科医生的参与②。我们以河南郑州汪飞"被精神病"事件为例进行说明。在这个案例中，涉事精神病医院仅凭非指定性代理人或者伪代理人办理的住院手续，就擅自派人将非精神病人诊断为精神病患者病强制收治，带往医院诊治的行为，严重侵犯了公民的人身自由权和人格尊严权，对汪飞"被精神病"事件负有重大责任。事件发生后，新闻媒体展开了激烈的讨论，社会舆论的观点呈现一边倒的态势，普遍认为涉事医院的行为严重损害了精神卫生医疗机构在社会公众中的良好形象，极大地降低了人们对精神医学医务人员和精神卫生机构的信任度。由此可见，近些年来我国精神医学领域代理失范现象中的的众多"被精神病"事件逐渐导致精神医学领域中的医患生态危机，不仅损害了非精神病人的利益，同时也对我国精神卫生事业的发展带来了严重的打击。

7.2 精神医学领域代理失范性医患生态危机的特异性

7.2.1 危机诱因非疾病化

精神医学领域代理失范性医患生态危机诱因的非疾病化特异性指的是诱发该危机的原因不是精神疾病而是与疾病无关的其他因素所表现出来的与一般性医患生态危机的疾病性诱因截然不同的特征。就一般情况来说，精神医学领域代理失范性医患生态危机作为医患生态危机的一种，其诱因应该与精神疾病相关。因为纵观医疗卫生领域中的严重医患危机几乎都与疾病相关。譬如，哈尔滨杀医案的诱因就是患者因强直性脊柱炎的治疗问题与医生发生矛盾，浙江温岭杀医案的诱因就是患者因鼻内镜下鼻腔微创手术结果持有异

---

① 朱金红"被精神病"事件：据报道，2010 年 3 月，因房产问题，江苏南通归国女士朱金红被其母和姐姐强制送入南通市第四人民医院接受长达 191 天的"精神病治疗"，并拒绝朱金红自行出院的请求。事件被曝光后，在舆论压力下其母最终同意签字，朱金红出院。后朱金红将母亲和南通市第四人民医院告上法庭。

② 郭俊梅"被精神病"事件：据报道，2009 年 12 月，深圳市第二人民医院护士郭俊梅因奖金问题与院方领导发生冲突，后被深圳市康宁医院诊断为偏执性精神障碍并强制收治。郭俊梅出院后将深圳市第二人民医院和深圳市康宁医院等告上法庭。法院一审判决深圳市第二人民医院为郭俊梅恢复名誉并赔礼道歉，同时赔付抚慰金。

议问题与医生发生矛盾，北京孙某斌暴力杀医生事件的诱因就是患者家属因病人住院问题与医生发生矛盾。而精神医学领域代理失范性医患生态危机的诱因却与精神疾病无关，表现出非常明显的非疾病化特征。也就是说，精神医学领域代理失范性医患生态危机的诱因通常与精神疾病的诊断、治疗甚至费用无关，而是一些完全外在于精神疾病的因素。在引发严重医患生态危机的系列"被精神病"事件中，几乎所有这些事件的诱因都与精神疾病关联性不大，都不是精神病人或者其代理人与医务人员因为精神疾病的诊疗、用药和费用矛盾引起的，而是因为其他利益相关者或者社会机构及政府部门与非精神病人存在利益冲突，而利用"精神病"和精神疾病治疗机构来对非精神病人实施打压而发生的。譬如，邹宜均"被精神病"事件的诱因是离婚补偿款归属纠纷，朱金红"被精神病"事件的诱因是房产权属纠纷，郭俊梅"被精神病"事件的诱因是科室奖金分配问题，徐林东"被精神病"事件的诱因是房屋拆迁拍照问题。

为何精神医学领域代理失范性医患生态危机的诱因会呈现出非疾病化特征呢？重要原因在于精神病是一种具有可利用性疾病。由于精神疾病的诊断存在明显的行为依赖性，或者说是由于精神疾病诊断主要不是通过病理分析而是通过患者行为的异样性或者怪异性来实施的。譬如，如果某人的行为存在幻听、幻视、幻嗅、幻味、幻触、被害妄想、关系妄想、影响妄想、嫉妒妄想、夸大妄想、非血统妄想、攻击性、不协调性兴奋、易激怒、离群独处、缺乏积极性和主动性等等异乎常人的状况，就大致可以诊断其为精神分裂症[①]。由于精神疾病导致的行为异样性原因，在非专业性的人看来，如果一个人的行为稍微有点异乎寻常，那么他就存在患有精神疾病的可能性。因而，一旦某个人的行为稍微偏离了正常状态或者稍微有点偏激，即使被诊断为精神疾病（如精神分裂症、抑郁症或者双相情感障碍等）也不会引起人们的过多怀疑。同时被诊断者也无力证明自身未曾罹患精神疾病，即使证据确凿也难以让人们确信。在这种情况下，当一些拥有强权或控制地位的利益相关者或机构与某些逐利性较强或者依附性较强的精神卫生医务人员或精神

---

① 注：精神分裂症（schizophrenia）是一种慢性、严重性、致残性脑病。它以感知觉、思维、情感、行为等多方面障碍，以及精神活动的不协调为特征，常见表现为幻听、偏执、奇特的妄想或语言和思维紊乱，伴随明显的社会或职业功能障碍，通常典型症状出现在成年早期。

卫生治疗机构勾结起来实施失范行为时，精神医学领域的"被精神病"事件就会不可避免地发生。然而，当人们面对"被精神病"事件的真相时，在同理心、恻隐心以及正义感的影响下，却会产生不平、愤怒甚至愤慨等情绪。在不平、愤怒甚至愤慨等情绪的作用下，人们的即时情感判断就是，精神卫生医务人员和精神卫生机构都是唯利是图、见利忘义甚至草菅人命的利欲熏心之徒。人们对精神卫生医务人员和精神卫生机构的极不信任感因而产生，精神医学领域代理失范性医患生态危机也就随之形成。

7.2.2　主导角色医疗机构化

精神医学领域代理失范性医患生态危机的主导角色医疗机构化特异性，指的是该危机的引发主体是单一的精神卫生诊疗机构所表现出来的与一般性医患生态危机引发主体医患双重性截然不同的特征。在绝大多数情况下，医患生态危机的主导角色具有双重性甚至多重性，也就是说医患生态危机是由医方和患方共同主导的。我们以医患生态危机的代表性事件——2012年哈尔滨医科大学附属医院杀医案为例进行说明。该案件的发生主要是由于罹患结核病和强直性脊柱炎的患者李某男与哈尔滨医科大学附属医院的风湿免疫科的医务人员之间的矛盾导致的。这个案件引发主体的责任虽然有轻重之分（患者故意杀人应该承担最为主要的责任），但是并不意味着该案件是单主体性的或者说就是完全由患者主导而医务人员没有任何参与行为的。事实也表明在此案件的发生过程中，医务人员还是被动性地起到了主体作用的。据报道，患者李某男总共来该医院六次，风湿免疫科的个别医务人员存在态度不好、解释不到位等情形，李某男住院期间还存在过精神异常现象。这就说明医务人员还是在一定程度上（注：非常轻微）扮演了哈尔滨医科大学附属医院杀医案这一医患生态危机代表性事件引发主体角色的。而精神医学领域代理失范现象内生性医患生态危机主导角色却与精神病人无关，几乎全部都是由精神疾病医疗机构完全主导①。由于精神医学领域代理失范现象内生性医患生态危机主要表现为"被精神病"现象，因此，本书基于精神医学

---

① 注：虽然精神医学领域代理失范现象内生性医患生态危机的引发因素包括一些非制度性代理人（如相关政府部门、利益相关者等），但这些因素与医患生态危机的关联性不紧密。因此，这些因素只是法律层面上的发生在精神医学领域的民事案件的主导角色，不能算作精神医学领域代理失范现象内生性医患生态危机的主导角色。

领域代理失范现象内生性医患生态危机的代表性事件——"被精神病"事件展开分析。

就精神医学领域代理失范现象内生性医患生态危机的代表性事件——"被精神病"事件的主导角色来说,就是单一性的精神疾病医疗机构——精神病医院、精神卫生治疗中心或者精神残疾人康复中心等。事实也是如此。在几乎所有引发精神医学领域代理失范现象内生性医患生态危机的"被精神病"事件中,主导角色都是精神疾病医疗机构。譬如,彭宝泉"被精神病"事件中的某精神病医院单凭派出所民警的一面之词或者要求再加上彭宝泉行为上的"偏激"就予以强行收治,徐林东"被精神病"事件中驻马店某精神病医院和漯河市某精神病医院仅凭镇政府的要求再加上徐林东偏激性的"找麻烦""爱上访"行为就予以强行收治,汪飞"被精神病"事件中郑州某精神病医院仅凭汪飞前妻的要求就予以强行收治。在一系列的"被精神病"事件中,人们发现不存在任何严格意义上的精神病人扮演了主导角色,因而那些被诊断为精神病的当事人最终都被证明不是精神病人,而是完全意义上的正常人(个别人的行为有些偏激但达不到符合精神病人的诊断标准)。"被精神病"事件中的徐林东、汪飞、邹宜均、郭俊梅等都最后被权威精神医疗机构确认为非精神病人,而且基本都是无辜的。因此,由于医患生态危机主导角色的构成框架中精神病人完全消失,精神疾病医疗机构的完全主导性就成为精神医学领域代理失范性医患生态危机主导角色明显的特征。

7.2.3 损害对象外在化

精神医学领域代理失范现象内生性医患生态危机损害对象外在化特征指的是该危机所表现出来的损害对象超出精神医学医患生态系统并对精神医学医患生态系统之外的非精神病人产生了严重的侵害性后果的特异性。从理论上来说,医患生态危机的侵害或者损害对象都应该只是系统内的人群,系统外的人群即使受到侵害或损害也只是间接性的,侵害程度也应该远远低于系统内的人群。因而,精神医学领域代理失范现象内生性医患生态危机的损害对象也只应该是精神病人及其代理人或者其他利益相关者、精神卫生医务人员以及精神疾病诊疗机构。

然而，事实却恰好相反，精神医学领域代理失范现象内生性医患生态危机并没有对精神病人产生直接的侵害或者损害，而是对精神医学医患生态系统外的人们产生了直接而严重的侵害或者损害。在精神医学领域代理失范现象内生性医患生态危机的系列代表性事件——"被精神病"事件中，遭到损害的对象几乎都不是精神病人。即使个别对象存在与精神疾病某种程度的相似性，但最后都证明不属于严格意义上的精神病人。譬如，"被精神病"事件中的徐林东、彭宝泉、郭俊梅、朱金红、邹宜均等人虽然存在性格上的些许偏激或者情绪上的固执，但是最后权威机构的诊断评估结果都证明他们都是非精神病人。由此可见，精神医学领域代理失范现象内生性医患生态危机损害对象存在明显的与一般性医患生态危机不同的外在化特征。

精神医学领域代理失范现象内生性医患生态危机损害对象外在化特征的形成原因是什么呢？该危机的形成原因与精神疾病可利用性、外在强力干预、精神卫生医疗机构或医务人员法治观念淡漠之间综合作用的关联较为紧密。精神疾病的可利用性指的是该疾病具有被利用来实现达到某种不可告人目的或非法目的的特性。前文已经对精神疾病的可利用性进行阐释，这里不再赘述。① 古往今来，历史上那些被戴上精神病人帽子而被剥夺各种权利的人们都是这种可利用性的受害者。外在强力的干预指的是精神医学领域代理失范现象内生性医患生态危机的形成总是存在着各种不同形式的外在于精神医学领域之外的强大势力的插手或者推动。这些外在强力可能是集体性的机构（如徐东林"被精神病"事件中的某乡政府、彭宝泉"被精神病"事件中的某派出所），也可能是个体性的个人（如朱金红、邹宜均"被精神病"事件中的母亲，汪飞"被精神病"事件中的前妻）。

精神卫生医疗机构或医务人员法治观念淡漠指的是这些机构或人员对与精神医学或者医学相关的法律法规（如《精神卫生法》《中华人民共和国执业医师法》）缺乏了解，法律知识欠缺，缺乏依法行医的从业精神。当外在强力（如金钱引诱、世俗权力压迫以及人际关系等）进行干预时，他们就难以依法对诊疗对象做出科学的诊断，非精神病人也就沦为精神病人从而受

---

① 这里强调的一点是，精神疾病的可利用性并不是说这种疾病是可以随时随地被人们利用而不用承担任何道德或法律责任，也不是说这种疾病比其他疾病更令人担忧或厌恶。

到巨大侵害。在精神疾病可利用性、外在强力干预、精神卫生医疗机构或医务人员法治观念淡漠的综合作用下，精神医学领域代理失范现象内生性医患生态危机损害对象外在化特征最终得以形成。

7.3 缺位、缺失与缺欠：精神医学领域医患生态危机的伦理表征

7.3.1 精神病人道德价值认知的严重缺位

人们对精神病人道德价值认知的严重缺位，是代理失范语境中精神医学领域医患生态危机的重要伦理表征。精神病人的道德生态价值主要表现为以下两个方面。第一，宏观层面。精神病人作为自然性人类与社会性人类之间的过渡体，为人类认知自身的"生态物性"或者"自然属性"提供了真实的可体验参照。当精神病人的疾病异常严重完全丧失自知力和知情同意能力时，如果人们不外在性地赋予他们或认同他们社会性权利和社会属性，那么他们身上就完全有可能只存在人的自然属性，就是纯粹自然属性的人。虽然社会通过道德和法律的方式为精神病人设立代理人来保护他们的权益，但是就精神病人本身来说他们并未就具备了内在的社会属性。当精神病人的疾病缓解或者较轻时，他们身上同时具备自然属性与社会属性，就是严格意义上的社会人。因此，在某种意义上人们就可以把精神病人作为自然性人类与社会性人类之间的过渡体来看待。这种看待并不是要剥夺或降解精神病人的人格尊严，而是要人们认识到他们作为过渡体给人类带来的对自身纯粹自然属性深刻认知的重要价值。除了精神病人，其他任何人都很难愿意主动地牺牲社会属性从而为人类实现深刻认知自身自然属性的目的。而且即使愿意也难以达到纯粹程度。因此，虽然精神病人不是主动牺牲自身社会属性以帮助人类实现自我属性的深刻认知，但是这种被动牺牲也客观上表明了精神病人对人类的道德价值。第二，从微观层面来说，精神病人使人类的"羞耻感"得到现实性体验。羞耻感就是人类个体违背道德或感到个人无能等情形时，基于是非观、善恶观以及荣辱观而产生的一种自觉的指向自我的痛苦体验。① 虽然罗尔斯说过，羞耻包含着一种对我们的人格和那些我们赖以肯定我们自己的自

---

① 崔爱芝. 论羞耻感的当代道德价值 [J]. 四川职业技术学院学报，2010，20（03）：20－22.

我价值感的人们的尤其亲密的相互关系①。但是，人类羞耻感的获得往往是通过感知他人的耻辱行为（如公共场所赤身裸体的羞耻感，偷盗被抓的羞耻感等）而实现的，因为一般情况下人类不可能通过故意实施裸露和偷盗等伤风败俗的耻辱行为来体验羞耻感。那么，人类怎样才能体验羞耻感呢？精神病人的行为为这种体验提供了现实可能性。譬如，当精神病人赤身裸体地走在大街上时，非精神病人总觉得不好意思，有些羞耻感。如果从物理、法理的角度分析，上述羞耻感的形成是毫无理由的。那么上述羞耻感到底是如何产生的呢？其根源在于人们通过换位思考的方式，把精神病人当做自身的某种延伸，导致人们觉得精神病人赤身裸体与自我裸露存在相关性，"羞耻感"就得到了真真切切的道德心理学维度的现实性体验。

由于精神疾病的特异性，精神病人的羞耻感、罪耻感以及生命尊重感等道德感心理或道德意识存在缺损或者完全缺失，其行为举止、思维方式以及认知能力都与非精神病人存在很大差异。这种差异在大多数情况下都表现为违背道德原则规范、法律制度规章以及社会风俗习惯等通识性规则，在诸多情况下可能给人们的生活秩序、财产安全甚至生命安全带来种种危险。个别精神疾病较为严重的精神病人赤身裸体四处游荡、随时随地地破坏财物甚至毫无征兆地攻击他人等行为都较为常见。因而，绝大多数人对精神病人心怀偏见和歧视，表现出厌恶、烦恼甚至敌意等负面情绪，能够做到宽容、理解和同情的人并不多见。在精神病人的异常行为和社会偏见的作用下，长期以来社会对精神病人道德价值的总体评价结论是：精神病人根本上不具备任何道德价值。如果不是因为他们身上一定程度地承载了亲朋戚友或者爱心人士的情感寄托，作为社会的人来说精神病人是完全不值得存在的，是没有任何道德价值的。综上所述，显而易见，人们对精神病人道德价值的认知存在严重的缺位。正是因为精神病人道德价值认知的严重缺位，医患生态系统论失去认知性平衡并导致医患生态系统陷入运行危机。

7.3.2 代理同意制的结构性缺陷

精神医学领域代理同意制的结构性缺陷是精神医学领域代理失范性医患

---

① 钟汉玲，蔡春凤. 精神疾病耻辱感研究 [J]. 临床精神医学杂志，2014，24（04）：272 - 273.

生态危机重要的伦理表征。精神医学领域的代理同意制既是一种法律意义上的制度，同时也是伦理学意义上的道德归法。这种制度为保护精神病人的道德权益起到了较好的作用，进而成为全世界公认的具有精神卫生伦理特异性的代理同意制。然而，在代理同意制具有道德上的内在的善的同时，它也存在一种不可避免的结构性缺陷，即代理同意制框架下精神病人代理人的组建机制缺乏稳定性。由于组建机制的不稳定，代理人变得可以随意替换、更改或者忽视。众所周知，系统是要素的系统，系统通过结构这一形式把内部各要素的联系或制约方式、组建秩序及逻辑关系与予以确定或模式化，以确保自身的稳固性、抗压性和自洽性。因而，结构对于系统来说具有至关重要的意义。以此类推，精神医学生态系统也具有自身的结构。代理同意制作为精神医学生态系统的子系统也拥有自身的内在结构。代理同意制作为一个系统，其内在结构的组建要素分别是精神病人及其知情同意能力、代理人及其代理资格和评估人员及其执业资格。由于代理同意制存在知情同意权利的剥夺、代理家长主义形成以及精神病人脆弱权的消解风险等伦理风险（这一点在第二章中我们已经分析过），因而代理同意系统内在结构组建要素的代理人及其代理资格这个维度就存在一种结构性缺陷，即代理家长主义导致代理泛化，代理泛化导致代理暴力，代理暴力导致医患生态危机。

　　精神医学生态系统中的代理家长主义是代理同意制的结构性缺陷始发点。人们的普适性观念总是认为家长对子女总是善的，因而代理家长主义中的"家长"使得这种观点具有隐蔽性。然而，代理家长主义实质上具有一个致命的缺点，即干预的随意性（这一点第二章中已经讨论论过，此处不再赘述）。干预的随意性一再让精神病人代理人失去约束的同时，也使得精神卫生医务人员以及医疗机构在诊疗精神疾病时对精神病人代理人的代理资格审核失去严谨性。在诸多精神卫生医务人员以及医疗机构的诊疗过程中存在的对代理资格审核不严谨的现象——只要是带携精神病人来就诊的就是代理人——正是代理家长主义干预随意性特征的产物。在目前的代理制没有对代理人随意性所造成的后果以及代理权的非法剥夺进行追责的详细规定的环境下，精神病人代理人的代理资格审核的不严谨为本来无权涉入精神医学生态系统的外在强力提供了可乘之机。这种导致大量非制度性代理人甚至非代理人纷纷利用代理人的身份进入精神医学领域以实现他们不可告人的目的的情

形就是代理异化。代理异化的结果必然会导致代理暴力，因为代理异化主要
表现在"被精神病"现象中。"被精神病"事件等代理暴力导致医患生态危
机也就随之而生。由此可见，精神医学领域代理同意制的结构性缺陷是精神
医学领域代理失范性医患生态危机的重要表现。

7.3.3　精神医学代理伦理的历史性缺欠

精神医学领域代理失范性医患生态危机的伦理表征是精神医学代理伦理
的历史性缺欠。代理人和代理行为是医学领域主要是精神医学领域必不可少
的因素，因而代理伦理的形成也就无可厚非。所谓代理伦理，它指的是由经
济基础、历史传统和现实条件所决定的通过社会舆论、风俗习惯和道德心理
来约束并用善恶进行评价的代理行为准则和规范。代理伦理虽然在医学伦理
中所占的比例较低，但是在精神卫生伦理中却有着举足轻重的地位，因为精
神卫生伦理的主要评价对象——精神病人与代理人之间的关系和非精神疾病
患者与其代理人的关系来说要紧密得多。因而，精神卫生代理伦理在精神卫
生伦理中发挥着极其重要的作用。精神医学代理伦理的历史性缺欠指的是精
神医学领域中的代理伦理相对于精神医学其他方面的伦理存在滞后性和不完
整性。这种情况不是某个医疗机构或某个精神卫生医务人员造成的，而是代
理伦理形成历史相对较晚导致的相关原则规范制定的滞后或不完善所致。例
如，精神卫生伦理在 1977 年第六届世界精神病学大会通过的《夏威夷宣
言》中就基本形成，而精神卫生代理伦理直到 1996 年世界精神病学协会发
布的《马德里宣言》中才开始出现。国际上的精神卫生代理伦理尚且如此，
我国医学伦理的发展本来就滞后于国际进程，精神卫生代理伦理的滞后性就
更为明显。严格来说，我国精神卫生代理伦理直到 2018 年的《精神卫生
法》的颁布才算作是较为完整。由于精神医学代理伦理的历史性缺欠问题，
代理人的代理伦理意识毫无疑问就显得较为淡漠。在精神医学领域代理失范
现象中，代理伦理意识淡漠在非制度性代理人和特殊代理人这两类人身上表
现得尤其明显。我们以"被精神病"现象为例进行说明。

"被精神病"现象之所以产生，除了精神病人伦理价值认知的缺失和代
理同意制的结构性缺陷起到了间接作用以外，非制度性代理人和特殊代理人
代理伦理意识的淡漠也起到了很大的诱发作用。调查发现，几乎所有的

"被精神病"事件中，非制度性代理人和特殊代理人的代理伦理意识都是非常淡漠的。事实上在我国几乎所有的"被精神病"事件中，非制度性代理人和特殊代理人都存在较为严重的代理伦理意识淡漠现象。例如，在邹宜均、朱金红、何锦荣、汪飞、段嘉河、彭宝泉、郭俊梅以及徐武等人的"被精神病"事件中，作为非制度性代理人的邹宜均母亲、朱金红母亲、何锦荣妻子、汪飞前妻、段嘉河某儿子、十堰市某派出所、深圳市某医院以及武汉市某公安局本来没有获得法律和道德意义上的代理权但是却依然强行实施代理行为，作为特殊代理人的精神病医院、精神疾病康复中心或者心理医院明知道上述代理人根本不具备代理资格也强行默认他们的代理行为。这些事件中存在的对代理同意权利的侵犯或者损害行为毋庸置疑地表明，代理人的代理伦理意识毫无疑问就显得较为淡漠。一再出现的"被精神病"事件已经产生了极其不良的社会影响，人们对精神卫生医疗机构的质疑声不绝于耳，对精神卫生医务人员产生了极为严重的不信任感，精神医学领域的医患生态危机初露端倪。虽然，"被精神病"事件的直接原因是代理人代理伦理意识的淡漠，但是代理伦理意识淡漠的根源又在于精神医学代理伦理的历史性缺欠，所以精神医学代理伦理的历史性缺欠也必然性地成为我国精神卫生医患生态系统危机的主要伦理表征之一。

8　人性还原危机：精神医学领域代理失范现象的终极性社会后果

虽然精神医学领域代理失范现象导致了精神病人个体性生存危机和群体性的医患危机等严重的社会后果，但是这两种社会后果还不是极为严重的。事实上还存在一种极为严重的社会后果，这种后果的影响已经远远超出精神医学领域和医患领域，它将对整个人类的社会性生存形成终极性的冲击。精神医学领域代理失范现象的对人类社会的终极性冲击是什么呢？这种终极性冲击就是人性还原危机。精神医学领域大量存在的人格尊严权利的无限剥除、自主决定权利的残酷剥离和自由行动权利的绝对剥夺等情形表明，精神病人甚至非精神病人正面临着"从人还原为物"或者说"人性还原"的严峻危机。这种"人性还原"危机就是精神医学领域代理失范现象可能导致的终极性社会后果，人们必须对其予以足够的关注并尽力缓解。

8.1　人性还原危机的内涵辨析

8.1.1　人性还原的伦理本质和后果

还原主义（Reductionism）认为现实生活中的每一种现象都可看成更低级、更基本的现象的集合，可用低级运动形式的规律代替高级运动形式的规律。① 在还原主义理论体系中，"还原"是一种哲学认知方式，就是将高层次还原为低层次、将整体还原为部分。所谓人性还原，它指的是人类从作为

---

① 朱慧，周颖秀. 从还原主义看科技的异化［J］. 西南石油大学学报（社会科学版），2013，15（01）：108－113.

人的"类属性"———社会属性被消解而退化为只具有自然属性的纯粹生物学意义上的人，或者说是指人从作为生态界的高层次的具有社会属性和自然属性的人类由于社会属性消解而降格为低层次的仅仅只有自然属性的物类。还原主义理论家拉美特利曾说："让我们大胆地断言，人是一部机器，整个世界仅有一种物质，万事万物只是它的变形。"① 在拉美特利的视野中，人类不仅可以还原为物类，而且本身就是一种毫无自由意志和自然天性的机器。还原主义的另一个代表人物霍尔巴赫则的人性还原观则更为偏执。他宣称："如果人类竟相信自己是自由的，那么这只能显示一种危险的幻想和智力的无能。人类是由原子构成的，原子的运动是他前进的助力；不依赖于他的客观条件决定着他的性质，指引着他的命运。"②

人性还原本质上是一种伦理命题。人类如果要还原为物类，所需要的前提种类繁多，如社会实践前提（劳动）、社会关系前提、社会伦理前提等。在诸多的前提中，伦理前提是最为核心的前提。所谓伦理前提，它指的是人类道德意识或道德规范（如道德原则、道德准则）对一种事物、行为或现象形成或消失所给出预先判断标准。或者说，伦理前提是指判断一种事物、行为或现象形成或消失的先在性道德参照。在人类社会中，特别是与人的善恶得失、生杀予夺以及生死存亡相关的行为或现象形成或消失的过程中，相对于历史、政治、生物甚至法律前提来说，伦理前提是一种最为重要的参照物，因为它从根本意义上对人的善恶得失、生杀予夺以及生死存亡等行为或现象进行"人性"判断。

人性还原的伦理本质是什么呢？人性还原本质上是人的人格尊严意识的剥离。或者说人性还原本质上是消除人的人格尊严这一道德意识，因为还原主义的机械论"使人类沦落为运动着的物质、自然力量的玩偶，从而剥夺了人类的自由（注：自由即尊严）意志"③。人格尊严意识之所以能够成为

① Floyd W M. The Broken Image：Man，Science and Society［M］. New York：Anchor Books，1966. 13.

② Cassirer E. The Philosophy of Enlightenment［M］. Princeton：Princeton University Press，1951：65.

③ 董立河. 试论还原论与整体论的互补与共存［J］. 太原师范学院学报（人文科学版），2002（03）：42－45.

人性还原的本质性对象，主要是由人格尊严意识在人类与"物类"相区别过程中的根本性作用决定的。在人类处于最原初的状态时，不管是生活习性、五官长相还是行为举止都与"物类"存在诸多相似之处。"人类"行为与"物类"活动之间的区别不像当下这么明显，有时甚至通过外观还难以辨别。那么，人类原初状态时，"人类"与"物类"是如何最终得以区别的呢？或者说这种区别的依据是什么呢？按照现在的理解，这种区别依据就是人的人格尊严意识①（如羞耻感、尊贵感以及严肃感等）。当人具备了人格尊严意识时，他就是社会意义上的人类。当人没有具备人格尊严意识时，它就是"物类"式的人类，或者说它处于"物类"到人类的转变状态。

人性还原存在严重的后果，最为严重的后果就是它会导致人类社会的终极性伦理危机。人类社会的终极性伦理危机包括个体性或总体性的伦理危机。个体层面的伦理危机主要表现为两个方面。由于丧失了人性，个体的人要么陷入完全不受道德或法律制度约束或规范的野蛮人并具有严重的社会破坏性，要么沦为毫无自我尊严意识和权利意识的物化人并任人宰割。个体层面伦理危机的最终结果必然会破坏人类社会的建构基础，导致人类社会的发展机制崩溃。总体层面的伦理危机主要表现为两个方面。由于丧失了人性，人类社会要么陷入完全毫无道德规范和秩序规范的动物群落并且相互之间血腥争斗、彼此残杀，要么沦为毫无道德意识和秩序意识的物化人群而麻木不仁。不管是人性还原导致个体性的道德危机还是导致总体性的社会伦理危

---

① 注：有人会提出质疑，劳动意识而非人格尊严意识是"人类"与"物类"最终区别的依据，因为马克思主义理论认为，劳动在人从生物学意义上的"物类"转变为社会性人类的过程中起到决定性作用。这种观点有一定道理，但依然是缺乏逻辑和理性的。虽然人格尊严意识是人在劳动基础上逐渐形成的，但在后续的人是人类的认知与定位过程中人格尊严意识所起到的作用却比劳动更为明显。之所以出现这种情况，是因为在后来人类社会的发展过程中丧失劳动能力的人比比皆是，但是由于人格尊严意识的存在，他依然被他人定位为"人类"而不是"物类"。即使某些人因特殊原因丧失了人格尊严意识，但是人们依然会赋予他们人格尊严权利。当然，人们也会对丧失劳动能力的人赋予他们的劳动权利，但是相对来说人格尊严权利的重视程度要比劳动权利高得多。同时，对丧失人格尊严意识的人的人格尊严权利的保护也要比丧失劳动能力的人的劳动权利的保护敏感得多。尽管劳动和人格尊严在"人类"与"物类"的区别领域中所起的作用存在差异性，但是不可否认的是，二者都是区别"人类"与"物类"的界限。只不过劳动是社会学意义上的界限，而人格尊严是伦理学意义上的界限罢了。从某种意义上可以说，劳动使人成为哲学意义上的人类，而人格尊严意识使人成为了道德意义上的人类。马克思主义理论关于劳动与人类的形成理论是非常正确的。但由于马克思主义的劳动理论不是从伦理维度而是从哲学维度来阐释劳动意识，所以人格尊严意识而不是劳动意识成为了"人类"与"物类"最终区别的伦理依据。

机，其最终结果必然使人类社会失去意义、价值以及合理性，最终不可避免地走向消亡。2015 年研究人员利用基因编辑技术 CRISPR/Cas9 操作人类胚胎和 2018 年利用基因编辑技术干预人类胚胎并诞下基因编辑婴儿的事件之所以引起整个世界科学界和伦理学界的恐慌，根本原因之一就在于基因编辑技术本质上是还原主义思维在医学技术中的滥用并将导致现实上的个体性和总体性人性还原危机。

8.1.2　人性还原的实现方式

人性一旦还原，人的道德痕迹或伦理属性就必然完全消解。即使存在人类的生物性躯体依然存在，即使人的劳动、交往和思维等活动还存在，人类社会也必然最终走向消亡。上述分析虽然具有一定的说服力，但是依然难以使人清楚明白地理清人性还原可实现性问题。因此，为了使人们对人性还原的可实现性有一个清晰的逻辑印象，就必须对人性还原的实现方式进行较为系统的阐释。

人性还原的主要实现方式是消解人类的社会性权利。为何消解人类的社会性权利而不是直接消解人类的人的"类属性"能够成为实现人性还原的可行方式呢？对这个问题的回答必须厘清人类在实践过程中对判断人之为人而非物的标准——人的社会属性和人的社会性权利之间的深刻关联。人之所以为"人"，是因为他不仅具有自然性生存本能（如存活、饮食以及避险等），同时也拥有社会属性（如人格、尊严以及自主等）。但是，"人之为人，区别于其他动物，主要是在于人有社会属性，这是人的根本属性。"① 人类的作为人的"类属性"是由他拥有的人格、尊严以及自主等社会属性组建或构成的。因此，人类的作为人的"类属性"也就是人类的作为人所具有的社会属性。由于人格、尊严和自主等社会属性非常抽象，人们难以直接体验和观察。即使通过尖端的自然科学技术（如基因编辑技术）也难以体验和观察。因此，直接消解作为人的"类属性"在现实上是不可行的。

那么，消解作为人的"类属性"的现实方式是什么呢？人类把抽象的社会属性形象化的社会实践习惯和人的社会属性与社会性权利之间的深刻关

① 王孝哲．论人的社会属性［J］．天府新论，2006（01）：27-29．

联为这个问题的解答提供了较好的思路。为了便于体验和观察困锁在抽象樊笼中的人格、尊严和自主等社会属性，人们把人格、尊严和自主等社会属性以道德或法律形式体现出来，使之转变成为社会性权利并以文字性的或语言性的制度、规范或原则等方式予以固定化、形象化和可体验化。在现实生活中，虽然抽象的人格、尊严和自主等社会属性与形象的人格权、尊严权和自主权等社会权利在使用过程中存在一定的差异，但是绝大多数情况下人们都是将二者等同起来使用的。一旦作为社会属性的人格、尊严和自主被提起，人们就会马上将它们视为人格权、尊严权和自主权等社会性权利。这种抽象属性的形象化现象使得人们在社会实践中不再过分追求难以捉摸的人之为人的社会属性，转而追求具体而确定的社会性权利。于是，判断人之为人的社会性标准就从原初性的实体性的人格尊严这一社会属性转变为衍生的程序性的社会性权利，区分"人类"和"物类"的核心伦理界限也就从人格尊严转变为人格尊严权利。由此可见，人的社会属性和人的社会性权利之间是存在着显著的深刻关联的。而这种深刻关联使人们在区分"人类"与"物类"之时不必纠结于抽象的人格、尊严和自主等社会属性，只要集中关注形象的可体验的人格权、尊严权和自主权等社会性权利即可。因此，上述深刻关联表明，人性还原的实现方式就是消解形象而具体确定的人类的社会性权利。

8.1.3　人性还原的判断依据

虽然消解人的社会性权利是人性还原的现实方式，社会性权利代替人的"类属性"使得消解抽象的难以捉摸的人性还原的实现方式变得相对简单，但是并不意味着人的社会性权利的消解就会一蹴而就。社会性权利的消解其实也是一项艰难的任务，其艰难性在于人的社会性权利纷繁芜杂，人性还原过程中要做到逐一转移或剥离这些权利是不可能的。那么，是不是说人性还原就变得不可能了呢？答案是否定的。要实现人性还原并不一定要把人的所有社会性权利都逐一转移或剥离，因为它存在一种能够达到精准识别程度的判断依据。这个依据就是在代理制下彻底剥离人的人格尊严权。人格尊严权彻底剥离状况之所以能够成为人性还原的精准判断依据，是由人格尊严权在人的社会性权利中的始源性地位决定的。

所谓始源性权利，指的是能够衍生其他所有权利的权利。这种权利是其他所有权利的原因，其他所有权利都只是作为这种权利的结果而存在。没有人的始源性权利，其他所有权利都会失去存在的合理性。尽管人的社会性权利纷繁芜杂，它并不意味着所有的社会性权利都是始源性、原生性或初始性的。从理论上来说，人类始源性的权利衍生了其他所有的社会性权利。没有始源性的权利，人类的其他所有的社会性权利都因失去基石而不可能产生。在人的所有的社会性权利中，绝大部分权利都是衍生性、次生性或者派生性的。因此，人性还原并不意味着要把人类所有社会性权利逐一剥离，而是只需找到人的始源性的权利则可，因为始源性权利一旦彻底剥离，人的社会性权利系统就会土崩瓦解。人的社会性权利系统土崩瓦解，人就完全沦为"物类"，人性还原就彻底完成。

　　人格尊严权利是人之为人最为始源性的权利。人格尊严权为何能成为人之为人最为始源性的权利，我们可以从世界性文件和各国法律对它的重视程度判断出来。旨在保护人权的第一个世界性文件——《世界人权宣言》的序言的第一点以及宣言的第一条都是对"人格尊严"的强调。① 在世界各国的宪法中，"人的尊严"具有极其重要的意义，被誉为现代宪法的"核心问题"。② "人的尊严"是宪法的最高价值，它以人的主体性为基础，在整个宪法中具有原则性的指导作用。③《中华人民共和国宪法》第三十八条规定："中华人民共和国公民的人格尊严不受侵犯。"④《俄罗斯联邦宪法》第二十一条规定："人的尊严受国家保护，任何东西均不得成为诋毁人格的理由。"⑤《意大利宪法》第三条规定："所以公民都具有同等的人的尊严且在法律面前一律平等。"⑥《德国基本法》第一条的规定："人的尊严不可侵犯，尊重及保护此项尊严为所有国家机关之义务。"⑦《白俄罗斯共和国宪

---

① 注：《世界人权宣言》序言第一点：鉴于对人类家庭所有成员的固有尊严及其平等的和不移的权利的承认，乃是世界自由、正义与和平的基础；《世界人权宣言》第一条：人人生而自由，在尊严和权利上一律平等。他们赋有理性和良心，并应以兄弟关系的精神相对待。
② 杨志华. 论宪法上的"人的尊严"[J]. 重庆电子工程职业学院学报，2011，20 (04)：63－66.
③ 杨志华. 论宪法上的"人的尊严"[J]. 重庆电子工程职业学院学报，2011，20 (04)：63－66.
④ 参见《中华人民共和国宪法》
⑤ 参见《俄罗斯联邦宪法》。
⑥ 参见《意大利宪法》。
⑦ 参见《德国基本法》。

法》第二十五条规定："国家保障个人自由、人身不受侵犯和个人尊严。"①
从《世界人权宣言》和各国法律对人格尊严的重视程度以及人格尊严在
《世界人权宣言》和各国法律中的基础性地位完全可以推断，人格尊严权利
是人之为人的始源性权利。

人格尊严权利作为始源性权利，是人之为人所必须拥有的核心道德权
利。如果人之为人所必须拥有的始源性道德权利已经丧失，就可以认定
"人类"已经部分或整体地还原为"物类"。因为人格尊严权这种始源性道
德权利是区分"人类"和"物类"的核心伦理界限，一旦这个界限被突破，
"人类"还原为"物类"的可能性就转化为现实性。虽然区别人与"物类"
的始源性权利——人格尊严权已经从纷繁芜杂的社会性权利中剥离出来，但
是如何才能彻底剥离人格尊严权呢？或者说，要通过何种方式才能彻底剥离
人格尊严权呢？事实上人类已经为这种"剥离"提供了现成的方式，即代
理同意制。

为了保护没有能力实现自身人格尊严权利的人群，人类专门设置了一种
制度——代理同意制。代理同意制度的实现方式就是把缺乏同意能力的人的
知情同意权利转移给代理人。如果委托人的知情同意能力彻底缺乏，那么他
的知情同意权利就可完全转移给代理人。譬如，当病人由于缺乏做医疗决定
的自主能力而又涉及病人医疗判断、医疗方案的选择或决定时，在医生向病
人和病人家属说明有关医疗的好处、危险性和可能发生的其他情况等信息之
后由病人家属为病人做出同意或不同意的决定。② 由于知情同意权利是代理
同意制的设置基础，知情同意权利作为一种道德权利，其基本依据就来自于
人的自主性。结合本章关于自主权作为人类始源性权利的人格尊严权衍生物
的论证，我们可以作如下推论：不管是从"人类"与"物类"之间伦理界
限的角度还是从消解人的"类属性"——社会属性的角度分析，代理同意
制下的人格尊严权的彻底剥离就意味着人的"类属性"根本丧失。即使这
种剥离没有给委托人带来实质性伤害，甚至起到了较好的保护作用，但是这
只是外在性的或者时充满不确定的。一旦代理人属于极端利己主义且品质及

---

① 参见《白俄罗斯共和国宪法》。
② 施卫星. 家属代理同意和病人自主权［J］. 医学与哲学，1997，18（8）：434－435.

其邪恶，将委托人的人格尊严权据为己有使之成为其谋取不当利益的工具并且丧心病狂地使用，委托人作为人的"类属性"就完全处于实质性的丧失状态。在这种情势下，人性还原的可能性就转变为现实性。至此，人性还原的精准判断依据就显露出来，即在代理制下彻底转移人类的人格尊严权利。

8.2　人性还原语境下作为还原体的人的特征诉求

8.2.1　物人属性兼备性

在人性还原语境下，并不是所有的人类都能成为还原体。因为还原体作为人类还原为物类的实现载体，具有严格的特征要求。物人属性兼备性是人性还原语境下还原体的第一个特征诉求。所谓人性还原语境，指的是为了对"人类"还原为"物类"情形进行讨论所必需的语言环境。这种语境的明显特征就是被动性，因为在人类的实践活动中不可能主动营造一种把"人类"还原为"物类"的语言环境。该语境是在人类未曾自觉意识到的情况下形成的。譬如，日本731部队人体实验①当中把受试者称之为"马路达（圆木）"②的过程中就为人们讨论"人类"还原为"物类"提供了研究或讨论语境。尽管异常残忍的日本731部队人体实验中存在诸多把"人类"还原为"物类"的行为和观念，但是惨无人道的实验者也未必主动设置"人类"还原为"物类"语境，他们甚至声称其研究是为了人类医学技术的发展进步而实施的。"人类"还原为"物类"语境下的还原体指的是能够承载人类还原为"物类"这种活动或行为的具体的人（譬如日本731部队人体实验中的受试者）。要使"人类"还原为"物类"的假设转化为现实，在人性还原语境中，其还原体必须具备这一基本特征，即物人属性兼备性。

---

　　① 注：日本731部队人体实验指的是1932年至1945年间，侵华日军731部队军医石井四郎发起的在我国哈尔滨平房地区实施的包括活体解剖、细菌感染实验、毒气实验、高空医学实验、冻伤实验和人体生理实验在内的惨无人道的人体实验，其令人发指的残暴程度远远超过同时期德国纳粹人体实验。日本731部队人体实验受害人数难以统计，但至少达3000人以上。（李伦，何瑛. 二战期间侵华日军人体实验的伦理审视［J］. 伦理学研究，2015（05）：11－17.）
　　② 注：日本731部队人体实验所有被送入特设监狱的人失去自由，失去人权，被编上一个号码，成为无姓无名、无发言权、无人权的"圆木"。（李伦，何瑛. 二战期间侵华日军人体实验的伦理审视［J］. 伦理学研究，2015（05）：11－17.）

为了便于人们把还原体的物人属性兼备性特征理解得更为透彻些，对物人属性兼备性所包含的物的"类属性"内涵作较为详细的分析是必要的。物的"类属性"指的是自然属性，是"物类"之所以成为"物类"并且与"人类"相联系的基本性状。物的"类属性"种类繁多，如活动性、感觉性以及饮食性等。物的"类属性"具有两大共同的特点，即本能性和非道德性。本能性指的是"物类"的活动都是本能的产物。不管"物类"活动如何敏捷、感觉如何敏锐、行动如何可爱，这些现象都不是有意识的自觉发生的结果，都是本能性的反应。譬如，动物之间的相互帮助活动（如上文所说的大象救小象）、相互关爱活动（如乌鸦反哺）以及相互协同活动（如狼群引诱性的猎食）等，这些活动都是本能性的反应，而非经过经验和理论理论论证后的有意识行为。非道德性指的是"物类"的活动都与道德品行无关，都不能进行道德评价。不管物类的活动如何团结关爱、如何机智敏捷、如何邪恶不堪，人们对它们的活动都不能进行善恶评判。譬如，虽然动物之间存在帮助活动（如大象救小象）、关爱活动（如乌鸦反哺）以及守护活动（如犬类护主）等等，但是这些活动都不是道德德性的表现。人们不能因为大象救小象、乌鸦反哺以及狼群诱食而评价它们具有团结、奉献和忠诚精神。

作为还原体的人的"类属性"指的是"人类"之所以成为"人类"并且与"物类"相联系和区别的基本性状。人的"类属性"种类较"物类"更为繁多，因为它们除了存在自然属性以外还包括社会属性。人的自然属性与动物相差无几，不再赘述。人的社会属性具有自觉性和道德性。自觉性指的是人类的活动都是意识的产物。不管人类活动敏捷或迟钝，思想深刻或浅薄，观念善良或邪恶，这些行为的发生都是有意识的自觉发生的结果，都是自觉性的反应。譬如，人类的见义勇为行为、救死扶伤行为或者见利忘义行为等，这些活动都是意识支配下的自觉性的反应，是经过经验和理论理论论证或者简单判断后的有意识行为。道德性指的是人类的社会性行为几乎都与道德品行关联紧密，都可以进行道德评价。不管人类的思想如何麻木或崇高，观念如何低劣或高尚，行为如何无耻或端正，人们对这些活动都能进行善恶评判。譬如，军人临阵逃脱与濒临饿死者杀人相食二者都是出于无奈的行为。如果"物类"出于上述原因而有上述行为，毫无疑问都是无可厚非的。但是军人、濒临饿死者都是具有社会属性的人类，他们的行为不能够像"物类"一样免于惩罚。

还原体的物人属性兼备性，指的是还原体既具有人的"类属性"（社会属性），同时也必须具备物的"类属性"（自然属性）。如果这种还原体仅仅具备人的"类属性"而不具备物的"类属性"，那么，这个还原体就是伪还原体，因为他是不可还原的。当然，这种还原体只是一种理论性的假设，在现实中是不存在的。因为只要是"人类"还原为"物类"语境下的还原体，他就必须是人，而人在还原之前是具备物的"类属性"（如避险性、活动性等）特征的。在还原体的物人属性兼备性特征中，物的"类属性"比人的"类属性"具有还原秩序的逻辑优先性，人的"类属性"比物的"类属性"具有还原秩序的级别高阶性。也就是说，还原体必须按照这两种秩序对物的"类属性"和人的"类属性"进行排序，还原过程才能得以实现。如果物的"类属性"在逻辑秩序上优先于人的"类属性"，物的"类属性"在级别秩序上高于人的"类属性"，那么还原活动就不可能存在。当然，我们从还原体的物人属性兼备性特征的内涵分析可知，虽然人类的"类属性"——社会属性和自然属性——的理论地位相同，但是如果考虑到人性还原的具体语境，二者的地位就存在很大差异。具体来说，社会属性出于主体地位，自然属性处于从属地位，因为自然属性只是还原的参照对象，社会属性才是还原对象。

8.2.2　自知力丧失性

自知力丧失性是人性还原语境下还原体的第二个特征诉求。自知力指的是人们对其本身精神病状态的认识能力，即能否觉察或识别自己有病和精神状态是否正常，能否正确地分析和判断，并指出既往和现在的表现与体验中哪些是属于病态。① 从一般意义上来说自知力是人类对自身的自然属性和社会属性及其作为外化形式的社会权利的自我认知能力。自知力既是人类对自身属性进行认知的生物性前提，也是人类的社会权利得以实现的伦理前提。自知力丧失性指的是在人性还原的具体语境中作为还原体的人必须是自知能

---

① 沈渔邨．精神病学［M］．北京：人民卫生出版社，2010：166 – 167．

力的完全缺失性状。为何必须是完全缺失而不是部分缺失呢？这是由于物类完全没有自我意识所致。如果还原体的自知力没有完全缺失，即使把他们的社会性权利全部转移或剥夺，他们的人格尊严意识依然存在。只要人格尊严意识存在，作为还原体的人就不可能还原为纯粹意义上的"物类"。除此之外，即使把还原体的社会性权利全部转移或剥夺，他们的人格尊严意识的衍生物——自主决定意识也依然存在，作为还原体的人就更加难以还原为纯粹意义上的"物类"。因此，"人类"还原为"物类"如果要彻底实现，还原体就必须是完全丧失自知力的人。

自知力丧失性特征由人格尊严感知力的丧失性和自主决定能力丧失两大要素组建。由于人类自知力的内涵（如自然属性自知和社会权利自知等）十分丰富，要逐一鉴别还原体所有的自知力是不可能实现的。因此，就像精准识别人类与物类的核心伦理界限一样，只要把握到人的自知力系统中始源性的自知力并令其丧失就可以摧垮还原体的所有自知力。那么这种始源性的自知力是什么呢？它就是人格尊严感知力，因为人格尊严意识是判断人之为人所有标准中最核心的标准。如果还原体的人格尊严感知力完全丧失，我们就可据此推知他的自知力完全丧失。自知力完全丧失，还原体就具备了人性还原语境下还原体所需求的特征。不管是人格尊严感知力还是人格尊严意识，直观判断它们丧失与否非常困难。因此，鉴于这种情形，自知力完全丧失这一人性还原语境下还原体所需求的特征要在社会实践活动中体现出来，还需要一种检验方法。这种检验方法可以从人格尊严感意识的衍生物——自主决定意识中找到，因为自主决定意识不仅与判断人之为人的核心伦理标准——人格尊严权利紧密关联，同时也具有现实操作性。在现代医学技术中，人的自知力完整程度可以通过自知力测评量表进行检测。量表的评定按结构及标准化的程度分为半定式评定量表、定式评定量表和自评量表。① 具有代表性的半定式评定量表主要包括 Greenfield 自知力大体量表（Greenfields Global Insight Scale，GGIS）和自知力与治疗态度问卷（Insight Treat-ment At-

---

① 钱程，陈楠，邹义壮. 精神分裂症患者的自知力（综述）[J]. 中国心理卫生杂志，2019，33（02）：87-92.

titude Questionaire，ITAQ)。具有代表性的定式评定量表主要包括 SAUMD 量表（The Scale to Assess Unawareness of Mental Disorder）和自知力临床他评量表（Measure of Insight into Cognition Clinician-Rated，MIC-CR)。具有代表性的自评量表主要包括 Smarkova 和 Berrios 等编制的自知力自评量表。Greenfield 自知力大体量表（GGIS）的测评条目主要涉及人的认知、依从、理解以及刺激识别等方面的自主感知能力，自知力临床他评量表（MIC-CR）的测评条目主要涉及人的记忆、注意及执行功能等方面的自主行动能力，自知力自评量表的测评条目主要涉及人对自身内部细微变化以及与外部事物关系的自主判断能力。虽然半定式自知力评定量表、定式自知力评定量表和自知力自评量表的内容各不相同，但是其目的无一例外都是在测评评定对象的自主决定意识的完整程度。不管是自主感知能力、自主行动能力还是自主判断能力，它们都是自主决定能力的不同表现形式。因此，在以人格尊严感知力丧失性和以自主决定能力丧失性两大因素的共同作用下，自知力丧失性特征就较为鲜明地映现出来。不过，这里要引起注意的是，自知力丧失性特征框架中，人格尊严感知力和自主决定能力地位是不同的，人格尊严感知力丧失是主导性因素，自主决定能力丧失是辅助性因素。

8.2.3　社会权利的可转移性

社会权利可转移性是人性还原语境下还原体的第三个特征诉求。所谓社会权利（亦可称为生存权利或受益权利），它是指社会赋予人类的从社会中获取维持和保障基本生活所需的必要资源或条件的权利。社会权利主要包括政治权利、经济权利、文化权利等。政治权利包括人格尊严权、选举权、集会权、罢工权、结社权、劳动权、肖像权等，经济权利包括所有权、继承权、环境权、住宅权、居住权、社会保障权、健康保护权、家庭权等，文化权利包括言论自由权、受教育权、著作权、出版权等。社会权利是作为还原体的人成为人的根本保障。由于人与社会权利具有内在一致性，因为只要是人他就必然拥有社会权利。譬如，即便是世界上最邪恶的人也拥有人之为人所必须具备的基本权利。由此可见，权利的属性中包含着某种必然性，即使这种必然性被深深遮蔽难以让人发觉。因此，没有具有必然性的社会权利的保障，人的"类属性"就只是人类所具有的物的"类属性"的偶然性形式甚至是异化形式。

　　社会权利可转移性指的是作为还原体的人的社会权利必须具有的可以转移给他人来实现的性状。在一般情况下，由于人具有人格尊严权和自主决定权以及自由行动权（这里要指出的是，政治权利、经济权利和文化权利等都是人格尊严权和自主决定权以及自由行动权的具体化），他的权利是都应该由他自身来实现，这样才能体现真正的尊严、自主和自由。为什么作为人性还原语境下的还原体必须具备社会权利的可转移性特征呢？这是因为社会权利的可转移性是消解人的类属性的逻辑前提。如果作为还原体的人的社会权利是不可转移的，不能够委托他人来实现的，那么这个人就不能成为人类还原为"物类"的还原体，就不可能具有人性还原语境下还原体的特征。因为一旦某个人的社会权利具有不可转移性，那么他永远都是社会性的人，不可能成为完全自然性的纯粹具有物的"类属性"的人。

　　在人性还原语境中，还原体的社会权利可转移性特征要得以顺利实现，还必须得到人类道德的辩护。也就是说作为还原体的人所拥有的可转移性权利必须是严格意义上的可转移性社会权利，必须是一种没有得到社会道德认同的不得不转移的权利。在人性还原语境中，作为还原体的人的社会权利可转移性特征内在地包含着显著的道德性诉求。任何强制转移只是形式上的转移，作为权利载体的权利意识依然深深铭刻在人们的思想之中。如果在外在强制力的胁迫下，人们极不情愿地把自身的社会权利转移给他人，这种转移不属于实质性的可转移性社会权利。如果得不到人类道德的辩护，还原体的社会权利可转移性特征就会偏离甚至远离人性还原的预设语境。还原体社会权利的可转移性特征的道德性诉求包含两种情形。一是作为还原体的人对自身权利的转移完全出于自愿。没有得到还原体的同意或允许，人们也不得不把他的权利予以转移。二是这种权利转移行为或活动得到社会道德或舆论的完全认同。如果还原体社会权利转移缺乏还原体和社会道德或舆论的完全认同，这个人就不具有人性还原语境中作为还原体的人所内含的社会权利可转移性特征。

8.3 精神病人的人性还原契合性

8.3.1 精神病人的物人属性兼备性

由于精神病人作为社会意义上的人其社会属性要显著于"物类",他在道德情感上与具有理论虚构性的还原体存在较大的差距。因而与还原体相比,他的人性是以社会属性而不是以人类属性表征出来的,他的物性是以自然属性而不是以物性表征出来。为何精神病人可作为还原体而普通人不能呢?这是由精神病人的知情同意能力的局限性决定的。精神病人知情同意能力存在或多或少的缺损,精神病人的病情越轻其知情同意能力就越完整,病情越重其知情同意能力越缺乏。精神病人的社会属性表现程度远远低于普通人。在一个纯粹的没有外在力量干预的理性环境中,从某种意义上来说,精神病人是"人类"与"物类"之间的过渡形式。当知情同意能力完整或者存在缺损时,精神病的人格尊严意识和自主决定意识是具有信度和效度的,能够自行实现自身的社会属性。在此情形之下,他们就是由社会属性和自然属性对立统一而形成的人类。当知情同意能力完全缺损时,精神病的人格尊严意识和自主决定意识的信度和效度无限趋向于虚无,完全不能够自行实现自身的社会属性。在此情形之下,他们就是无限趋于自然属性的动物式人类。因此,如果精神病人作为还原体,在人性还原过程中剥离其始源性的人格尊严意识和人格尊严权利就相对来说比普通人容易得多,人性还原的实现相对来说也简单得多。譬如,重型精神分裂症患者的知情同意能力完全缺损,其社会属性则不需要外力作用就已经自行剥离。假如该精神病人作为还原体,如果代理人和社会不对他的社会属性进行保护,他的社会属性就已经自行消解,人性还原就基本完成。

8.3.2 精神病人的自知力丧失性

就精神病人来说,自知力和知情同意能力是一对偏义复词,其含义基本上是相通的。二者的区别在于自知力主要在医学领域使用,知情同意能力则通用于医学、社会学、法学和伦理学领域。那么,精神病人的知情同意能力是否具有部分或完全丧失的可能性呢?答案是肯定的。因为自知力本来就是发源于精神医学的医学专业术语。精神医学专家沈渔邨明确指出，自知力指的是人们对其本身精神病状态的认识能力。① 研究表明，50%～70%精神分裂症谱系的患者存在不同程度的自知力缺乏的表现，重型精神分裂症患者的自知力或知情同意能力基本丧失，对精神分裂症患者不同疾病进展时期及不同文化及种族的研究均支持该观点。② 因此，绝大多数精神病人都存在自知力或知情同意能力受损情形，一些重型精神病人的知情同意能力存在完全丧失的可能性。相对于作为人性还原还原体的自知力丧失性特征，精神病人群体包括完全契合型和非完全契合型两大类。完全契合型指的是自知力或知情同意能力完全丧失的精神病人。这类精神病人与人性还原的理想还原体存在高度的一致性。非完全契合型指的是自知力或知情同意能力部分丧损的精神病人。这类精神病人可以成为人性还原的可能性还原体。由于始源性的自知力——人格尊严意识和衍生性自知力——自主决定意识不丧失殆尽，这就表明完全契合型精神病人就具备了人性还原语境下还原体所需求的根本特征，在现实中存在还原的可操作性。如果单单就人性还原的自知力丧失诉求特征来说，精神病人的还原状态是完全可检验的。因为研究表明自知力评定量表最初都是从精神病人身上进行信度效度检测的。

8.3.3　精神病的社会权利可转移性

在精神医学领域，为了有效保护精神病人的社会权利，实现其社会属性，人们制定了一种权利转移制度——代理同意制。代理同意制规定，当精神病人缺乏知情同意能力时，可以依据法律或习俗指定、法定或委托他人来代理自身实现行使权利。1996 年在西班牙马德里召开的世界精神病学协会（WPA，World Psychiatric Association）发表的《马德里宣言》第 4 条规定指出："当病人由于患精神病不能做出适当判断时，精神科医生应当与家属商量。如有需要，还应寻求法律咨询以维护病人的人格尊严和法律权利。"这一规定实质上就表明，家属可以代理精神病人行使由精神病人转移出来的知情同意权利。中国 2018 年修订的《精神卫生法》第三十一条指出，"精神

① 沈渔邨. 精神病学 [M]. 北京：人民卫生出版社，2010：166－167.

② Mingrone C，Rocca P，Castagna F，et al. Insight in Stable Schizophrenia：Relations with Psychopathology and Cognition [J]. Comprehensive Psychiatry，2013，54（5）：484－492.

障碍患者有本法第三十条第二款第一项①情形的，经其监护人同意，医疗机构应当对患者实施住院治疗；监护人不同意的，医疗机构不得对患者实施住院治疗。"这一规定说明精神病人的社会权利具有可转移性。上述关于精神病人权利代理的国家法律和权威文件表明，精神病人具有明显的人性还原语境下所必需的还原体的社会权利可转移性特征。不仅仅社会法律制度和权威文献对精神病人与还原体之间的高度契合性提供辩护，人类的现实行为也为精神病人与还原体之间的高度契合性提供事实上的辩护。不管是过去历史还是在当今时代，缺乏知情同意能力或自知力的精神病人，其权利都是转移给代理人并由代理人实施的。

8.4　剥除、剥离与剥夺：精神医学领域代理失范现象的人性还原危机

8.4.1　人格尊严权利的无限剥除

在精神医学领域的代理失范现象中，大量存在精神病人的人格尊严权利被无限剥除②的情形。人格尊严指的是人作为人必然具备的物类不可能拥有的道德特权和尊贵而庄严的伦理品质，是"人"区别于"物"的核心伦理界限。人格尊严权是"人类"在与"物类"和谐相处与奋力抗争的矛盾性实践过程中逐渐认识并赋予自身的具有伦理品格的道德权利，是人作为"人"所应有的最始源的社会权利，是判断人是否是"人类"而非"物类"最根本的标识。精神病人的人格尊严权利被无限剥除主要表现为主动性无限剥夺和被动性无限剥夺两种情况。主动性无限剥除指的是精神医学领域的代理失范现象中代理人主动地无限制性地剥除精神病人的人格尊严权。所谓无限制性剥离，它指的是代理人本来具有代理精神病人行使社会权利的权利，但是却把这种行使权过度滥用导致精神病人毫无人格尊严从而还原为"物类"的行为。譬如，19 世纪 30 年代，英国收容院的精神病人精神病人没有

---

① 《精神卫生法》第三十条第二款第一项：精神障碍的住院治疗实行自愿原则。诊断结论、病情评估表明，就诊者为严重精神障碍患者并有下列情形之一的，应当对其实施住院治疗：（一）已经发生伤害自身的行为，或者有伤害自身的危险的。

② 注：这里要说明的是，人格尊严权利的无限剥除、自主决定权利的残酷剥离和自由行动权利的绝对剥夺三者之间往往存在相互重叠现象。为了便于分析，本书将三种分开阐释。

任何人格尊严权利，被铐着铁链关在地牢，甚至还要展出供人参观。① 英国收容院作为代理人把精神病人集中起来管理是具有合理性的，但是用铁链关押甚至供人参观取乐这种代理失范行为明显属于主动无限制性地剥除精神病人的人格尊严权的行为，它最终导致这些精神病人的被还原为"物类"。被动性无限剥除指的是精神医学领域的代理失范现象中代理人主观上并不有意无限制地剥除精神病人的人格尊严权，但客观上精神病人的人格尊严权却被无限制地剥除。譬如：一些精神病人由于意识狂乱缺乏羞耻感或幻觉严重，经常赤身裸体地四处漫游，而代理人却置若罔闻；一些精神病人由于精神分裂症状严重，攻击性强，被代理人赤身裸体囚禁于铁笼、猪圈。据报道，安徽省合肥市肥西县女性精神病人汤某霞因光着身子乱跑，被23岁女儿赤身裸体关押生活了7年；河南洛阳市洛宁县先天失明的程某涛被父亲赤身裸体关在山洞里生活了5年。在人类社会制度之下，在人类社会属性的理论预设中，只有动物才能够长时间裸露身躯，才能够生存在猪圈、荒洞。在上述精神医学领域代理失范现象的事例中，精神病人人格尊严权利已经完全被无限制转移或无限制地剥除，其生存状态与动物毫无二致。

当然，这些精神医学领域的代理失范现象中代理人在实施代理失范行为时主观上并没有刻意想要无限制性地剥除精神病人的动机，只是力图逃避或者减少代理责任。但是，让精神病人长时间赤身裸体地在荒山野洞生存而不加以改变这种代理失范行为就明显陷入无限制性地剥除精神病人人格尊严权利的渊薮，最终导致精神医学领域的代理失范现象中精神病人人性还原为"物类"情形的发生。因此，精神病人人格尊严权的无限剥除情形说明，精神医学领域代理失范现象映现着威胁人类生死存亡的人性还原危机。

8.4.2 自主决定权利的残酷剥离

在精神医学领域的代理失范现象中，自主决定权利残酷剥离的现象层出不穷。自主决定指的是人作为人在不受外力支配或胁迫的前提下所实施的主动性判断，是"人"区别于"物"的基本伦理界限。自主决定权是在人格尊严权基础上衍生出来的人类所独有的通过自为、自律、判断和定夺等程序

---

① 潘志华. 中西方精神病学史比较及启发 [J]. 残疾人研究，2013，（1）：59-63.

实现的道德权利，是人作为"人"所应有的社会实践权利，是判断人是否是"人类"而非"物类"的衍生性伦理界限的外在保障和体现形式。精神病人的自主决定权利残酷剥离指的是，精神医学领域的代理失范现象中非制度性代理人等外在强力以精神疾病为名通过暴力的方式强行剥离精神病人自主决定权导致精神病人还原为"物类"的行为。在精神医学领域的代理失范现象中，自主决定权利残酷剥离现象主要表现为精神医学领域的代理失范现象中"被精神病"现象。精神医学领域代理失范现象中的"被精神病"事件几乎把非精神病人还原为"物类"，完全符合人性还原危机所必需的自主决定权利残酷剥离的特征诉求。譬如，在"被精神病"现象中，非制度性代理人（如政府机构）和特殊性代理人在没有征求非精神病人或者制度性代理人的知情同意的情况下，沆瀣一气联合起来通过暴力方式强行遣送非精神病人去精神疾病治疗机构进行拘押已到达完全限制非精神病人人身自由目的而导致精神病人毫无人格尊严从而还原为"物类"的行为。据新闻媒体报道，我国精神医学领域相继出现了众多的"被精神病"事件。"被精神病"事件中的非精神病人在被相关个人或机构强制送往精神病医院强行治疗。"被精神病"事件过程中，非精神病人的自主决定权完全被残酷剥离，并受到残酷虐待，基本上被还原为"物类"。譬如，譬如：徐林东"被精神病"事件中，徐林东被拘禁 6 年半，因声称自己没有罹患精神疾病，6 年半里总共被捆绑 48 次、电击 54 次；身体状况不断恶化还不给治疗；家人直到 4 年后才知道一直下落不明的徐林东被关在精神病院。彭宝泉"被精神病"事件中，因为当地派出所并未征得彭宝泉家属同意，彭宝泉被强制拘押在精神病医院后有关方面也没有通知家属，甚至一周之内不准家属探望。河南的汪飞"被精神病"事件中，汪飞手脚被全部捆绑，被医生护士强行撬开嘴巴"喂"药或注射针剂，稍有解释或不配合就会挨打。在人类社会的制度安排中，在人类社会属性的理论预设中，只有"物类"才能被毫无理由地剥离自主决定权，才能够被肆意关押捆绑和电击注射以用于人类的科研试验。在上述事件中，非精神病人的遭遇与动物几乎毫无差异。因此，精神病人自主决定权的剥离情形说明，精神医学领域代理失范现象中人性还原危机的现实存在性非常明显。

8.4.3　自由行动权利的绝对剥夺

自由行动权利指的是人作为人在不受外力胁迫的前提下自由进行活动的权利，是人格尊严权利和自主决定权利在实践中的派生性权利。精神病人的自由行动权利残酷剥离指的是，精神医学领域代理失范现象中，制度性代理人出于保护精神病人身体健康和他人生命财产安全的目的通过强制力量把精神病人的自由行动权利予以全部剥夺的行为。在精神医学领域的代理失范现象中，自由行动权利的绝对剥夺现象主要表现为精神医学领域的代理失范现象中"笼中人"和"锁链人"现象。据新华每日电讯报道，中国约有 1600万重症精神病人，其中 10% 有潜在暴力倾向。暴力倾向的重症精神病人中很大比例的人都成为了"笼中人"。据调查，仅河北省便有约 10 万"笼中人"。① 在精神医学领域的代理失范现象中，"笼中人"和"锁链人"现象等自由行动权利绝对剥夺导致精神病人人性还原的情况极为普遍。据报道：吉林省长岭县一男性精神病人被父母用铁链子把他拴在破旧屋里吃喝拉撒达 20 年之久，屋里像猪窝一样臭气熏天，男子的腿由于常年被铁链子拴着已经伤痕累累。② 安徽省望江县一精神病人竟被父母用铁链锁在房中也达 20多年。房间阴暗潮湿充满恶臭。③ 河南省卫辉市一重症精神分裂患者被家人用铁链囚禁锁了半个月，浑身伤痕累累。④ 湖南省怀化市沅陵县一精神病男子被养父母用铁链囚禁锁了 3 年。由于长期没有移动，铁链竟然嵌进骨头里面，令人望而生畏。⑤ 四川省内江市威远县一男性精神分裂患者被母亲用铁链锁 20 年。⑥ 四川乐山一精神病女子被父母用铁链锁身 5 年多，阴暗潮湿

---

① 新华每日电讯：解救笼中人须社会救助机制开锁［EB/OL］. （2013 - 07 - 15）［2021 - 10 - 30］. http：//media. sohu. com/20130715/n381619328. shtml.

② 小伙子患有精神病，被父母用铁链子拴了整整 20 年！［EB/OL］. （2013 - 07 - 15）［2021 - 10 - 30］. https：//www. 163. com/dy/article/E19PCEHT0522O91O. html.

③ 45 岁精神病人被铁链锁 20 年，七旬双亲欲哭无泪［EB/OL］. （2016 - 12 - 15）［2021 - 10 - 30］. https：//news. qq. com/a/20161215/029241. htm#p = 1.

④ 刘新萍. 重症精神分裂患者被家人用铁链囚禁伤痕累累［EB/OL］. （2011 - 03 - 03）［2021 - 10 - 31］. https：//news. qq. com/a/20110303/000604. htm.

⑤ 刘新萍. 重症精神分裂患者被家人用铁链囚禁伤痕累累［EB/OL］. （2011 - 03 - 03）［2021 - 10 - 31］. https：//news. qq. com/a/20110303/000604. htm.

⑥ 胡月. 男子失恋致精神分裂　被母亲用铁链锁 20 年［EB/OL］. （2011 - 11 - 26）［2021 - 10 - 31］. https：//news. qq. com/a/20131126/002771. htm.

的房间内充斥着刺鼻的恶臭。① 上述精神医学领域代理失范现象的"笼中人"或"锁链人"现象案例中，精神病人被长时间地囚禁且囚禁环境极其恶劣，与动物的生存环境一模一样。"笼中人"和"锁链人"现象充分表明，精神病人的自由行动权利几乎处于绝对被剥夺状态，其生存状况与"物类"无异。个别精神病人（如吉林省长岭县的精神病人和湖南省怀化市沅陵县的精神病人）的生存状况甚至还不如动物的生存处境。因此，精神病人的自由行动权利的绝对被剥夺情形说明，精神医学领域代理失范现象中存在异常严重的人性还原危机。

---

① 徐梓胜. 乐山一精神病女子被父母用铁链锁身 5 年多 [EB/OL]. (2015 – 12 – 20) [2021 –
10 – 31]. http：//www. leshan. cn/html/view/view_ B2A31279E7BBC54B. html.

9 程序失义、极端功利与始源缺陷：精神医学领域代理失范现象的伦理成因分析

精神医学领域代理失范现象的道德性社会后果的严重性既决定了探讨和分析其伦理成因的必要性和紧迫性，同时也为这种伦理成因的探讨和分析提供了快捷有效的方式，即从个体性精神病人生存危机、群体性医患生态危机以及终极性人类人性还原危机三个维度予以切入。纵观精神医学领域代理失范现象导致的三大危机纷繁芜杂的伦理成因，临床实践中的知情同意能力评估模式的程序失义、制度实施中的精神病人代理人的极端功利主义价值取向和理论研究中代理同意原则人性预设的始源性缺陷是最为基本的因素。因此，对上述三大因素进行全面深入分析能够使人们对精神医学领域代理失范现象的伦理成因有一个较为系统的了解，同时也能为精神医学领域代理失范现象对策的制定提供较为清晰的思路。

9.1 程序失义与精神医学领域代理失范现象的关联性

9.1.1 传统评估模式实际应用的历史必然性与现实合理性

9.1.1.1 传统评估模式实际应用的历史必然性

尽管现代评估模式相对传统评估模式来说具有伦理意蕴上的巨大优势，尽管传统评估模式存在诸多的伦理缺陷，但是在当下我国的精神病人知情同意能力评估实践中普遍应用的依然是传统评估模式。由于传统评估模式具有其自身的优点：在患者病情特异性较明显时简便易行，操作性强且准确度较

高,大大提高了精神科疾病诊断的效率。① 因此,这种评估模式即使较为笼统但内容简单,但在临床实践中依然被广泛应用。② 由于在对实体正义追求的语境中,形成结果过程的合理性与正当性是毋庸置疑的理论预设,因而传统经验评估方式的合理性一直未受到质疑。③ 传统评估模式的程序正义缺失并不是由某个精神医学医务人员造成的,而是在精神病人知情同意能力评估的历史发展过程中逐渐形成的,或者说是因为传统评估模式的普遍应用具有其历史必然性。

在人类社会医学发展的漫长历史中,病人的权利并不是一开始就得到重视或尊重。随着 18 世纪末的法国大革命过程中患者权利运动的兴起,病人的知情同意权利才开始得到重视。在病人权利运动的影响下,病人权利问题成为法国大革命后的新鲜问题,这使病人的权利在一定程度上得到了保障。④ 19 世纪初,美国医疗卫生法规规定,医生对病人进行手术治疗之前应该取得获得病人或者代理人的知情同意。直到 20 世纪五六十年代,人体医学试验领域的知情同意原则才被世界较多国家接受。1970 年,美国消费者团体中的"全国福利权益组织"起草文件要求美国医院审定联合委员会将病人权益纳入新修改的医院标准中去。最终美国医院新标准明确强调"病人自愿参与教学和研究计划和知情同意的必要性⑤"。

虽然,近现代以来,病人权利运动轰轰烈烈地兴起并且迄今为止还在继续发展,但是作为病人群体的不可忽略的组成部分的精神病人的权利的保护问题与总体性的病人权利运动所取得的成就相比却相形见绌。由于精神病人行为举止和思维意志存在不合常理、异于常人甚至变异变态现象,该群体的社会地位自古以来就极其低下,人们对他们的身心健康和人身权利极为不重视,导致其知情同意权利长期被忽略,知情同意能力评估则更是无从谈起。

---

① 罗光强,李凌江. 精神分裂症患者知情同意能力评估模式的伦理分析 [J]. 医学与哲学(人文社会医学版),2010,31 (12):29 – 30 + 38.

② 雷志华. 实体正义与程序正义的冲突和融合——精神病人同意能力评估模式的伦理研究 [J]. 文史博览(理论),2016 (08):47 – 49.

③ 雷志华. 实体正义与程序正义的冲突和融合——精神病人同意能力评估模式的伦理研究 [J]. 文史博览(理论),2016 (08):47 – 49.

④ 梁莉. 病人权利运动综述 [J]. 医学与哲学,1999 (02):13 – 15.

⑤ 梁莉. 病人权利运动综述 [J]. 医学与哲学,1999 (02):13 – 15.

因而，从精神医学形成时期到 20 世纪 60 年代初，精神病人的临床治疗和科学研究是没有进行知情同意能力评估的。在知情同意原则得到医学界广泛接受的差不多 100 年以后，精神医学领域才意识到精神病人知情同意权利的重要性。1977 年第 6 届世界精神病学大会公布了《夏威夷宣言》，知情同意能力评估才开始进入精神医学科学研究和临床治疗领域。然而，20 世纪中后期医学进入现代生物—心理—社会这一现代模式并不意味着精神病人的知情同意能力传统评估就形成了现代模式。由于知情同意能力的重视程度和知情同意能力评估技术长期以来存在不足，知情同意能力评估很长一段时间都是医务人员凭借临床经验进行操作，凭经验进行评估的传统评估模式广泛推行。事实上在医学进入现代模式以后很长的一段时间，精神病人的知情同意能力传统评估都是在应用经验式的传统评估模式。即使 20 世纪 90 年代以后，现代评估工具包括麦克阿瑟临床研究知情同意能力评估量表（MacCAT-CR、麦克阿瑟临床治疗知情同意能力评估量表（MacCAT-T）、加利福尼亚同意能力评估量表等问世，现代评估模式逐步形成。但是，除少数发达国家和一些发展中国家技术力量较为雄厚的精神病医院或研究机构应用现代评估模式外，绝大多数情况下精神卫生医务人员依然采用传统评估模式对精神病人知情同意能力进行评估。①

9.1.1.2 传统评估模式实际应用的现实合理性

传统评估模式实际应用的现实合理性主要是因为现代评估模式是实践德性的缺乏导致的。精神病人知情同意能力传统评估模式实际应用的现实合理性主要不是由其自身的实体正义这一伦理意蕴决定的，而是由作为它的发展形式的现代评估模式的局限性决定的。虽然，传统评估模式存在着非常明显的缺陷——程序正义的缺失，但是现代评估模式的程序正义性伦理意蕴却不足以弥补它在实际应用中的巨大弊端，即实践德性的严重缺乏。德性是在一定环境下通过培育形成的对认识、情感（包括情绪）、意志、行为活动具有稳定的规范和导向作用，并通过这些活动体现出来的意向或心理定势。② 实践德性指的是某种事物在社会实践过程中体现出来的道德意向或心理定势。

① 罗光强. 精神分裂症临床干预过程中知情同意问题的伦理研究［D］. 中南大学，2010.
② 江畅. 论德性［J］. 伦理学研究，2010（04）：6－10＋141.

实践德性蕴含丰富，该事物则发展繁荣，反之则消沉凋落。

在精神病人知情同意能力的现代评估模式中，评估工具（评估问卷或评估量表）的使用是必不可少的步骤。然而，现代评估工具虽然测评结果的准确度高，但是过于繁杂致使精神病人很难顺利完成评估步骤。譬如：完成麦克阿瑟临床研究知情同意能力评估量表（MacCAT-CR）和麦克阿瑟临床治疗知情同意能力评估量表（MacCAT-T）的整套检查，评分过程较繁琐，评估耗时长（据报道实际完成一次评估需要 30～45 分钟）。[①] 即使是非精神病人，评估量表的完成也要耗费较大精力。由于疾病的特异性，精神病人完成该问卷难度很大。很多精神病人难以一次性完成，一些人需要 2 次甚至多次才能完成。在特殊情况下，评估人员还要花费大量时间对他们进行讲解。因此，除非是进行医学研究，大多数临床治疗过程中精神卫生医务人员基本上不太愿意使用既耗时又耗精力的 MacCAT-CR 和 MacCAT-T。国内精神卫生人员制定的临床治疗知情同意能力评估量表知情同意能力临床评估量表（SSICA）虽然比 MacCAT-CR 和 MacCAT-T 要简单一些，但是也还是存在内容复杂难以完成的缺点。当然，个别现代评估工具的内容也非常简要，如签字同意测评工具（ESC）只有三个问题，然而它只能对病情较轻的精神病人进行知情同意能力评估，对于病情较严重的病人（如精神分裂症患者）却难以评估。由于现代评估工具应用的复杂性，再加上目前精神病人的知情同意权利还没有得到应有的重视，以及精神卫生人力资源的紧缺，为了确保临床诊断和治疗的效率，所以在临床治疗过程中，即使意识到传统评估模式的程序正义缺失这一缺陷，一般情况下它依然是精神卫生医务人员的首选评估模式。

现代评估模式的日常使用率不高客观上导致精神病人知情同意能力的现代评估模式蕴含的程序正义的可实现度不高。现代估模式可实现度不高就意味着现代估模式实践德性的缺乏。由于程序正义本身并不存在根本性意义，它的最终目的不是其本身，而是实现实体正义。而传统经验评估模式因对实体正义的始源性追求而获得现实价值，也就是说对损害精神分裂症患者同意

---

① 黄晶晶，李华芳．精神障碍患者知情同意能力的评定方法［J］．中国心理卫生杂志，2015，29（06）：437－441.

能力的最根本的病理学原因的探究赋予了经验评估方式道德生命力。① 因此，现代评估模式日常使用率不高导致实践德性缺乏的结果最终表现为难以有效保护精神病人知情同意权利这一实体正义的缺失。因此，现代评估模式实际应用率极低和实现实体正义被动缺失导致的实践德性严重缺乏现状客观上迫使传统评估模式获得了普遍应用的现实合理性。

9.1.2　程序失义：传统评估模式的缺陷与不足

传统评估模式虽然具有自身的历史必然性和现实合理性，但事实上还存在诸多缺陷。第一，评估结果的可检验性不强问题。评估结果的可检验性问题是传统经验评估模式最为主要的缺陷。这种缺陷是由传统评估模式的经验评估方式的横向和纵向随意性造成的。横向随意性指不同评估主体（医生）对同一患者的知情同意能力所做的评估结论存在差异。② 纵向随意性指同一评估主体（医生）凭借其经验在不同时间或地点对具有相同知情同意能力的患者所做出的评估结论存在差异。③ 因此，虽然传统评估模式经验评估方式简便易行，但却存在很大的主观随意性，导致临床实践中可检验性也不强。④ 第二，评估主体的责任意识淡薄问题。由于不是所有的评估主体都具有高尚的医疗美德。某些医德相对欠缺的精神卫生医务人员在进行评估时可能不负责任。这种情况下传统评估模式的评估结果可能准确度不高。第三，评估主体的评估水平不高问题。由于传统评估模式的评估过程都是主观性的，它的准确度与评估主体的评估能力之间的相关性极为紧密。评估主体的知识水平、临床经验越丰富，评估结果就越准确。反之亦然。然而，在传统评估模式的应用过程中，作为评估主体的精神卫生医务人员的评估水平却存在严重的参差不齐现象。这种情形势必会影响传统评估模式的评估结果的可靠性，致使代理人的权限规范不严格，最终导致精神病人的知情同意权利难

---

① 罗光强，李凌江. 精神分裂症患者知情同意能力评估模式的伦理分析［J］. 医学与哲学（人文社会医学版），2010，31（12）：29 – 30 + 38.

② 罗光强，李凌江. 精神分裂症患者知情同意能力评估模式的伦理分析［J］. 医学与哲学（人文社会医学版），2010，31（12）：29 – 30 + 38.

③ 罗光强，李凌江. 精神分裂症患者知情同意能力评估模式的伦理分析［J］. 医学与哲学（人文社会医学版），2010，31（12）：29 – 30 + 38.

④ 罗光强，李凌江. 意志自由与生命价值的对峙——精神医学领域知情同意原则泛化的伦理分析［J］. 医学与哲学（人文社会医学版），2009，30（11）：17 – 19 + 51.

以得到有效保护。

不管是评估结果可检验性不强、评估主体评估水平不高还是评估主体责任意识淡薄，导致上述结果的重要原因之一就是传统评估模式的程序失义①。所谓程序失义，指的是由于程序正义缺失或欠缺导致实体正义受损的情形。精神病人知情同意能力传统评估模式的程序失义问题的形成与我国传统医德文化中的医德评价核心语词的现代性局限紧密相关。医德评价核心语词的现代性局限主要包括生命回报的极端化、程序正义的缺失和评价态度的专制化三大方面。当医德评价核心语词直面现代社会时，它存在一种明显的不足，即程序正义的缺失。② 在医德评价核心语词直面现代医学领域的医疗思想行为时，它只关注医疗动机和医疗结果的正义性或"善"，医疗程序是否正义（"善"或"恶"）却遭忽视。③ 由于医德评价核心语词"程序失义"的影响，精神病人知情同意能力传统评估模式客观上对精神卫生医务人员形成了一种集体无意识式的暗示，即：不要太在意病人或者代理人是否知晓或者充分理解告知内容、是否做到完全同意、是否存在威权压制或利益诱导等事关程序正义的问题，真正要在意的是"功同良相""悬壶济世"等直接体现实体正义的治疗结果。由于"程序失义"原因，精神病人知情同意能力传统评估模式事实上给这种模式本身所内涵的"实体正义"伦理意蕴造成了很大的冲击。这些冲击主要表现在以下三个方面。

第一，传统评估模式经验主义的"程序失义"导致实体正义受损。由于传统评估模式中，精神卫生医务人员的经验在具有精神病人知情同意能力评估过程中具有极为重要的地位。当经验的重要性与医务人员的权威意识结合在一起时经验主义现象就得以形成。在经验主义影响下，精神卫生医务人员在评估过程中不愿深入观察分析精神病人知情同意能力的真实状况，不愿履行"充分告知""充分理解"，以及"自由决定"等事关程序正义的环节，评估结果失准的情形时有发生。评估结果失准显然损害了对传统评估模

---

① 注：出于言简意赅原因，本书把"程序正义的缺失"简化为"程序失义"。
② 罗光强. 医德评价核心语词的伦理意蕴及其现代性局限［J］. 医学与哲学（A），2015，36（09）：17 - 20.
③ 罗光强. 医德评价核心语词的伦理意蕴及其现代性局限［J］. 医学与哲学（A），2015，36（09）：17 - 20.

式的实体正义伦理价值。

第二，知情同意能力的可变性导致传统评估模式的实体正义受损。由于精神病人认知水平可能并不完全是由精神状态来决定，非精神病患者也表现出对相关信息水平较低的认知，① 精神病人的知情同意能力可能随病情的变化而变化。面对这种情况，一些精神卫生医务人员依然通过传统评估模式简单地进行主观判断，结果精神病人的疾病不仅难以有效干预，反而又损害了精神病人的知情同意权利。在上述情况下，传统评估模式的"程序失义"导致传统评估模式很难获得准确的评估结果，最终依然是损害自身所追求的实体正义。

第三，传统评估模式的"程序失义"难以防范不道德外力，从而导致传统评估模式的实体正义受损。在某些特殊情况下，精神卫生医务人员可能会承受一些强制性的胁迫（如"被精神病"现象中官方机构的硬性压力）和难以抗拒的利益引诱（如强制收治精神病人给自身带来的经济利益）。由于"程序正义的缺失使医德评价核心语词对医患交往现象的道德评价处于断裂性状态，而断裂性评价直接压制了现代医学模式民主内蕴的有效实现，导致医患交往过程中患者话语权的丧失。"② 如果精神卫生医务人员不敢坚持体现程序正义的现代评估模式，而是采用"程序失义"的传统评估模式，那么，因为精神病人话语权的丧失，精神病人知情同意能力评估很容易沦为掩人耳目的形式，最终导致知情同意能力评估结果与知情同意能力的真实程度相违背而损害传统评估模式的实体正义。

9.1.3　程序失义与精神医学领域代理失范现象的关联性

传统评估模式追求实体正义而获得的伦理价值并不意味着它在具体实践中已经完全充盈实体正义。精神疾病的复杂性和精神卫生医务人员的水平能力不确定性决定了经验评估模式还存在程序失义的伦理缺陷。

第一，传统评估模式经验主义倾向导致程序失义。由于传统评估模式中

---

① 　Baker M T, Taub H A. Readability of Informed Consent Forms for Research in a Veterans Administration Medical Center. JAMA, 1983, 250：2646 - 2648.

② 　罗光强. 医德评价核心语词的伦理意蕴及其现代性局限 [J]. 医学与哲学（A），2015, 36（09）：17 - 20.

精神卫生医务人员的经验在具有精神病人知情同意能力评估过程中具有极为重要的地位。当经验的重要性与医务人员的权威意识结合在一起时经验主义现象就得以形成。在经验主义的影响下，精神卫生医务人员在评估过程中不愿深入观察分析精神病人知情同意能力的真实状况，只相信自身以往经验而导致评估结果失准的情形时有发生。评估结果失准显然损害了对传统评估模式的实体正义这一伦理价值。第二，知情同意能力的可变性导致传统评估模式的程序失义。由于精神病人认知水平可能并不完全是由精神状态来决定，非精神病患者也表现出对相关信息水平较低的认知，① 精神病人的知情同意能力可能随病情的变化而变化。精神卫生医务人员对这种情况难以控制，这就导致传统评估模式很难获得准确的评估结果而损害自身的实体正义。第三，不道德外力可能导致传统评估模式的实体正义受损。在某些特殊情况下，精神卫生医务人员可能会承受一些强制性的胁迫（如"被精神病"现象中官方机构的硬性压力）和难以抗拒的利益引诱（如强制收治精神病人给自身带来的经济利益），致使精神病人知情同意能力评估沦为掩人耳目的形式，最终导致知情同意能力评估结果与知情同意能力的真实程度相违背而损害传统评估模式的实体正义。

传统评估模式程序正义的缺失必然导致精神医学领域的代理失范现象。在绝大多数情况下，传统评估模式中精神卫生医务人员都是通过临床经验和基本精神医学知识进行简单评估，评估程序基本上流于形式。如果精神卫生医务人员是医德高尚且职业素养较高的精神卫生医务人员，这种简单粗略的判断行为还有可能会形成较为准确的评估结果，能够有效避免精神病人代理人的失范行为和精神医学领域的代理失范现象。然而，如果精神卫生医务人员的医德素养和评估水平不高甚至低下，那么形式化的评估程序所得出的评估结论就完全可能不符合精神病人知情同意能力真实情况，精神病人代理人的失范行为和精神医学领域的代理失范现象就必然会发生。

我们以精神病医院的具体病例对传统评估模式程序失义与代理失范现象之间的必然性关联进行说明。

---

① Baker M T, Taub H A. Readability of Informed Consent Forms for Research in a Veterans Administration Medical Center. JAMA，1983，250：2646－2648.

病例①：姓名：_____；性别：_____；年龄：_____；婚姻状况：_____；民族：_____；职业：_____。

精神科入院记录：

一般情况：患者衣着整齐，年貌相仿，意识清，步行入院。时间、地点、人物定向可。回答切题，有部分自知力。

认知活动：患者否认错觉、感知觉综合障碍。查及幻听，称"身边没有人时听到有人在耳边议论自己，骂自己是鸡"。有被洞悉感，称"自己想什么别人都知道"。有被跟踪感，被监视感。查及"关系妄想"，称"电视剧和医院通告内容针对自己"。有物理影响妄想，称"有机器在控制自己"。嫉妒妄想可疑，称"老公背叛自己"。

情感反应：易激惹，情绪波动大。

意志行为：意志活动尚可，有自杀行为，曾割腕一次。

辅助检查：暂无。

入院诊断：精神分裂症。

针对上述病例，在传统评估模式中病人知情同意能力的评估过程中，精神卫生医务人员主要依据自身经验先入为主地选择最为严重的症状作为知情同意能力评估依据，因为这种做法快捷省时效率高。首先，精神卫生医务人员选择意志行为中的"自杀行为"这一信息作为基本评估依据，因为它的后果最为严重，可能危及人类最根本的实体正义——生命安全。其次，精神卫生医务人员选择情感反应中的"易激惹，情绪波动大"等信息作为次要评估依据，因为这种行为对自身、家人和社会都会造成伤害。再次，认知活动的中的"幻听""被洞悉感""被跟踪感""被监视感""关系妄想""物理影响妄想""嫉妒妄想可疑"等信息作为辅助性评估依据，因为这些症状都会影响知情同意能力的信度和效度。最后，精神卫生医务人员把三个方面综合起来进行经验性评估，评估结果毋庸置疑就是"知情同意能力缺失"。

① 注：病历来源于中南大学湘雅二医院精神卫生中心，参考罗光强《精神分裂症临床干预过程中知情同意问题的伦理研究》一书第82页。

这种评估结果是由于经验在传统评估模式中的核心地位造成的，因为"自杀行为后果严重，即使剥夺精神病人知情同意权利也比造成精神病人死亡好"的既往经验迫使他们做出这一结论。"知情同意能力缺失"的结论作出后，代理人就完全代替精神病人行使决定权。

然而，利用现代评估工具进行评估的结果与传统评估模式有所不同。下面我们利用现代评估工具——麦克阿瑟临疗知情同意能力评估量表（Mac-CAT-T）设定的理解能力、判断能力、推理能力和决策能力进行粗略评估。(1)理解能力方面：一般情况中的"衣着整齐、年貌相仿、步行入院、回答切题"等信息表明病人的理解能力比较完整。(2)判断能力方面："时间、地点、人物定向可"等信息表明病人存在一定程度的判断能力，"幻听""被洞悉感""被跟踪感""被监视感"等信息表明病人的判断能力存在一定程度缺损。(3)推理能力方面："易激惹""情绪波动大"和"有自杀行为"表明病人的推理能力存在一定程度缺损，"曾割腕一次"表明病人的推理能力缺损程度较大。(4)决策能力四个方面："意志活动尚可"表明病人的决策能力存在一定程度缺损。综合上述四个方面的分析结果可以推知，该病例中的患者依然存在一定程度的知情同意能力，即使存在过自杀行为，因为是过去较久的病情，不能作为当下判断患者知情同意能力完全丧失的主要依据。该精神病人应该设立代理人，但是代理人并不拥有完全代理权利，在代理精神病人行使决定权过程中应该适当征求精神病人的意见。

现代评估模式的评估结果表明，如果以传统评估模式的评估结果对代理人进行赋权，必然会导致代理失范行为从而引发精神医学领域中的代理失范现象，如强制收治精神病人住院治疗，过分限制精神病人人身自由权利、社会交往权利以及通信自由权利。事实上，精神医学领域中的代理失范现象的典型代表——"被精神病"现象之所以发生，重要原因就在于精神卫生医务人员利用程序正义严重缺失的传统评估模式进行简单的经验评估。譬如，在汪飞、徐林东、彭宝泉等人的"被精神病"事件中，精神卫生医务人员不仅未曾使用现代评估工具对入院"病人"进行知情同意能力评估，精神卫生医务人员甚至既不观察入院者"一般情况"，也不问诊"认知活动"和"意志行为"，甚至连简单的代理人资格都不核对，仅仅凭借汪飞、徐林东和彭宝泉的"情绪激动、不配合医生、骂人、打护士"等"情感反应"就判定他们为精神病人，就认同虚假代理人的强制遣送"病人"入院治疗的行为，必然会导致虚假代理人顺利地实施了精神医学领域中的严重代理失范现象。如果精神卫生医务人员能够利用体现程序正义的麦克阿瑟临疗治疗知情同意能力评估量表（MacCAT-T）、加利福尼亚评估量表（CSA）或者国内制定的精神病人知情同意能力临床评估量表（SSICA）甚至精神病人自知力量表，并按理解能力、判断能力、推理能力和决策能力的程序进行简要评估，而不是按照传统评估模式忽略评估程序的重要性，非精神病人无论如何也不会被诊断为精神病人，因而精神医学领域中的"被精神病"事件等代理失范现象就完全可以避免。由此可见，传统评估模式程序正义的缺失是导致精神医学领域中的代理失范现象发生的重要原因，与精神医学领域中的代理失范现象与传统评估模式程序正义的缺失之间存在必然性关联。

9.2　极端行为功利主义与精神医学领域代理失范现象的关联性

9.2.1　精神医学领域中的极端行为功利主义

功利主义（utilitarianism）（也叫作"功利论"）是指一种强调功利价值、以功利为衡量事物价值尺度的思想文化现象①，是一种主张"当且仅当行为能够实现最大可能价值才是正当的"目的论道德理论。② 它是伦理学理论中的与"义务论"（也叫作"道义论"）具有同等地位的极为重要的基本理论，有其自身的巨大合理性并对人类道德哲学的发展做出了巨大的贡献。③ 中国思想家墨子、英国哲学家约翰·斯图亚特·密尔和杰瑞米·边沁是其主要代表。功利主义主要以行为的结果作为评价行为合道德性的根本依据。行为的动机、手段以及社会规范对于功利主义来说则是微不足道的。行为功利主义包括行为功利主义和准则功利主义。极端功利主义是功利主义的极端片面表现。它过分强调人类行为的效用或结果对于自身利益诉求的满足程度，完全忽视行为的善良动机或者行为者的善良意志。从本质上来讲，极

---

①　郭永军．论功利主义与非功利主义［J］．理论学刊，1998（03）：26–29.

②　任付新．功利主义与个人视角——论伯纳德·威廉森、罗尔斯等人对功利主义的批判［J］．西南大学学报（社会科学版），2019，45（02）：39–49.

③　朱贻庭．伦理学大辞典［M］．上海：上海辞书出版社，2002：166.

端功利主义实质上就是一种完全基于唯利主义思想的价值观念，因为唯利主义一味强调功利价值而否定或贬低精神价值，把功利视为唯一的价值取向和价值尺度。①

在精神医学领域中，极端功利主义极其偏重于代理行为本身、忽视社会规范对代理行为的约束意义，是一种典型的行为功利主义。与此同时，精神医学领域中的极端功利主义的行为目的主要是出于维护或实现代理人的"私利""私欲"或"私怨"，很大程度上或者完全忽视精神病人或"非精神病人"的权益，因而是一种极端性的行为功利主义。譬如，"笼中人""铁链人"或"猪圈人"中代理人的行为很大程度上是精神病人代理人出于自身"私利"目的忽视精神病人权益而造成的，"被精神病"事件则是"伪代理人"出于自身"私欲"或"私怨"完全忽视"非精神病人"的权益而造成的。极端行为功利主义与精神病人代理人的集权行为结合起来以后，在精神医学领域具体表现为代理家长主义、代理至上主义和代理专制主义（这三种代理观念在第三章中已经分析过，这里不再赘述）。

9.2.2 极端行为功利主义与推定同意原则的抵牾

9.2.2.1 代理家长主义行为对准则义务的违背

推定同意原则作为知情同意原则和代理同意原则的衍生原则，它的伦理意蕴除了前文所分析的程序正义和民主精神以外，还包含着另外一种极为重要的意蕴，即对准则义务的遵循。准则义务作为准则义务论的核心内容，它指的是把遵循人类公认的准则作为一种义务的观点。准则义务论认为：人们在具体的行为过程中应该以一种强烈的责任心或义务感去维护道德准则，并严格按照道德准则的要求规范自身的行为；就行为和准则的优先性而言，道德准则应该比道德行为具有优先性；人们的行为不管在何种情况下首先应该遵守现有的道德准则，只有在道德准则缺失的情况下才能完全自由地行动。精神医学领域的推定同意原则正是基于准则义务论的伦理精神，才在具体的代理同意实施过程中确保代理人的代理和推定行为依照精神医学领域的道德原则、准则和规范进行。

代理家长主义本身就是一种极端的行为功利主义。在精神医学领域，代理家长主义的极端行为功利主义性质变得更为明显，因为很多缺乏知情同意能力的精神病人因为丧失自我保护能力而要求代理人要比其他医学领域更为注意在行为上更多地维护精神病人的权益。从伦理学的角度来分析代理家长主义，它最为人们所诟病的就是在具体的行为中只顾及每一次行为的极端功利性，完全忽视相关道德准则的存在，完全违背了准则义务的合理性和合道德性。在代理家长主义者的视域中，准则并不是一种义务，而是一种负担。我们以精神医学领域中的"铁链人"和"笼中人"现象为例进行说明：

案例 9 - 1

男子精神失常被铁链锁手脚，一关 20 多年

据报道，安徽中安市望江县童某兵因年轻时感情受挫，患上了重型精神分裂症。据其父母介绍，童某兵曾被送到安庆精神病院治疗，出院后病情再次发作且越发严重，不仅四处乱跑而且拆屋烧房。治不好，关不住，万般无奈之下，家人叫人做了一条铁链，将童某兵手脚拴住，关在一间屋子里不再放他外出。于是，精神病人童某兵就在空空荡荡、潮湿阴暗、恶臭难闻的房子里赤身裸体、脏兮兮地生活了 20 多年。①

我国《宪法》规定，公民具有人身自由和人格尊严权利。《精神卫生法》规定，精神障碍患者的监护人应当履行监护职责，维护精神障碍患者的合法权益，禁止对精神障碍患者实施家庭暴力。在上述案例中，精神病人童某兵的代理人在做出"铁链关押"的行为时，仅仅考虑这种行为对社会安全的有利性，却忽视了《宪法》《精神卫生法》中对精神病人人身自由和人格尊严权利的相关规定。由此可见，上述案例中的代理人在实施推定同意时是违背了准则义务的。与此同时，把精神病人关押的时间长达 20 多年的事实表明，代理人对准则义务的违背情节是非常严重的。当然，精神病人童

---

① 男子精神失常被铁链锁手脚，一关 20 多年 [EB/OL]. (2015 - 07 - 15) [2021 - 10 - 30]. http：//news. youth. cn/jsxw/201507/t20150715_ 6866120. htm.

某兵的代理人对准则义务的违背并不是积极主动地实施而是出于种种无奈，因而相对减轻了准则义务的违背情节的严重性。但是，不管如何客观理由、情节轻重如何，精神病人童某兵代理人用铁链强行"拘禁关押"精神病人的行为都是违背了推定同意原则遵守准则义务这一伦理意蕴的。

9.2.2.2 代理至上主义的妄定行为对审慎品质的忽视

精神医学领域中的代理同意原则作为知情同意原则的衍生原则本身并不具有独立性意义，它的直接目的并不是保护精神病人人身自由权利、人格尊严权利和身心健康权利而是有效实现知情同意原则。因而，从伦理学意义上来说，它体现的伦理意蕴主要表现为实践德性而不是理智德性。精神医学领域代理同意原则具有实践德性，这并不说明它本身就是一种实践，而是表明它是一种具有明显实践性特征的规范。作为具有明显实践性特征的规范，代理同意原则必须通过合理合德的方式去实现。推定同意原则的伦理意蕴恰好契合了代理同意实践德性的诉求，因为它所体现的审慎品质完全满足了精神医学领域代理同意原则作为知情同意原则实施程序的实践德性诉求。代理同意原则与推定同意原则的伦理意蕴契合性使得代理同意原则的实施必须采取推定同意的方式进行，因为只有推定同意方式才能使代理同意原则的实施结果获得审慎品质的辩护。

精神医学领域中的代理至上主义也是推定的方式来实施代理同意原则的，因为在代理这一点上代理至上主义与非代理至上主义是相同的，都是通过精神病人代理人来实施知情同意的。只要精神病人代理人出现，推定的方式就必然出现。那么，精神医学代理至上主义在伦理学的考量中，它的问题出在哪里呢？由于精神医学代理至上主义与集权主义集合在一起，因而它的问题就存在于集权和推定相结合导致的对精神医学领域推定同意原则审慎品质的背离。一方面，精神医学代理家长主义的实施者——精神病人代理人往往是集权者（这一点已经在第五章中分析过），他们在实施推定行为之时不愿意遵循伦理意义上的审慎推定步骤[①]，而是粗心大意甚至故意跳过推定程

---

① 审慎推定步骤包括：首先，接受代理资格审查；其次，由精神卫生医务人员对精神病人进行知情同意能力评估；再次，接受精神卫生医务人的充分信息告知；最后，参考相关人员的建议做出决定。

序直接依据自身的喜好做出决定。这种违背审慎推定品质而做出决定的行为实质上就是妄定。因而，代理至上主义控制下的推定同意行为不再是医学伦理所规定的推定同意行为，而是演变成了一种违背医学伦理的妄定同意行为。譬如，代理至上主义的典型代表——"被精神病"事件中的"伪代理人"的推定行为都属于妄定行为。我们以汪飞"被精神病"事件为例进行说明。在该事件中存在明显的由于违背推定同意实践德性——审慎品质导致的妄定同意现象。首先，精神病医院没有遵照推定同意的审慎品质诉求，认真细致审查代理人（汪飞前妻）的代理资格，导致"伪代理人"的出现。因为汪飞前妻并不具有作为代理人的资格，即使要作为汪飞的代理人也必须提供有效证明（代理委托书）。其次，精神病医院没有遵照推定同意的审慎品质诉求，没有科学严格地对汪飞进行知情同意能力评估。特殊代理人——精神病医院的医务人员评估工作极不审慎，仅仅依据汪飞的"不积极配合治疗""打骂医护人员"等反抗行为就将其诊断为精神病人。由此可见，在代理至上主义诱导下的汪飞"被精神病"事件中的"伪代理人"和特殊代理人的推定同意行为完全丧失了推定同意原则的实践德性——审慎品质，是一种完全意义上的妄定同意行为。

9.2.2.3 代理专制主义的独断行为对民主精神的抛弃

科学意味着民主。医学科学越是现代化，其民主精神就越强烈。精神医学领域中的推定同意原则作为现代医学的产物，其伦理意蕴除了程序正义以外，还包含着强烈的民主精神。这种民主精神主要体现为精神病人代理人在实施推定同意的过程中，必须在充分采纳、听取或参考精神病人、精神卫生医务人员以及其他社会人员的意见和建议的基础上才能做出推定同意决策。精神病人方面：如该病人存在一定的知情同意能力，那么代理人在推定之时就应该充分采纳他的合理意见；如果该病人知情同意能力完全缺失或者其决定的信度极低，那么代理人就应该在咨询或思考该病人平时所表现出的价值观念的前提下再进行推定。精神卫生医务人员方面：首先，代理人在推定之时应该充分获取精神卫生医务人员对于精神病人疾病治疗或研究相关信息（主要包括病情、病程、治疗费用、治疗方案以及愈后等）。其次，代理人应该在推定之时对精神卫生医务人员所告知的相关信息进行充分理解。其他社会人员方面：代理人在推定之时应该从社会习俗、社会舆论以及社会支持等方面予以考虑。在充分听取精神病人、精神卫生医务人员以及其他社会人员的意见和建议以后，代理人可以做出初步推定。初步决定做出来以后，代理人应该把初步决定告知精神病人、精神卫生医务人员以及其他社会人员，继续听取他们的二次意见和建议。在充分考虑二次建议和意见的基础上，代理人可以做出最终推定。这种通过多方协商、广纳建议的民主决策可以确保代理人的推定同意的最终结果的科学性、合法性和合德性。

代理专制主义所诱导的代理人所实施的推定同意是一种独裁特征相当明显的独断行为。这种独断行为主要表现为代理人在进行推定精神病人是否同意他所决定的结果时，不恪守推定同意原则所要求的广泛征求意见、审慎做出决定的民主精神。首先，代理人不愿意充分获取甚至不愿意获取精神病人、精神卫生医务人员以及社会其他人员的意见和建议。精神病人方面：代理专制主义所诱导的代理人不管作为委托人的精神病人有没有知情同意能力，不管精神病人的价值观念如何，他都只按照自身的喜怒哀乐、利益诉求进行决定。精神卫生医务人员方面：代理专制主义所诱导的代理人根本不愿意去听取精神卫生医务人员的信息告知，更不愿意去深入理解精神卫生医务人员所告知的信息。其他社会人员方面：代理专制主义所诱导的代理人完全不会估计社会习俗、社会舆论和社会支持状况。即使代理专制主义所诱导的代理人偶尔听取了一下精神卫生医务人员的意见和建议，但是也不会进行二次推定。因此，在代理专制主义所诱导的代理人实施推定同意过程中，广泛征求意见、审慎做出科学决策的民主精神全然不见，完全表现为代理人的独断专行。譬如，强制精神病人参与医学人体实验、强制精神病人提前出院、强制精神病人放弃学业等都属于代理专制主义所诱导的代理人在实施推定同意过程中缺乏民主精神的结果。精神医学领域的代理专制主义之所以会出现如此缺乏民主精神的现象，重要原因在于它不是现代医学模式的产物，而是神灵主义医学模式的产物。神灵主义医学模式本质上就是原始社会、奴隶社会所盛行的绝对权威主义思想甚至绝对集权主义思想在医学领域的表现，因而精神医学领域的代理专制主义难以蕴含民主精神。

9.2.3 极端行为功利主义与精神医学领域代理失范现象的关联性①

9.2.3.1 代理家长主义维度：准则义务的无视导致代理冷漠现象

道德准则是道德原则在具体情境中的特异性表现，是人们实施行动或发表言论所遵循的原则，主要对具体行为提供规范性指导。对准则的遵守已经在人类发展历程中成为一种公认美德。马克思曾对道德准则的重要性做了形象的阐释，他说："应努力做到使私人关系间应该遵循的那种简单的道德和正义的准则，成为各民族之间的关系中的至高无上的准则。"② 准则义务论认为，在没有确定的把握确证某种道德准则存在问题时，对准则的遵守确实能够有益于人类社会基本秩序的稳定，有利于使人们在生活中感觉到快乐幸福与安全和谐。在准则义务论的基础上，道德心理学指出，如果在通常情况下人们总是有意无意地对道德准则提出质疑或者否定道德准则存在的合理性，不愿意遵守社会良俗和行为规范，人们之间的相互信任、相互认同和相互理解就会变得相当困难，彼此之间的情感就会变得冷漠甚至完全陌生。

在精神医学领域，代理家长主义与推定同意原则抵牾所形成的对准则义务的无视必然地导致了代理冷漠现象。我国的《精神卫生法》规定：发现家庭成员可能患有精神障碍的，应当帮助其及时就诊，照顾其生活，做好看护管理；禁止遗弃精神障碍患者。从伦理视角来看，上述规定客观上向人们传递的信息就是"禁止冷漠对待精神病人"是精神病人制度性代理人必须遵守的基本行为准则，也是精神病人制度性代理人必须遵守不能放弃的义务。然而，为何当今社会精神病人流浪街头、衣着褴褛甚至遍体鳞伤的代理失范现象却广泛存在呢？其原因主要在于精神病人制度性代理人存在的代理家长主义思想使其无视"禁止冷漠对待精神病人"这一准则义务。

---

① 注：前文我们已经讨论过精神医学领域中的代理失范现象，指出代理失范现象是由众多的具有同一特征代理失范行为组建而成。由此推知，精神医学领域中的代理失范问题必须由代理失范行为表现出来。由于精神医学领域中的代理失范问题包括代理武断问题、代理暴力问题和代理冷漠问题，那么代理至上主义与推定同意原则抵牾所形成的审慎品质、民主精神和准则义务的丧失、抛弃与违背也就必然性地通过代理失范行为表现出来。因此，分析审慎品质、民主精神和准则义务的丧失、抛弃与违背必然导致精神医学领域代理失范现象也就转变为分析审慎品质、民主精神和准则义务的丧失、抛弃与违背与精神医学领域代理失范行为之间的因果关系。当然，审慎品质、民主精神和准则义务的丧失、抛弃与违背都有可能导致上述三种行为，但是矛盾的主次原理提醒我们，审慎品质的丧失、民主精神的抛弃和准则义务的违背只可能分别对应一种代理失范行为。

② 马克思. 马克思恩格斯选集，第 2 卷［M］. 北京：人民出版社，1972：235.

案例 9 - 2

医院流浪精神病人：找到家，家人却不要

据报道，安徽合肥第四人民医院 2013 年以来平均每年收治流浪精神病人 400 多人。除了治疗，为他们找家也是一个问题。一些找不到家的，只能长期滞留在医院里，医院常常因此人满为患。一些患者即使找到了家，家人也不愿意接回去照护。例如，15 岁的患者吴某虽然在合肥有房子，但是因为母亲去世，亲戚不愿接收，社居委也不愿意接收，只能长期滞留医院。①

上述案例中，众多本来有家可归的流浪精神病人之所以长期滞留在医院，主要原因在于他们的制度性代理人无视"禁止冷漠对待精神病人"这一准则义务，不愿意接其回家照护。15 岁精神病人吴某的法定代理人（亲戚）和指定代理人（社居委）一致性拒绝接纳导致其无家可归的遭遇则更是表明制度性代理人无视"禁止冷漠对待精神病人"这一准则义务已经在社会层面出现固化趋势。医院为何不能强制要求法定代理人（亲戚）和指定代理人（社居委）把吴某接回照护呢？根本原因在于精神病人制度性代理人思想中存在的代理家长主义使他们无视"禁止冷漠对待精神病人"这一准则义务。

9.2.3.2 代理至上主义维度：审慎品质的丧失导致代理武断现象

所谓审慎品质，指的是人们为了使道德行为结果展露出尽可能多的"善"而在实施道德行为的过程中表现出的周密而慎重的道德情怀或道德品格。医学伦理学便在长期的发展过程中使审慎品质演化成为一种具有权威性的原则——审慎原则，这就进一步说明了审慎品质的重要性。审慎品质与推定同意原则一样，它是一种程序性实践德性，因为确保道德行为在实施过程中符合程序正义而获得道德辩护。在精神医学领域中，审慎品质要求推定同意行为必须要做到态度慎重、仔细调研、多方协商以及行动周密，尽可能保护好精神病人的身心健康、人格尊严和人身自由等基本权益，不能粗心大

---

① yyl 大林. 医院流浪精神病人：找到家，家人却不要［EB/OL］.（2017 - 03 - 19）［2021 - 10 - 30］. http：//www.360doc.com/content/17/0319/22/33592673_ 638305668.shtml.

意、疏于协商，更不能只考虑自身利益诉求和自身价值观念等。代理至上主义与推定同意原则抵牾所形成的精神病人代理人审慎品质的丧失，其结果必然是：推定行为实施前疏于思考，忽视自身的代理职责；推定行为实施中按照自身价值观念进行得失判断；实施后推卸责任。

代理至上主义与推定同意原则抵牾所形成的审慎品质的丧失必然导致精神医学领域的代理武断现象。首先，审慎品质的丧失必然导致精神医学领域中的代理武断行为。在精神医学领域中，代理武断行为指的是精神病人代理人否定代理承诺，无视代理职责，在实施代理同意过程中完全按照自身价值观念或者利害得失做出同意或不同意代理决策的行为。根据代理至上主义诱导下精神病人代理人审慎品质丧失所表现出来的行为特征——忽视代理职责，按照自身价值观念进行得失判断以及推卸责任可知，精神医学领域中的代理武断行为与代理至上主义审慎品质丧失所表现出来的行为具有高度一致性。因此，审慎品质的丧失必然导致精神医学领域中的代理武断行为在理论上是符合逻辑的。我们以下面的案例为例进行说明。

案例 9 – 3

弟弟患上精神病，三个姐姐为啥抢着当监护人？

据报道，浙江省嘉兴市南湖区何某患精神疾病多年，父母双亡且未婚，三个姐姐均已出嫁。由于在"两分两换"中，何某按政策可享受到一套安置房和一笔可观的安置款，三个姐姐便争相要求做弟弟的监护人，以为做了监护人就能得到何某的财产。为此，家里的三姐妹一直以来争执不休，村调委会多次调解也没有结果。后来经过相关人员对她们三人讲解了《民法通则》中有关监护人应履行的职责，三姐和二姐何珍放弃担任监护人，大姐在村委会的劝导同意对弟弟行使监护权。①

在上述案例中，精神病人何某的三个姐姐的行为就明显属于代理至上主

---

① 李强．弟弟患上精神病，三个姐姐为啥抢着当监护人？［EB/OL］．（2013 – 10 – 30）［2021 – 10 – 30］．http：//jx．zjol．com．cn/system/2013/10/30/019676445．shtml．

义诱导下审慎品质丧失的精神病人代理人。首先，代理人的三个姐姐在没有弄清相关法律的情况下，以自身的价值观念和利益诉求为出发点强行要争夺监护权，武断地认为只要有了代理权就可以占有精神病人弟弟的财产。其次，在明白代理人的职责之后，三个姐姐又都想放弃监护人的职责，虽然在村委会和相关亲戚的劝导下大姐极不情愿地承担了代理人职责，这就说明三个姐姐还是武断地认为代理职责是可以强行放弃的。如果当初三个姐姐能够审慎地对待弟弟的监护权问题，就不至于把事情弄得如此复杂。由此案例可见，审慎品质的丧失所导致的精神医学领域中的代理武断行为在现实中确实存在。

9.2.3.3 代理专制主义维度：民主精神的抛弃导致代理暴力现象

民主是人类社会在历史发展过程中总结出来的按照平等和少数服从多数原则对国家和社会事务进行管理的制度或方式。人类社会之所以选择民主作为管理方式，其目的在于保护人的自由权利。所谓民主精神，指的是人们在进行国家和社会事务管理过程中坚决实施平等和少数服从多数原则所表现出来的执着尊重人的自由权利、个人与少数人权利的实践德性或道德品质。在具体的社会实践中，民主精神要求人们树立宽容和协作的价值观念，因为不能做到宽容和协作，民主意见难以形成统一意志，就无法达成社会共识。印度著名的政治家甘地认为，不宽容本身就是一种暴力，是妨碍真正民主精神发展的障碍。虽然，甘地的观点并未完全体现民主的精髓（自由和平等），但是对暴力与民主之间的必然性联系的描述确是非常有见地的。这种必然性联系就是暴力必然会妨碍民主精神的发展，民主精神的缺乏必然会导致暴力。精神医学领域推定同意原则蕴含的民主精神主要包括两大方面：第一，它是精神病人代理人在实施推定同意过程中所体现出来的对精神病人的人身自由、平等权利、人格尊严权利和价值观念的充分尊重，对精神卫生医务人员和其他社会人员的建议和意见的充分尊重；第二，它是精神卫生医务人员在对精神病人知情同意能力进行评估过程中体现出来的对精神病人客观病情、价值观念以及科学诊疗的充分尊重。

代理至上主义与推定同意原则抵牾所形成的对民主精神的抛弃必然导致精神医学领域的代理暴力现象。代理至上主义对民主精神的抛弃导致精神医学领域的代理暴力现象形成的逻辑主要表现如下：首先，精神病人代理人自我中心化形成推定观念。代理至上主义诱导下的精神病人代理人在实施推定同意原则时不愿意平等对待精神病人和其他人员，代理权利使其私欲膨胀。具体表现为不愿意平等对待和尊重精神病人的利益诉求、价值观念，更不愿意尊重精神病人的人身自由、平等权利和人格尊严权利，认为自身的价值观念和人身权利具有绝对的合理性。其次，精神病人代理人不择手段化的推定行为产生。代理至上主义诱导下的精神病人代理人为了达到其目的，不仅会采用强制手段对精神病人进行控制，甚至还会通过种种手段诱骗或收买精神卫生医务人员使其推定同意行为合法化。精神医学领域大量存在的"被精神病"现象都是精神病人代理人不择手段化推定行为的产物。最后，精神病人代理人绝对同意化推定结果的出现。推定同意原则的推定结果虽然字面上表述为同意，但其内涵却包括同意和不同意两个方面。也就是说，同意和不同意两种结果对于推定同意原则来说都是合理的。然而，代理至上主义诱导下的精神病人代理人实施推定同意的结果只有一种，即绝对同意。因此，不管精神病人同意与否，不管其他社会人员意见如何，也不管精神卫生医务人员的医嘱如何，由于对民主精神的抛弃，精神病人代理人实施推定同意之时在代理至上主义诱导下都会强行把推定不同意的结果予以同意化。精神医学领域中的"笼中人""铁链人""猪圈人""洞中人"现象都是精神病人把推定不同意的结果予以同意化的产物。由于对民主精神抛弃所导致的自我中心、不择手段和绝对同意都包含着暴力因素，在推定观念的自我中心化、推定行为的不择手段化和推定结果的绝对同意化的共同作用下，精神医学领域中的"被精神病""笼中人""铁链人""猪圈人""洞中人"等暴力性代理失范现象就在代理至上主义与推定同意原则抵牾中最终形成。

9.3 代理同意原则的始源缺陷与精神医学领域代理失范现象的关联性

9.3.1 始源缺陷与代理弱化现象

精神医学领域代理失范现象中的代理弱化现象是代理同意原则人性预设"扬善蔽恶"的始源缺陷所导致的。在前文中我们已经知晓精神医学领域代理失范现象中存在的代理冷漠问题指的是代理人缺乏责任心、同情心，不遵循代理承诺，不履行代理职责，随意做出同意或不同意代理决策的情形。如果仅仅从表象上来看，代理冷漠问题已经较为形象地展露出精神医学领域代理失范现象对精神病人的现实影响。然而，由于表象纷繁芜杂且种类繁多，人们很难从中寻找到解决问题的根本性途径。马克思主义哲学提示人们，透过现象看本质、透过表象看实质是解决问题的最为根本的方式或途径。因此为了能够准确地找到解决精神医学领域代理失范现象中存在的代理冷漠问题的根本性途径，必须要进一步探讨代理冷漠问题的实质。那么，精神医学领域代理失范现象中代理冷漠问题的实质是什么呢？纵观精神医学领域代理失范现象中代理冷漠问题出现时代理人表现出来的旁观心理、敷衍塞责态度或者随意决策情形，我们可以推断出精神医学领域代理失范现象的代理冷漠问题实质上是一种代理弱化现象。所谓弱化，指的是在完成任务、行使权利或者履行职责过程中把本来应该执行的力度或程度予以减弱的行为或现象。依据弱化的内在含义，精神医学领域中的代理弱化现象，它指的是精神病人代理人在行使代理同意权利时其执行力度低于代理同意制度的规定或要求导致精神病人本该享有的权利不能实现而致使其身心健康受到损害的现象。代理弱化现象是精神医学领域代理失范现象最为常见的表现。那么，作为精神医学领域代理失范现象代理冷漠问题的实质——代理弱化现象又是如何形成的呢？其形成原因与代理同意原则人性预设的"扬善蔽恶"始源缺陷紧密相关，或者说代理同意原则人性预设的"扬善蔽恶"始源缺陷必然性地导致了精神医学领域中的代理弱化现象。

为何代理同意原则人性预设的"扬善蔽恶"始源缺陷必然性地导致神医学领域中的代理弱化现象呢？这是由代理同意原则的一维性"性善"预设所诱发的代理同意制对制度性代理人敷衍塞责等普遍性"恶行"微轻性的道德惩戒造成的。

通过前文分析我们已然知晓，代理同意原则的人性预设理论是性善论。然而，代理同意原则把代理人的人性预设为绝对意义上的"善"并不是主观故意之举，而是一种迫于无奈的选择。因为在国家代理制难以有效保护精神病人权利和健康的历史语境下，不将代理人的人性预设为绝对意义上的"善"的话，缺乏知情同意能力的精神病人的人身权利就根本无法得到保护。因此，即使当初代理同意原则的设立者考虑到"性善"预设的"扬善蔽恶"始源缺陷的不良后果，他们也没有其他更为理想的选择。然而，按照社会公认的人性预设论——善恶共存论来说，实际上的或者现实中的绝大多数精神病人的制度性代理人是一个善恶交融的集合体。当代理人道德心理或道德意识中的"恶性"多于道德心理或道德意识中的"善性"时，其代理行为就会更多地表现为考虑自身利益而不是精神病人的利益。当这种更多考虑自身利益的行为一旦付诸实施，代理人对于精神病人的权利保护诉求就难以到位，敷衍塞责、随意决策等代理冷漠问题就因而产生。与此同时，代理同意制在应对代理失范行为时总是存在道德惩戒微轻性特征，因为在代理同意原则性善论预设"扬善蔽恶"始源缺陷的作用下，人们在对代理失范行为进行道德惩戒时总是认为"代理人的道德品性应该是善良的"，从而有意无意地"从轻发落"。这种"从轻发落"的一再出现就使代理人群体产生了"代理不到位""代理失责"等代理冷漠问题。不管是在生产力落后的古代社会还是生产力相对发达的现代社会大量存在的流落街头、饥寒交迫甚至残肢败体的精神病人，究其原因都与代理同意原则性善论预设"扬善蔽恶"始源缺陷所导致的代理失范行为的道德惩戒微轻性特征紧密相关。当道德惩戒微轻性致使精神病人代理人个体性的代理冷漠转变为群体性的集体无意识式的代理冷漠问题时，精神医学领域众多的代理冷漠问题逐渐显露出其弱化性实质最终演化为代理弱化现象。因此，代理冷漠问题和代理弱化现象之间的逻辑关系表明，代理同意原则的人性预设的"扬善蔽恶"始源缺陷必然会导致精神医学领域出现代理失范现象。

9.3.2　始源缺陷与代理泛化现象

精神医学领域代理泛化现象，指的是代理人在行使代理权利过程中把并未完全失去知情同意能力精神病人的知情同意权利强行剥夺并完全依照自身的主观意志把不可普遍化的原则强行予以普遍化而形成的违背精神病人意愿的现象。譬如，作为精神病人特殊性代理人的精神卫生医务人员在某些隐性症状精神分裂症患者的治疗过程中，或者在某些精神分裂症患者未符合出院条件要求自愿要求出院的情况下，把认可病人代理人做出的拒绝治疗或者强行要求出院的决定或请求理解为尊重他们的知情同意权而耽误了疾病的治疗时机，① 这种行为就是代理泛化现象的表现。代理泛化现象是精神医学领域

---

① 罗光强，李凌江. 意志自由与生命价值的对峙——精神医学领域知情同意原则泛化的伦理分析 [J]. 医学与哲学 (人文社会医学版)，2009，30 (11)：17 – 19 +51.

代理失范现象较为常见的表现。那么，为何代理同意原则泛化现象的存在就会使得代理同意原则人性预设的"扬善蔽恶"始源缺陷必然导致精神医学领域代理失范现象呢？或者说，为何代理泛化现象能够成为代理同意原则人性预设的"扬善蔽恶"始源缺陷而必然导致精神医学领域代理失范现象呢？为了有效回答这一问题，我们首先要对这个问题的逻辑层次做一个清晰的分析。这个问题包含两个逻辑结构，第一是代理同意原则人性预设的"扬善蔽恶"始源缺陷必然导致精神医学领域的代理泛化现象，第二是精神医学领域代理泛化现象的形成必然会导致精神医学领域代理失范现象的出现。因而，只要把这两个"必然"的内在原因予以厘清，那么这个问题就基本解决了。下面我们就逐一分析上面两个问题。

第一，代理同意原则人性预设的"扬善蔽恶"始源缺陷必然导致精神医学领域的代理泛化现象。从代理泛化现象的含义可以得知，精神医学领域代理泛化现象最根本的特征就是权利扩大化，即代理人在代理同意制授权之下为达到自身的某种目的把代理权限自行扩大且超范围地运用。为何代理人能够超范围地运用代理同意权利或者自行扩大权限范围呢？这种情形主要是由代理同意原则人性预设的"扬善蔽恶"始源缺陷引发的。我们早已知道代理同意原则人性预设的"扬善蔽恶"始源缺陷是该原则基于代理人的单一性的"善性"设立而客观上忽略了代理人双重人性中的"恶性"。当代理人恰好"恶性"明显多于"善性"而且这种"恶性"表现为权力欲望强烈或者控制欲强烈时，他就会利用从精神病人身上获得的代理同意权利来满足其强烈的权力欲或者控制欲。当精神病人的知情同意能力曾经丧失但经过治疗后却又有所恢复或者完全恢复时，权力欲或者控制欲强烈的代理人就不会依据代理同意制的规定归还其知情同意权利。譬如，某个抑郁症患者在知情同意能力基本恢复后不愿意继续住院治疗，权力欲或者控制欲的强烈代理人就会不同意他出院。这种情况就明显属于精神医学领域代理泛化现象的表现。由此可见，代理同意原则人性预设的"扬善蔽恶"始源缺陷导致精神医学领域的代理泛化现象是具有存在必然性的。

第二，精神医学领域代理泛化现象的形成必然会导致精神医学领域代理失范现象的出现。为何精神医学领域代理泛化现象必然会导致精神医学领域代理失范现象的出现呢？这是由以下两个方面的原因决定的。首先，从现象本身来讲，精神医学领域代理失范现象与代理泛化现象之间存在内在的一致性，二者之间是包含与被包含的关系，因为泛化行为本质就是一种失范行为。具体而言就是，代理失范现象包含代理泛化现象，代理泛化现象是代理失范现象的构成因素。其次，从深层逻辑上看，精神医学领域代理泛化现象必然会成为代理失范现象，因为代理泛化现象、代理武断问题和代理失范现象三者之间存在内在一致性。由于在前文中我们已经分析了代理武断问题是精神医学领域代理失范现象的问题表征，此处不再赘述。此处我们只讨论代理泛化现象和代理武断问题之间的必然联系。

所谓代理武断，它的大致意思是精神病人代理人否定代理承诺，无视代理职责，在实施代理同意过程中完全按照自身价值观念或者利害得失做出同意或不同意代理决策的情形。精神病人代理人"否定代理承诺""完全按照自身价值观念或者利害得失决策"就意味着他在超权限使用代理同意权利。由此可见，"超权限使用代理同意权利"表明，代理泛化现象和代理武断问题实质上存在内在一致性，只不过是前者作为存在问题的现象出现而后者则作为现象性的问题出现。因此，通过精神医学领域代理失范现象与代理泛化现象之间的内在一致性和代理泛化现象与代理武断问题之间的一致性以及代理武断问题与代理失范现象之间存在内在一致性可知，代理同意原则人性预设的内在矛盾必然导致精神医学领域的代理泛化现象。

由以上分析与讨论知，毫无疑问代理同意原则人性预设的"扬善蔽恶"始源缺陷必然导致精神医学领域出现代理泛化现象。

9.3.3　始源缺陷与代理异化现象

马克思主义认为，当人的主体发展到了一定阶段以后就会从自身中分裂出一种与自身为敌的外在性异己力量的异化现象。精神医学领域也存在同样的现象，在其重要原则——代理同意原则的发展和应用过程中也出现了异化现象。代理同意原则异化现象（以下简称为代理异化现象）主要是指代理人获得代理同意原则所赋予的代理权利以后，在行使该项权利时并未充分考虑精神疾病患者应有的利益，反倒沦为代理人侵害精神病人权利实现自身利益的权杖。或者说，代理异化现象指的是目的在于保护人们知情同意权利的代理同意原则在实施过程中却沦为侵害人们知情同意权利工具或力量的现象。代理异化现象的存在也是代理同意原则人性预设的"扬善蔽恶"始源缺陷必然导致精神医学领域代理失范现象的重要原因。这种情况主要是由代理异化、代理同意原则人性预设的内在矛盾与精神医学领域中的代理失范现象、代理失范行为、代理暴力问题之间的逻辑关系决定的。

首先，代理同意原则人性预设的"扬善蔽恶"始源缺陷必然导致代理异化现象。在精神医学领域，代理同意原则人性预设"扬善蔽恶"始源缺陷主要表现为该原则对精神病人代理人的人性预设为"性善"而事实上该代理人却是"性善"与"性恶"的对立统一体之间的冲突。为何代理同意原则人性预设"扬善蔽恶"始源缺陷会导致代理异化现象呢？这与医学领域的重要问题——家长主义的形成有关。作为病人的"家长"式的代理人，在代理同意原则人性预设方面之所以选择"性善论"而不是"性恶论"，除了逻辑上的必然性之外（这种情形上文已经分析过，此处不再赘述），一个重要的原因就是代理同意人性预设的"性善论"选择是经过了人类刚刚形成的荒蛮时代或原始时期最为残酷的考验的。在代理同意原则出现之前的远古时期，代理人早早就出现了，这个代理人就是原始部落基本构成单位——家庭中的家长（主要是父母）。原始人类之所以选择家长而不是其他人作为子女的代理人，是因为在人与自然的残酷斗争中家长展露出了对子女的生死守护式的极致性"善良意志"，而且这种极致性"善良意志"经受住了极为漫长的历史考验。然而，随着随后的人类演进和历史变迁，代理异化现象就出现了。作为代理人的家长的极致性"善良意志"逐渐发生裂变甚至有时裂变为完全敌对于子女的力量（如中国封建时期的"父要子亡，于不得不亡"的礼教观念）。由此可见，代理异化是人类社会发展的实然性产物，它的形成有着深刻的历史必然性。

其次，精神医学领域代理异化现象与精神医学领域中的代理暴力问题存在内在一致性。由于医学领域存在代理异化现象，精神医学领域作为医学领域的有机组成部分就不可避免地存在代理异化现象。在精神医学领域，代理异化现象主要表现为非制度性代理人或者本来没有代理权力的人以精神疾病为名义强行剥夺非精神病人的知情同意权利以限制其人身自由的现象。在精神医学领域中，代理异化现象最典型的问题就是代理暴力问题，最典型的现象就是"被精神病"现象。为何精神医学领域中的代理暴力问题与代理异化存在内在一致性呢？这主要是因为代理暴力问题是"被精神病"现象形成的表面性原因，而客观上建立在"性善论"人性预设基础上的代理同意原则对唯利是图、残暴不仁的"性恶"代理人的无边际包容导致的该原则的事实性异化则是"被精神病"现象形成的根本性原因。具体来说就是，"被精神病"现象是精神医学领域中的代理暴力问题的直接结果，而精神医学领域的代理异化现象则是"被精神病"现象的根本性描述。

再次，精神医学领域中的代理暴力问题本质上是精神医学领域代理失范行为的暴力性问题。因为任何人类社会的暴力都必须通过人的行为表现出来（即使是语言暴力、思想暴力也必须通过暗示性的行为表现出来）。而精神医学领域代理失范行为是精神医学领域代理失范现象形成的根本前提。精神医学领域代理失范现象必须由众多的代理失范行为组建而成，没有代理失范行为的出现就不可能存在精神医学领域中的代理失范现象。

综上所述，在代理同意原则人性预设"扬善蔽恶"始源缺陷导致代理同意原则异化现象的必然性、精神医学领域代理同意原则异化与代理暴力问题的内在一致性、精神医学领域代理暴力问题本质上是代理失范行为的暴力性表现以及代理失范行为是精神医学领域代理失范现象的根本前提四大因素的综合作用下，代理同意原则人性预设"扬善蔽恶"始源缺陷必然会导致精神医学领域产生以"被精神病"为代表的代理异化现象。

10 寓伦理精神于社会实践：精神医学领域代理失范现象的应对措施分析

精神医学领域代理失范现象伦理成因的复杂性客观上提醒人们，有效探索精神医学领域产生代理失范现象的伦理对策并非易事。然而，精神病人个体性生存危机、群体性医患生态危机和终极性人性还原危机表明，精神医学领域产生代理失范现象的系列严重伦理后果远远超出了人们的预想，探索精神医学领域代理失范现象的伦理对策迫在眉睫，不容回避。为此，本书以精神医学领域代理失范现象伦理成因的三大基本因素为总体框架，以前面章节有关知情同意原则、代理同意原则、精神医学领域代理失范现象以及精神医学领域代理失范行为的理论分析结果为主要依据，较为全面系统地探讨精神医学领域代理失范现象的伦理对策，力图为有效防范或缓解精神医学领域中的代理失范现象探索颇具建设性的应对措施。

10.1 精神医学领域程序失义性代理失范现象的应对措施

10.1.1 倡导程序正义，积极推广现代评估模式

10.1.1.1 加强精神卫生医务人员程序正义思维

由于精神病人知情同意能力传统经验评估模式存在较为严重的程序正义缺失问题，在对精神病人实施知情同意能力评估的临床实践过程中应该积极推广展露程序正义并体现实体正义的精神病人知情同意能力现代评估模式。尽管精神病人知情同意能力现代评估模式还存在一些不足（如操作复杂、耗时耗力以及效率不高等），但是这些不足相对精神病人知情同意权利和身

心健康保护来说还是可以克服和容忍的。譬如，麦克阿瑟临床治疗知情同意能力评估工具（MacCAT-T）和麦克阿瑟临床研究能力评估工具（MacCAT-CR）因具有良好的信效度，被研究者在世界范围内广泛应用于精神障碍患者，[1] 其中 MacCAT-CR 还被认为是精神病人知情同意能力评估的"事实金标准"[2]。

积极推广展露程序正义的现代评估模式，应该进一步加强精神卫生医务人员程序正义思维。虽然精神病人实施知情同意能力现代评估模式对于保护精神病人的权益来说非常重要，但现实情况表明我国精神医学领域对它的应用依然不太理想。之所以出现这种情形，一个重要的原因是精神卫生医务人员程序正义思维较为缺乏。由于长期以来我国精神医学领域对于精神病人知情同意权利的保护主要着力于实体正义维度，认为只要尽自己的能力科学准确地进行评估，哪怕就是出现一些误判或误评也无关紧要。在实体正义评估思维的影响下，精神卫生医务人员过分强调传统评估模式，对于基于程序正义的现代评估模式则不太重视甚至不愿意应用。为了解决精神病人知情同意评估领域程序正义思维的缺乏问题，精神卫生医务人员应该加强对医疗正义或医学正义的深入认知，既要认识到实体正义的重要性，也要认识到程序正义对于实体正义实现的重要意义。要积极培养程序正义思维，在评估过程中使实体正义"看得见"。事实上，如果广大精神卫生医务人员具备良好的程序正义思维，在知情同意能力评估过程中尽量应用现代评估模式的话，很多"被精神病"事件是完全可以避免的。

10.1.1.2 加强宣传，由点及面积极应用现代评估工具

精神卫生机构或管理部门应该积极宣传现代评估模式，由点及面积极应用现代评估工具。虽然我国精神卫生医务人员的程序正义思维亟待提升，但是由于精神病人知情同意能力现代评估模式较为复杂，难于操作），高效性不足。再加上传统评估模式应用的历史已经相当久远，精神卫生医务人员对

---

① Kim S Y, Caine E D, Currier G W, et al. Assessing the Competence of Persons with Alzheimer's Disease in Providing Informed Consent for Participation in Research [J]. American Journal of Psychiatry, 2001, 158（5）: 712－717.

② Dunn L B. Capacity to Consent to Research in Schizophrenia: the Expanding Evidence Base [J]. Behav Sci Law, 2006, 24（4）: 431－445.

传统评估模式的应用具有很强的思维惯性或思维积习。同时个体性的医务工作者缺乏内在性的推动力和激发力。所以精神病人知情同意能力现代评估模式还需要一种外在性的力量予以推动。这种外在性推动力是精神卫生机构和精神卫生管理部门，因为作为中国总体文化分支的医疗文化具有很强的威权主义色彩，这一点与我国数千年积淀的威权主义文化特色有关。在威权主义文化中，政府部门的威权地位是最高的，拥有非常强大的强制权力。因此，在个体性的精神卫生医务人员自觉培养程序正义思维推动力不足的情形下，精神卫生医疗机构和精神卫生管理部门应当承担其宣传现代评估模式的责任。宣传形式可以灵活多样，如定期开展精神病人知情同意能力现代评估工具使用的培训会议，印制精神病人实施知情同意能力现代评估模式手册发放到各个科室和相关医务人员，等等。

城市大医院的精神卫生科室和条件成熟的精神卫生医疗机构应在临床评估中积极应用现代评估工具。据调查，国内北京大学附属医院、北京大学精神卫生研究所、卫生部精神卫生学重点实验室、中国医学科学院、北京协和医院、华西医科大学以及中南大学湘雅二医院以及其他一些较大型的精神卫生医疗机构或研究中心已经在使用麦克阿瑟临床研究知情同意能力评估工具。一些条件较好的精神卫生医疗机构或精神卫生中心也在逐步应用现代评估工具。但是，上述应用机构相对于全国众多的精神卫生医疗机构来说其比例还是相当小的，这对于有效保护和实现精神病人的知情同意权利来说还远远不够。据调查，我国精神卫生领域众多医务人员平均90%以上的医生甚至对麦克阿瑟临床研究能力评估量表等现代评估工具一无所知，对现代评估工具的了解和应用还存在很大欠缺。因此，这些已经应用现代评估工具的医疗机构或研究中心应该充分利用自身优势，或者在医联体中以点带面，对他们力所能及的辐射范围之内的医务人员和精神卫生治疗机构施加影响，尽力推广精神病人知情同意能力的现代评估模式。

10.1.1.3 建立符合中国医疗文化特色的现代评估模式

由于应用程序繁杂、耗力耗时、实效性不高以及与我国精神疾病治疗病人多而医生少的具体国情存在一定程度的矛盾等原因，现代评估模式难以在短时间内在我国普及开来，因此我们应该正视当前存在的难以及时克服困难的问题，开发适合我国具体情况的现代评估工具。根据公开报道的研究成果，这种工作我国已经开始进行。2015 年，北京大学、卫生部精神卫生学重点实验室以及中国医学科学院北京协和医院等精神卫生研究机构已经对麦克阿瑟临床研究知情同意能力评估工具简体中文版进行了研究，结果表明该工具在我国的临床研究过程中具有良好的信度和效度。① 2017 年，上海交通大学医学院附属精神卫生中心对麦克阿瑟临床治疗知情同意能力评估工具也进行信度和效度研究，结果表明该工具在我国的临床治疗过程中也具有良好的信度和效度。② 然而，上述两种精神病人知情同意能力评估工具的使用还仅仅是简单地应用国际上的研究成果，具有我国特色符合我国国情的评估工具还尚未问世。另外，有研究人员认为，目前国外研制的评定工具在国内尚未得到很好的验证和应用，国内研究者也尚未研发出公认的工具。③ 由于我国精神卫生的具体国情与国际发达国家相比存在较大差异性，如果仅仅只是移花接木似的引进应用国外的评估工具，可能难以真正有效保护好我国精神病人的知情同意权利和人身权益。

因此，对于广大研究人员来说，要在国际现代评估工具的基础上开发出具有中国特色的精神病人知情同意能力现代评估工具并在此基础上构建具有中国特色的精神病人知情同意能力现代评估模式。

10.1.2 增强传统评估模式的程序正义性

10.1.2.1 完善传统评估模式的评估程序

传统评估模式虽然程序正义较为缺欠，但是还是具备其简易程序的。尽管基于经验的传统评估模式存在诸多不足（特别是程序正义的缺欠导致实体正义的实现难度较大），但是由于现代评估工具与我国国情之间的适应度问题，它依然是我国当前精神病人知情同意能力评估的普遍模式。因此，人们应该直面这种现实，应该继续应用并积极改进传统评估模式存在的程序正义缺欠问题，而不是对它持完全否定的态度。对于精神障碍患者知情同意能

---

① 王雪芹，于欣，唐宏宇，等. 麦克阿瑟临床研究知情同意能力评估工具简体中文版在精神分裂症患者中的信度和效度研究 [J]. 中华精神科杂志，2015，48（01）：17 - 22.

② 黄晶晶，邵阳，谢斌，等. 针对临床治疗的知情同意能力筛查量表编制及其在精神分裂症患者中的信效度研究 [J]. 精神医学杂志，2017，30（02）：85 - 87.

③ 黄晶晶，李华芳. 精神障碍患者知情同意能力的评定方法 [J]. 中国心理卫生杂志，2015，29（06）：437 - 441.

力的评估，评估工具应该作为临床医生的辅助工具，而不能完全取代临床医生的判断。① 如果精神卫生医务人员能够在精神病人知情同意能力评估过程中严格按照简易程序进行评估，传统评估模式依然能够较好地保护精神病人的知情同意权利和人身权益。

第一章我们已经对传统评估模式的"观察—问诊—判断"简易程序进行了概述，在精神卫生医务人员经验丰富、基础扎实、认真负责的前提下，这种简易模式也能够得到较为科学的评估结果。然而，并不是所有的精神卫生医务人员都能够满足上述条件的。因此，为了更好地克服精神卫生医务人员素质的不确定性因素，应该对传统评估模式的"观察—问诊—判断"简易程序进行完善。根据临床调查和现象观察，传统评估模式简易程序可以在"观察—问诊—判断"三步骤模式基础上增加"咨询"步骤并扩增为四步骤模式，即"观察—问诊—咨询—判断"。"咨询"步骤即精神卫生医务人员对接诊病人的代理人（亲属、陪护人员等）进行咨询。由于观察和问诊难以充分掌握病人的疾病信息和社会支持，为了进一步准确判断病人的知情同意能力损害情况，医务人员尽可能详尽地向病人的代理人（亲属或陪护人员）咨询。关于询内容，第一是代理人的代理资格咨询。主要核查咨询代理人与精神病人之间的现有关系和代理资格，尽力避免随意代理或非法代理对精神病人造成的不必要损害。在系列"被精神病"事件中，很多情况就是医务人员未曾咨询代理人的代理资格导致的。第二是精神病人主诉的准确性。咨询代理人关于精神病人问诊时的相关信息，仔细对照后再一次确定病人的知情同意能力情况，确定患者同意能力的效度，以确保患者的知情同意权利能够有效实现。② 如果二者基本相符或大致相符，那么病人的知情同意能力应该是较为完整的。如果二者基本不符或者完全不符，那么病人的知情同意能力则是受损严重或完全丧失。第三是咨询精神病人在病情轻微时的价值观念、人格尊严意识等，以便确定代理人的决定是否完全违背精神病人的价值诉求和决策趋向。"咨询"步骤的增加可以再较大程度上避免代理人的

---

① 黄晶晶，李华芳. 精神障碍患者知情同意能力的评定方法［J］. 中国心理卫生杂志，2015，29（06）：437－441.

② 刘庆海，李秀玲，詹来英，等. 知情权和选择权在精神分裂症急性期住院的应用研究［J］. 精神医学杂志，2008（02）：103－106.

代理家长主义、代理至上主义和代理专制主义行为，尽可能地减少传统模式程序正义缺欠导致的对精神病人知情同意能力权利和人身权益的损害。

10.1.2.2　夯实精神卫生医务人员的评估素质

精神医学领域传统评估模式应用过程中产生的代理失范现象一方面与医务人员迫于外在强力的干预而不敢于坚守程序正义有关，另一方面也与医务人员本身的评估素质有关。精神卫生医务人员的评估素质包括两大方面，一是专业性评估素质，二是道德性评估素质。在传统评估模式中，专业性评估素质指的是由精神卫生医务人员经验积累、知识功底和临床评估技能构成的评估能力在评估过程中能否获得准确评估结果的专业水平。专业性评估素质对于增强传统评估模式的程序正义性十分重要。专业性评估素质高的精神卫生医务人员在评估过程中即使程序上有所缺欠，但在经验积累、知识功底和临床评估技能构成的综合作用下也能得到较为准确的结果。专业性评估素质差的精神卫生医务人员即使完全遵循传统评估评估模式的"观察—问诊—咨询—判断"程序可能也难以得到准确结果。因此，对于增强传统模式的程序正义来说，精神卫生医务人员的专业素质的提升极为重要。在传统评估模式中，道德性评估素质指的是由精神卫生医务人员价值观念、奉献精神和职业态度在评估过程中能否有助于获得准确评估结果的道德水平。由于医务人员职业的特殊性和重要性，医务人员的道德责任感被从古至今的医家所强调。① 因此，道德性评估素质对于增强传统评估模式的程序正义性也非常必要。如果精神卫生医务人员的道德性评估素质低下（如唯利是图、见利忘义或者绝对自我中心化等），哪怕该医生专业性评估素质再高，也难以坚守传统评估模式的简约程序正义，很难获得准确的评估结果，更加难以有效保护精神病人的知情同意权利。因此，夯实精神卫生医务人员的专业性评估素质和道德性评估素质对于增强传统评估模式的程序正义性来说也是不可忽视的重要环节。

10.1.2.3　提升精神卫生医务人员的程序正义维护能力

精神医学领域代理失范现象中的"被精神病"事件、代理同意实施过

---

① 张明霞，李恩昌，谢安国. 医务人员职业道德情感及其培育新探［J］. 中国社会医学杂志，2017，34（02）：126－128.

程中的的代理家长主义、代理至上主义和代理专制主义的之所以能够轻易形成，精神病人的知情同意权利和人身权益能够被轻易损害，一个重要的原因就是精神卫生医务人员在应用传统评估模式进行精神病人知情同意能力评估时对于上述问题的干预缺乏有效的话语权，缺乏有效的程序正义维护能力。然而，由于较长一段时间以来社会舆论对医疗机构及其职业人员的批评谴责和否定，导致医务人员的社会地位和价值理念的社会认同度不高。[①] 因此，在很多情况下，精神卫生医务人员明明知道代理人的代理行为时违背知情同意原则、代理同意原则以及推定原则的，但是由于代理人集权问题导致的代理人权限过大、代理人医疗支付能力有限或者代理人具有较大的世俗权力等原因的存在，他们不敢轻易对代理人的代理决定提出严格按照知情同意能力评估程序进行核验的意见。因此，如果提出反对意见，精神卫生医务人员或者精神卫生医疗机构将要承受代理人的人身威胁、代理人的经济责任推卸和代理人权力的打压等后果。譬如，很多情况下精神病人家属的合作性较差，意外事件的发生率高，导致精神科医生精神紧张、心理压力大。[②] 如果精神卫生医务人员或者精神卫生医疗机构认为代理人所做出的要求出院的决定过于草率，不利于精神病人的康复，代理人可能就会出现对病人撒手不管，不再提供医疗费用，把病人丢给医院的后果。再譬如，如果在"被精神病"事件中精神卫生医务人员或者精神卫生医疗机构坚持对精神病人进行严格的知情同意能力评估，认为接诊对象没有达到强行收治的条件，他们就有可能得罪某些地方政府机构而在以后的财政拨款、人事安排或者其他生活权限方面受到排挤、打压甚至故意刁难。因此，为了能够有效实施传统评估模式，提高精神病人知情同意能力评估的实效性，保护精神病人的知情同意权利，提升精神卫生医务人员的程序正义维护能力十分必要。

增强精神卫生医务人员评估话语权和评估独立性是提升精神卫生医务人员的程序正义维护能力的可行方式。在暴力代理（如"被精神病"）的实施过程中，精神科医生可能受到某些代理诉求人或机构的强大压力，不得不做

---

① 齐璐璐. 浅议"医闹"折射出的医方话语权缺失［J］. 中国卫生事业管理，2010，27（07）：445 – 446 + 449.

② 惠建利，高文玉. 精神科医生心理压力原因分析及干预对策［J］. 中国民康医学，2011，23（12）：1552 – 1553.

出违背事实的决定。① 如果精神卫生医务人员增强了评估话语权，就能使他们敢于坚持程序正义，不会轻易屈服于极端功利主义与极端权威主义代理人或行政领导所导致的经济压力或世俗权力，甚至能够对极端功利主义与极端权威主义代理人形成一定程度的影响或压力。增强精神卫生医务人员的评估独立性，能够有效降低他们在评估过程中的抗干扰能力。在精神病人知情同意能力的评估过程中，由于一些精神卫生医疗机构的领导或其他代理专制主义者与精神病人代理人之间可能存在非法利益输送关系，他们可能对评估人员施加行政压力改变评估结果以便代理人能够获得非法利益。为了尽力避免这种权利寻租现象的出现，尽可能保护精神病人的知情同意权利和人身权益，精神卫生医务人员应该具有较大程度的评估独立性，他们既对评估行为负责，同时也必须对评估结果负责。如果没有存在较大评估错误或者导致较大利益损失，一般情况下不能剥夺精神卫生医务人员的独立评估权。为了避免在评估过程中出现不可避免的行政干扰，应该建立一种领导干预备案制。精神卫生医疗机构的行政领导的所有干预性行为应该进行备案，以便问题出现时能够予以追责。干预备案制表面上是对精神卫生医疗机构领导的约束，实质上它能够有力地维护精神卫生医务人员在精神病人知情同意能力评估过程中的独立性，严格执行传统评估模式的建议评估程序，从而提升精神卫生医务人员维护程序正义的能力。

10.1.3 建构精神病人知情同意能力可检验性评估机制

10.1.3.1 一级评估机制及其缺陷

当前我国精神医学领域不管是应用传统评估模式还是现代评估模式，从评估机制上来说都属于以一级评估机制。所谓一级机制，它指的是精神病人知情同意能力评估只需经过精神卫生医务人员一次性评估的结果即可以作为确定精神病人知情同意程度和是否需要代理人的评估机制。这种机制最大的优点是快捷高效，能够有效地解决病人多医生少的医疗困局。然而，这种优点也是一级评估机制最为诟病之处，因为单次评估就作为最终决定存在一个显著缺陷，即评估结果缺乏可检验性。一级评估机制结果可检验性的缺乏的

---

① 雷志华. 精神医学领域代理同意行为的失范问题及其对策分析 [J]. 吉首大学学报（社会科学版），2016，37（S2）：77 - 80.

主要原因在于精神病人知情同意能力评估人员的专业素质存在不确定性。在传统评估模式中，由于评估人员的临床经验、技术水平和评估态度存在良莠不齐的现象，当评估人员的临床经验不足、技术水平较低和评估态度较差时，其评估结果就可能出现较大偏差甚至重大错误。在现代评估模式中，虽然评估结果与评估人员的临床经验、技术水平和评估态度关联性不大，但是却存在受到外在因素影响的可能性。当评估人员受到利益诱惑或重大压力的干预时，评估结果也有可能出现较大偏差甚至重大错误。而这些偏差和错误在一级评估机制中是不可能得到检验的，因而偏差和错误都会作为"准确"的结果来对精神病人的知情同意能力程度进行判断。由此可见，现有精神病人知情同意能力评估的一级评估机制的评估结果可检验性缺乏的缺陷难以有效抑制精神医学领域的代理失范现象。因此，为了有效避免当前精神病人知情同意能力评估可能导致精神医学领域的代理失范现象问题，除了推广应用现代评估模式和增强传统评估模式的程序正义性以外，还应该建立一种使得评估结果具有可检验性的评估机制。

10.1.3.2 知情同意能力可检验性评估机制的建构

精神病人知情同意能力的可检验性评估机制（也叫三级评估机制）由初始评估、检验性评估和综合性评估三个环节组建而成。初始评估指的是精神病人接受治疗或医学研究前由精神卫生医务人员或专业评估人员应用传统评估模式或现代评估模式进行知情同意能力评估。初级评估由精神科医生完成，主要通过知情同意能力评估工具和临床经验加以评估。[①] 在精神病人的症状轻微而且其自知力不存在明显缺失，或者症状严重且自知力存在明显缺失，同时又没有涉及重大的临床治疗或科学研究的情况下，初始评估的结果即可以作为最终评估结果。检验性评估（也叫二级评估）指的是独立于医疗机构或研究机构的社会评估机构对精神病人知情同意能力程度实施的专门针对初始评估结果的准确性进行检验的评估。检验性评估由"独立于医院机构之外的非治疗性社会机构应用精神病人知情同意能力评估工具"[②] 进行

---

① 雷志华. 精神医学领域代理同意行为的失范问题及其对策分析［J］. 吉首大学学报（社会科学版），2016，37（S2）：77－80.

② 雷志华. 精神医学领域代理同意行为的失范问题及其对策分析［J］. 吉首大学学报（社会科学版），2016，37（S2）：77－80.

操作。

　　检验性评估适用于以下三种情形：第一，精神病人的症状较轻但其自知力却存在明显缺失，或者症状严重自知力存在缺失却不太明显，初级评估人员难以确定时，必须对精神病人的知情同意能力进行检验性评估。第二，凡是涉及重大的临床治疗或科学研究的精神病人，不管病情轻重或者自知力是否缺失，都必须进行检验性评估。第三，精神病人、代理人或者其他人对初级评估结果持有异见，可以申请对初始评估结果进行检验性评估。综合性评估指的是由精神卫生管理部门设置的专业机构在初始评估和检验性评估提供的评估结果的基础上实施的评估。这种评估包括快评和会议评审两种形式。当综合性评估结构核验发现初始评估的结果与检验性评估的结果基本一致时，专门从事综合性评估的审核人员可以快速审查通过。当综合性评估结构核验发现初始评估的结果与检验性评估的结果存在较大差异时，评估审核人员必须召集由初始评估医疗机构、检验性评估机构的评估人员对评估结果召开会议进行商讨分析。在三方取得一致意见后才可以对精神病人知情同意能力做出最终判断或最终结论。

　　可检验性评估机制的理论依据"来源于代理失范行为形成的三重因素，即医学维度的随意评估、社会学维度的暴力畏惧和心理学维度的避责意识"①。精神病人知情同意能力检验性评估机制的建构克服了一级评估机制存在的缺陷，有利于防范精神医学领域的代理失范现象。第一，该机制对一级评估机制评估结果的偏差和错误提供了弥补机会。即使一级评估机制评估结果出现偏差或者错误情况，精神病人、代理人和其他人员也可以提出意见并予以纠正。第二，不管是应用传统评估模式还是应用现代评估模式，对评估人员来说，可检验性评估机制客观上是一种监督机制。如果评估人员的评估结果偏差或错误过多，则表明该评估人员要么是评估水平不够、要么就是评估态度不端正，管理部门就可以对其进行相应的处罚。第三，可检验性评估机制对代理人来说也是一种约束机制。如果代理人对评估人员进行利益输送，当其他人员对评估结果提出意见要求进行检验时，代理人的利益输送行

---

　　① 雷志华. 精神医学领域代理同意行为的失范问题及其对策分析［J］. 吉首大学学报（社会科学版），2016，37（S2）：77－80.

为就有可能会被曝光。第四，可检验性评估机制"使得暴力代理所带来的外在强力由三个主体来承担，既增加了暴力代理的实现难度，分散了暴力代理的即时烈度，使精神科医生敢于坚持医学真理，也增加了冷漠代理和武断代理的舆论压力，使精神科医生增强了责任意识"①。因此，在上述作用的影响下，精神病人知情同意能力检验性评估机制有利于有效减少精神医学领域中由于评估问题导致的代理失范现象，对于精神病人知情同意权利的保护具有重要现实作用。

10.2 精神医学领域极端行为功利主义的应对措施

10.2.1 重视援助伦理，缓解代理家长主义

10.2.1.1 强化国家援助制度

代理家长主义对准则义务的无视必然性地导致了精神医学领域的代理冷漠现象。然而，除了精神病人代理人自身的道德素质以外，代理冷漠这种失范现象大量存在的一个极为重要的原因就是，绝大多数精神病人代理人的经济状况都是处于极为贫弱状态，无力对精神病人提供必要或基本的治疗和照护。由于精神疾病属于慢性疾病且医疗费用消耗极大，绝大多数精神病人代理人都难以承担。从上述案例可知，许多代理人把精神病人强行用铁链锁住这类代理失范现象的发生都与代理人家庭的极度贫困相关。据统计，目前我国患有各类精神疾病的精神病人超过一亿人以上，约有1600万重症精神病人，其中10%有潜在暴力倾向，很大比例的这类病人成为了"笼中人"。②按照国际衡量健康状况的伤残调整生命指标评价各类疾病的总负担，精神疾病在我国疾病总负担的排名中居首位。国内各类精神病的总患病率已由50年代的2.7‰陡升至13.47‰。③

---

① 雷志华. 精神医学领域代理同意行为的失范问题及其对策分析 [J]. 吉首大学学报（社会科学版），2016，37（S2）：77-80.

② 孔璞，李天宇. 聚焦河北10万精神病患者：被遗弃的"笼中人" [EB/OL]. (2013-07-11) [2021-11-01]. https://news.qq.com/a/20130711/007095.htm.

③ 刘惠茹，秦颖，李丹，等. 社会回归及残存症状与精神分裂症患者生存质量的相关性 [J]. 山西医药杂志，2014，43（05）：492-494.

虽然，代理人经济状况贫弱导致的"限制精神病人人身自由"的代理家长主义行为非常普遍，《精神卫生法》也规定："法定赡养、抚养、扶养义务人无赡养、抚养、扶养能力的严重精神障碍患者，民政部门应当按照国家有关规定予以供养、救助。"但是国家对于精神病人的援助力度却远远未能达到有效防范代理家长主义行为的程度。据卫生部调查，我国各类精神疾病患者人数在 1 亿人以上。然而，根据国家卫计委发布的《国家卫生计生委 2016 年度部门决算》数据，该年度公立医院财政拨款支出 28.7 亿元，精神病医院只有 0.6 亿元，国家对精神病医院的投入不到公立医院财政总投入的 2.1‰。除了财政投入的不足以外，精神科医生也存在明显的缺失。截至 2015 年底，全国有精神科执业（助理）医师共 2.77 万人，相当于每 10 万人只配备有 1.5 名精神科医生。而按照病人与医生的合理比例，必须要有 4 万以上精神科医生才能基本满足精神卫生领域的最初级需求。由此可见，在将来相当长一段时间内，我国精神病人的精神卫生服务可及性问题越来越严重。据报道，2016 年，我国患有严重精神疾病的精神病人中没有接受治疗的比例高达 92%，相比之下印度约为 90%。① 2017 年，经济学人智库在对亚太地区 15 个国家关于"精神疾病患者纳入社区进程"进展发布的《精神健康和社会融入》报告指出，精神类疾病平均占据了伤残所致生命年损失总数的 20% 以上，精神卫生领域的卫生服务可及性问题已经成为包括我国在内的亚太地区的第二大健康问题。② 上述数据与事实表明，由于精神卫生服务可及性的严重不足，大量精神病人得不到应有治疗，沉重的负担就落在了诸多经济状况很差的代理人的身上，极端行为功利化的代理家长主义行为因而屡见不鲜，精神医学领域的代理失范现象也就难以缓解。因此，为了有效防范精神医学领域的代理家长主义现象，提高精神卫生服务的可及性，加大国家对于精神医学领域的财政援助力度亟待实施。

10.2.1.2 建立可持续社会救助制度

对于代理家长主义行为的防范方面，国家层面的加大援助力度能够起到

---

① 岳辰. 悲哀！我国精神卫生现状竟落后这么多［EB/OL］.（2017 – 08 – 19）［2021 – 10 – 30］. https：//www. sohu. com/a/165882022_ 377335.

② 岳辰. 悲哀！我国精神卫生现状竟落后这么多［EB/OL］.（2017 – 08 – 19）［2021 – 10 – 30］. https：//www. sohu. com/a/165882022_ 377335.

主要作用，但是由于国家的总体医疗资源相对有限并且当前市场化的医疗体制也难以完全满足精神医学领域的资金需求。因而，除了国家援助之外，社会救助也能够对代理家长主义的防范起到较好作用。当然，社会机构并不是没有承担起这种责任，长期以来一些社会公益机构如红十字会、医院和其他爱心组织也经常对代理人提供救助。譬如：由精神卫生医疗机构发起的"解锁行动"① 就救助了成百上千的精神病人，较好地缓解了精神病人代理人的经济负担，为有效防范精神医学领域的代理家长主义现象做出了较大努力。一些民间机构（如湖南的四叶草慈善基金会、广西的蓝丝带协会）也进行了一些帮助精神病人及其家庭的活动，对代理家长主义的化解也起到了一定的作用。

　　然而，当前的社会救助制度却存在一个不足，即救助行动缺乏可持续性。医疗机构和民间爱心组织的"解锁行动""帮扶行动"具有临时性和间断性等特点，行动发起时可以起到化解作用，但行动结束后代理家长主义行为又继续发生。譬如医疗机构的"解锁行动"基本上是一年一次，慈善基金会的也有一定的时限性。据报道，一些精神病人通过爱心人士的"解锁行动"住进了精神病医院，经过治疗疾病得到了较好的控制。但是由于爱心活动的经费有限，病人回家后病情又复发，代理人只得又将他们用铁链锁起来重新成为"铁链人"或"笼中人"，家长主义代理失范行为又继续发生。因此，社会性的爱心机构、慈善组织和医疗机构应该联合起来，建立一种可持续的社会救助制度，做到能够长期地对精神病人及其代理人的帮助，精神医学领域的代理家长主义代理失范现象才有可能得到更好的缓解。

10.2.2　坚持审慎原则，防范代理至上主义

10.2.2.1　代理目的合理性的审慎评估

　　精神医学领域极端功利主义代理失范现象的代理至上主义行为存在一个极为明显的特征，即代理行为的目的直接指向通过获得精神病人知情同意权

---

① 　注：解锁行动指的是由医疗卫生机构、残疾人联合会、红十字会以及其他社会爱心组织发起的，旨在把被代理人（主要是近亲属）长期锁在铁笼、猪圈、山洞等环境极其恶劣住所的精神病人解救出来并提供医疗救治的活动。解锁行动不仅帮助精神病人摆脱了枷锁，同时也较好地缓解了精神病人代理人的经济和精神压力。

利并牺牲精神病人的权益来谋取自身利益。因此，人们在对精神病人代理资格进行查验时应该对代理人进行代理目的的利益相关性进行审慎评估。代理目的合理性的审慎评估主要是审慎评估代理人责任意识的强弱和评估代理人自身利益与精神病人利益处理的主次问题。管理部门把作为精神病人代理人必须履行的代理职责、必须遵守的代理权限和必须面对的代理风险进行详细告知。如果代理人是准则义务型或者道德情感型的个体，其代理目的主要是为了履行的代理职责，那么他在代理精神病人行使知情同意权利过程中就会更多地坚持精神病人利益至上原则。譬如，一些精神病人的代理人（如父母子女）为了治疗和照护精神病人耗尽精力和钱财且无怨无悔，这种代理人就属于准则义务型或者道德情感型的个体，在代理目的的利益倾向性维度完全具有作为精神病人代理人的可能性和可行性。这种情况下，精神医学领域中代理至上主义失范现象也就会相对减少，精神病人的知情同意权利和人身权益更能够有效实现。因而，管理部门如果判定代理人是准则义务型或者道德情感型的个体，就可以承认和认同他的代理资格。如果代理人是极端功利型的个体，其代理目的主要是为了实现自身私利，那么他在代理精神病人行使知情同意权利时更多地坚持代理人自身利益至上的观念，精神医学领域中代理至上主义失范现象也就会相对增多。譬如，一些精神病人的代理人（如兄弟姐妹或其他亲属）以为获得精神病人代理权能够从精神病人那里得到很多利益。一旦获知要承担诸多代理责任，必须承担代理风险，同时代理权限也是有限的，他们就又会对代理人责任予以推卸。这种代理人就属于极端功利型或者情感冷漠型的个体，在代理目的的利益倾向性维度基本不具备作为精神病人代理人的可能性和可行性。在前文提到的浙江省嘉兴市南湖区争夺精神病人代理权的案例中，精神病人何某的三个姐姐就属于极端功利型或者情感冷漠型的代理人。开始三姐妹以为取得弟弟的代理权就可以占有其房产因而争相要求作为监护人，但是当得知监护人应履行的诸多职责时，三个人同时放弃。这个案例表明，在代理人的确定过程中，必须对人的代理目的利益合理性进行审慎评估，才能够较好地避免代理至上主义行为，才能有效减少精神医学领域中的代理失范现象。

10.2.2.2 代理身份次序的审慎设定

由于我国当前与相关代理人相关的法律制度（如《侵权责任法》《病例

书写基本规范》《精神卫生法》）存在着代理人代理身份指限失于笼统、粗放和疏漏，导致精神医学领域的代理秩序较为杂乱。精神病人需要照护或管理时，由于需要承受极大的经济压力和精神负担，很多情况下一些与精神病人监护相关的关系人都彼此推卸，难以及时找到必须承担责任的代理人。即使临时指定或者勉强劝服的人做了代理人，但是他们在实施精神病人的知情同意权利时往往表现出以自我利益为中心，把自身利益凌驾于精神病人至上，以自身价值观完全取代精神病人价值观，不愿意为精神病人利益过多着想的代理至上主义行为。因此，为了避免因为代理身份指限带来的代理至上主义行为，在考虑我国具体国情的基础上，应该对我国现有法规有关代理人的代理身份予以审慎设定。

首先，审慎统一相关法律法规对代理人的称谓。在《侵权责任法》《病例书写基本规范》《精神卫生法》等正式文本中把与精神医学领域代理人有关的称谓如"家属""近亲属""关系人"，以及"监护人"统一称为"代理人"，以避免身份称谓混乱导致不同法律法规之间的冲突导致代理人理解不清楚所引发的不必要的代理至上主义行为。考虑到我国医疗文化的传统特征，在非正式场合（如临床诊疗、医患交谈等）可以继续使用"家属""家人""亲人"等称谓。

其次，对"代理人"的代理次序进行审慎设定。这种审慎设定既要立足于中国医疗文化、法律制度和社会习惯，同时也要参照国际和国内对于精神病人代理人的身份次序的法律法规。在精神病人代理人的身份次序设定方面，我国台湾地区的《精神卫生法》做得较为清晰明确，较好地体现了医疗伦理中的审慎原则。① 我国精神病人代理人的身份指限次序可以设定如

---

① 台湾《精神卫生法》第 14 条规定：罹患精神疾病或疑似罹患精神疾病者，其法定代理人、配偶或家属，应协助其就医；如经专科医师诊断系属严重病人，应置保护人。前项保护人，应依左列顺序定之：一、监护人。二、配偶。三、父母。四、家属。前项同一顺序中有数人时，以亲等近者为先；亲等相同或非亲属者，以年长者为先。第 15 条规定：不能依前条规定置保护人时，应由其户籍所在地之直辖市或县（市）卫生主管机关指定人员为保护人；户籍所在地不明者，由其住所或居所所在地之直辖市或县（市）卫生主管机关为之。第 16 条规定：左列之人，不得为保护人：一、未成年人。二、受监治产宣告，尚未撤销者。三、受停止全部或一部亲权之宣告，或经由亲属会议撤退其监护人资格者。四、与病人涉讼，其利益相反，或有其他情形足认其执行保护职务有偏颇之虞者。五、体力或能力不足以执行保护职务者。保护人有前项第四款或第五款情形之一者，病人之亲属或利害关系人，得向法院申请另行选定保护人。

下。

（1）基本次序：法定代理人—指定代理人—委托代理人—配偶—父母子女—直系亲属—非直系亲属。"法定代理人"指的是按照相关法律法规明确设定了的监护人。"指定代理人"指的是精神病人及其利益相关人员事前共同制定的监护人。"委托代理人"指的是精神病人在知情同意能力健全的情况下通过协议委托的监护人。"子女父母"次序相关设定：有子女且子女有代理能力者由子女代理，无子女或者子女无代理能力者由父母代理，无子女者由有代理能力的父母代理。"直系亲属"次序相关设定：按照"兄—弟—姐—妹"次序执行，当居前者无代理能力时，后者依次替补；如果精神病人兄弟姐妹的经济状况悬殊，可以在自愿原则下协定代理人。非直系亲属次序相关设定：按照"堂兄—堂弟—堂姐—堂妹"次序执行；如果精神病人堂兄、堂弟、堂姐、堂妹的经济状况相差悬殊，可以在自愿原则下协定代理人；如果精神病人堂兄、堂弟、堂姐、堂妹在自愿原则下无人愿意作为代理人，则按"特殊情况次序"处理。

（2）特殊情况次序：精神病人缺乏"法定代理人""指定代理人""委托代理人""配偶""父母""子女""直系亲属"和"近亲属"或者上述代理人无法确定的情况下，精神病人户籍所在地的农村乡镇或城市社区精神卫生管理部门主要负责人或指定人员为代理人。户籍所在地不明的精神病人（如流浪精神病人）的代理人由当时其所在地的农村乡镇或城市社区精神卫生管理部门主要负责人或指定人员为代理人。

10.2.3　坚持民主精神制度化，抑制代理专制主义

10.2.3.1　行为惩戒的领域性制度化

民主精神最好的表达就是制度化。在代理专制主义代理失范现象中，精神病人代理人自我中心化推定观念的形成难以避免。为了有效抑制代理专制主义诱导下精神病人代理人自我中心化观念下私欲膨胀，严重损害精神病人或者非精神病人的身心权益，必须对专制主义代理失范行为进行严厉惩罚，必须把专制主义代理失范行为惩罚予以制度化。长期以来，人们事实上都意识到精神医学领域专制主义代理失范行为（如"被精神病"事件）社会侵害的严重性且都意识到必须对其进行严厉惩罚、惩处或者追责，但是由于没

有专门针对代理失范行为惩罚的精神卫生制度，因而精神医学领域专制主义代理失范行为的惩罚、惩处或者追责问题最终基本上都是无果而终。即使人们对专制主义代理失范行为实施者进行惩罚、惩处或者追责，也不过是临时匆忙地从其他的法律条文中找一些相关性的条款来实施，由于精神医学领域的特异性，惩罚、惩处或者追责结果难以到位甚至是文过饰非。这种"无果而终"表面上看只不过是那些专制主义代理失范行为实施者逃避应有惩罚，有违德法公平性，但从深层次来推理，"无果而终"客观上是对精神医学领域专制主义代理失范行为的变相包容或鼓励。

为了有效抑制精神医学领域专制主义代理失范行为，避免临时化、匆忙化带来的不利影响，精神医学领域代理失范行为的惩罚必须实行领域性的制度化。目前我国对精神医学领域代理失范行为进行惩处的专门法仅仅只有《精神卫生法》。然而，《精神卫生法》对于精神医学领域代理失范行为的惩处过于笼统，最终落实都要间接通过其他法律（如《侵权责任法》《刑事诉讼法》《民事诉讼法》或者《治安管理处罚条例》）。我们以《精神卫生法》第七十八条①为例进行说明。

> 《精神卫生法》第七十八条：违反本法规定有下列情形之一，给精神障碍患者或者其他公民造成人身、财产或者其他损害的，依法承担赔偿责任。
>
> （一）将非精神障碍患者故意作为精神障碍患者送入医疗机构治疗的；
>
> （二）精神障碍患者的监护人遗弃患者，或者有不履行监护职责的其他情形的；
>
> （三）歧视、侮辱、虐待精神障碍患者，侵害患者的人格尊严、人身安全的；
>
> （四）非法限制精神障碍患者人身自由的；
>
> （五）其他侵害精神障碍患者合法权益的情形。

———————————

① 参见《精神卫生法》。

从表面上看，《精神卫生法》第七十八条对于精神医学领域代理失范行为惩治已经较为详细到位了，但事实上它只是一种笼统表述，并非领域性的制度化。该规定没有反映精神医学和精神病人的特异性，难以有针对性地起到对精神医学领域代理失范行为的抑制作用。它没有设定具体精神医学领域性的赔偿责任细目，在现实中难以落实到位，对侵害人的威慑性不大。譬如，"（一）将非精神障碍患者故意作为精神障碍患者送入医疗机构治疗的"这一具体规定未能对"被精神病"行为从社会治安管理、民法和刑法相关方面做出细节惩治的领域性措施。因此，为了有效抑制精神医学领域代理失范行为，必须建立精神医学领域代理失范行为的领域性惩罚法规或制度。

10.2.3.2 知情同意能力评估制度化

虽然知情同意能力评估在我国目前精神医学领域实施代理同意制的过程中较为普遍，它对有效抑制精神医学领域代理专制主义起到了较好的作用，但是依然出现了一些不必要出现的问题。这些问题主要表现为在传统评估模式中精神卫生医务人员或多或少地存在知情同意能力的选择性评估。所谓选择性评估，它指的是当代理专制主义诱导下的代理人较为强势或者对精神医学领域知情同意能力评估人员进行利益输送时，评估人员就可能按照代理人要求不对知情同意能力进行评估而直接确认诊疗对象缺乏知情同意能力的评估状况。譬如，徐林东、汪飞、郭俊梅等"被精神病"事件中，精神卫生医务人员的评估行为就属于选择性评估，因为他们基本上是在没有进行知情同意能力评估的情况下就直接认定接诊对象缺乏知情同意能力，进而认同所谓的"代理人"具有无限代理权。

为了避免选择性评估问题，必须把精神医学领域的知情同意能力评估予以制度化。知情同意能力评估制度化要求做到以下几方面工作：第一，知情同意能力评估内容制度化。知情同意能力评估制度应该对评估人员的资格、评估的程序以及评估结果的通告予以明确规定；第二，知情同意能力评估要法定化。要以法律条文的形式载入诸如对精神医学领域代理失范现象进行惩治的法律法规（如《精神卫生法》）的条款中；第三，违背知情同意能力评估行为惩治措施的法定化。精神医学领域的法律法规应该对违背知情同意能力评估制度行为的惩治措施做出明确规定，不宜借用其他法律法规予以落实。第四，鉴于精神病人的特殊性，知情同意能力评估内容制度必须在精神疾病医疗机构的醒目之处（如宣传栏、门诊科室或者住院病房）予以公开，便于人们了解和学习。一方面，知情同意能力评估制度化为精神卫生医务人员拒绝选择性评估行为提供了制度保护，无论与代理人之间存在何种利益关系或者代理人如何强势，都可以通过制度来保护自身免受不必要的胁迫。另一方面，知情同意能力评估制度化也对精神卫生医务人员进行了约束，使得他们不能轻易实施选择性评估行为。

10.3　精神医学领域代理同意原则人性预设始源缺陷的应对措施

10.3.1　知情同意能力培训的规范化

10.3.1.1　知情同意能力培训

所谓精神医学领域的精神病人知情同意能力培训，它指的是通过详细告知与详细讲解等方式使精神病人能够提高对知情同意书内容的理解程度从而做出具有效度和信度的参与科学研究或临床治疗的决策的训练活动。精神病人缺乏知情同意能力是精神医学领域代理同意原则产生的根本前提，因为精神病人的知情同意能力完整或者他们的知情同意能力处于能够做出具有信度和效度的决定的话，即不可能产生代理同意原则及其"扬善蔽恶"始源缺陷，也不会出现精神病人代理人，更不会出现代理失范现象。有效应对精神医学领域代理同意原则始源缺陷最为重要的措施就是让精神病人能够自行决策，尽量避免代理原则应用情境的形成。国际上的研究成果表明，对精神病人进行知情同意能力培训，改进知情同意程序能使精神分裂症患者的同意能力得到改善。① 因而，知情同意能力培训可以尽量减少不必要的代理人，尽可能多地让精神病人自行决策，从而从根本上保护精神病人的知情同意权利。

20 世纪七八十年代，国外就开始对精神病人进行知情同意能力培训以提高他们的知情同意能力。21 世纪初我国一些条件较好的精神病医院或者

---

① Dilip V. Jeste, Laura B. Dunn, Barton W. Palmer, et al. A Collaborative Model for Research on Decisional Capacity and Informed Consent in Older Patients with Schizophrenia: Bioethics Unit of a Geriatric Psychiatry Intervention Research Center [J]. Received: 20 June 2002 / Accepted: 4 April 2003 / Published online: 27 May 2003-Springer-Verlag 2003.

研究机构也开始对精神病人进行知情同意能力培训，但是能够做到规范化的并不多见，所以代理专制主义等失范现象在精神医学领域临床治疗过程中间发生的频率依然较高。因此，为了有效应对精神医学领域代理同意原则"扬善蔽恶"的始源缺陷，对精神病人进行知情同意能力规范培训是非常重要的措施。

10.3.1.2 知情同意能力规范化培训的具体内容

第一，知情同意能力培训流程的规范化。不管是医学研究还是临床治疗，只要是涉及精神病人知情同意能力的领域都要规范培训流程。不能因为某些精神病人的知情同意能力较为完整或者基本丧失就打乱或删减培训流程。国外研究结果表明，一些精神分裂症患者的知情同意能力损害较大，但经过严格的培训流程培训以后，其能力基本能够达到自洽性地做出决策的程度。国内一些精神卫生医务人员在进行培训时，往往都是把知情同意书的告知作为培训的全部，有一些人甚至以精神病人提问的方式进行培训。这些培训行为都是不符合培训流程规范化要求的。

规范化的知情同意能力培训流程主要包括以下四个方面。（1）自行阅读。让精神病人在一个安静的环境中（办公室、病房或专门的培训房间）默无声息地阅读知情同意书。（2）大声朗读。精神病人阅读完成以后，评估人员以大声朗读的方式强化精神病人对知情同意书的理解。（3）重点讲解。评估人员大声读完知情同意书后，对自己认为是重点的地方对精神病人进行详细讲解，尽量使他们能够理解知情同意书的难点和重点。（4）自由发问。在重点讲解缓解完成以后，评估人员提醒精神病人就不明白之处进行自由提问。如果培训的精神病人较多，提问的方式可以是按顺序轮流提问，也可以自由发问，但是每一个病人都必须提问。如果个别病人不愿意提问，评估人员可以单个问询。

第二，知情同意能力培训内容的规范化。规范化的知情同意能力培训内容主要包括以下几个方面。（1）疾病治疗前：关于精神病人知情同意权利和其他与医学研究和临床治疗道德权利的告知与解释；关于精神疾病的病程、当前国内外诊疗技术水平以及疾病治疗结果的不可预见性等内容的告知与解释；关于病情、病程、费用和愈后情况的告知与解释。（2）方案改变前：新疗法或新药物的作用、新疗法或新药物的缺陷、新疗法或新药物的风险以及拒绝新疗法或新药物的可能后果等内容的告知与解释。（3）疾病治疗中：有创手术、麻醉、输血等事宜的目的、意义、风险、必要性以及拒绝检查治疗后果的告知与解释。（4）手术进行中：术中病情变化与术前预计之间差异、手术调整信息以及费用变化等内容的告知与解释。（5）特别环节：个人隐私（包括身体隐私部位和疾病隐私信息）和治疗性不舒服感等内容的告知与解释。

10.3.2 抑恶以扬善：精神病人代理人代理同意约束机制的建构

10.3.2.1 "X-Y" 理论："扬善抑恶" 机制的应用理论依据

"X-Y" 理论（Theory X-Theory Y）是由美国社会心理学家、管理学家麦格雷戈（Douglas McGregor）首先提出来的，基于性善论和性恶论两种人性预设由 "X" 理论和 "Y" 理论融合而形成的一种现代管理学理论。① 该理论动态地对人性预设变化与管理理论之间的相互关系进行了系统分析，认为社会管理活动要充分调动人们的积极性、主动性和创造性，个人目标与组织目标的实现要一体化，信任感、责任心和进取心对于社会管理具有重要意义，同时也要制定合理的监管制度，对卸责、懒惰和自由散漫等负面性行为予以惩戒。对现代管理理论的发展和管理水平的提高具有重要的借鉴意义。

"X" 理论。麦格雷戈将传统指挥和监督理论命名为 X 理论。以性恶论人性预设为基本依据，"X" 理论认为：人生来懒惰，总是想方设法逃避工作；人生来缺乏责任感，不愿主动担责；人生来以自我为中心，奉行个人利益至上主义；人生来习惯守旧，不愿变革进取；人生来缺乏理性，难以自控自律。② 因此，该理论主张：激励人们努力实现目标的最佳手段是金钱，管理人们有序实现目标的最佳手段是强制和惩罚，权力制度和严密监控是确保目标实现的最佳手段，"胡萝卜加大棒" 是最能奏效的管理政策。③ "X" 理论对世界管理策略产生了深刻影响，诸多现代管理理论或原则几乎都是以 "X" 理论为基础而形成的。"X" 理论也存在着以下显著缺陷，即把人的负

---

① 张瑞林，李林，王琼. 麦格雷戈 X-Y 理论及其应用 [J]. 中国工业评论，2015（07）：92 – 97.

② 罗家国，徐敏，戴洪萍. 人性假设理论与高等教育管理 [J]. 黑龙江高教研究，2005（5）：66 – 67.

③ 杨杨. "X + Y" ——图书馆管理的艺术 [J]. 学理论，2009（18）：146 – 147.

面性极端化和先天化，在本质性上存在明显的偏激倾向。但是，"X"理论也客观地反映了人类在社会性活动中的负面性表现，具有一定程度的合理性，对于社会秩序和人的行为管理具有一定程度的借鉴意义。①

"Y"理论也是由美国社会心理学家、管理学家麦格雷戈首先提出来的一种现代管理学理论。麦格雷戈认为，"X"理论建立在片面的人性假设基础之上，存在重大理论缺陷，更科学的人性假设亟待建构。为此，他以"X"理论为参照，建构了与"X"理论性恶论人性预设截然相反的基于性善论人性预设"Y"理论。"Y"理论认为：人非天生懒惰，对工作具有满足感；人为了实现承诺目标具有"自督自控力"；情况适当环境下人们愿意担且能主动担责；规避责任、好逸恶劳、慵懒丧志等现象为后天习得，非先天本性；人生来具有理性，愿意变革进取。② 因此，该理论主张：激励人们努力实现目标要综合运用生产要素；人们应该从事自身认为有意义和有吸引力的事业；应该在满足人们基本需求的基础上鼓励人们积极参与目标的制定；应该充分相信有责任心的人；要用信任取代监督，以启发诱导代替命令服从。③ "Y"理论认识到了人性的优点和积极性，对社会管理理论具有重要影响，如"全面质量管理方法"就是以"Y"理论为基础而形成的。

10.3.2.2　基于"X-Y"理论，建构代理同意原则"扬善蔽恶"约束机制

精神医学领域代理同意原则的人性预设基于性善论导致了"扬善蔽恶"的始源性缺陷。代理同意原则"抑恶"机制的建构目的在于解决"扬善蔽恶"始源性缺陷中的"蔽恶"问题，它与"X"理论性恶论人性预设的实践论目标存在明显的一致性。因而，"X"理论能够为代理同意原则"抑恶"机制的建构提供理论依据。"抑恶"机制建构的"X"理论基础：第一，精神病人代理人可能缺乏责任感，存在获得代理权以后却不愿担责的现

① 魏琦卉. 道格拉斯·麦格雷戈：管理员工最有效的方式是什么？［J］. 经营与管理，2015（09）：10-11.

② 张瑞林，李林，王琼. 麦格雷戈X-Y理论及其应用［J］. 中国工业评论，2015（07）：92-97.

③ 罗家国，徐敏，戴洪萍. 人性假设理论与高等教育管理［J］. 黑龙江高教研究，2005（5）：66-67.

象；第二，精神病人代理人可能会以自我为中心，奉行代理至上主义；第三，精神病人代理人可能对自身的代理失范行为难以做到自控自律。基于精神病人代理人的上述代理失范可能性，"抑恶"机制建构应遵循"X"理论的应对思路。首先，制定精神医学领域代理同意原则"扬善蔽恶"的始源性缺陷防范性措施，从人性预设的始源维度对精神病人代理人的"恶"进行预先防范。其次，加强对代理同意实施过程的监督管理，正视代理人自律自控的难度，强调对代理人"恶性"的他控与他律。再者，建立对精神病人代理人代理失范行为的惩戒制度（由于上文已经建立了相关承接制度，此处不再赘述），强调代理人对卸责"恶性"行为后果的担责。基于精神病人代理人的上述代理失范可能性，"扬善"机制建构应遵循"Y"理论的应对思路，建立精神病人代理人的代理行为的激励措施，对代理人的"善性"行为予以褒扬奖励。

基于"X-Y"理论关于社会管理的基本思路，精神医学领域代理同意原则"抑恶扬善"约束机制建构的建构措施主要包括"抑恶"性代理同意承诺制、"抑恶"性代理同意定期检查制和"扬善"性代理同意激励制三大方面。

第一，"抑恶"性代理同意承诺制。"抑恶"性代理同意承诺制指的是代理人在代理精神病人实施代理同意权利前必须在道德心理维度做出对精神病人利益负责的自我承诺以限制代理人"恶性"的防范性制度。该制度是基于"X"理论中的人生性缺乏责任感，不愿主动担责，以自我为中心，奉行个人利益至上主义的理论预设，针对精神医学领域代理同意原则"蔽恶"的始源性缺陷而做出预先性防范措施。外在性的他律压力也许有时代理人会选择性、刻意地逃避或者故意视而不见，但是内在性的道德承诺所具有的压力代理人无论如何也避不开，即使最终逃避也是激烈自我斗争的结果，多少会存在自我责备甚至道德谴责。"抑恶"性代理同意承诺制的核心旨归就是要求精神病人代理人自己为自己做出道德心理维度的约束或规范，使其尽可能在实施代理同意权利的时候能够把外在性他律（如《精神卫生法》《责任侵权法》等）压力和内在性的自律压力结合起来，合德合法地代理同意行使权力，有效保护精神病人的知情同意权利和身心权益。"抑恶"性代理同意承诺制的具体实施措施就是签署代理同意承诺书。签署代理同意承诺书的形式不一定要做统一规范，可以形式多样。但是，其"抑恶"性内容必须明确予以表述。这些核心内容包括：代理人承诺尊重精神病人的人格尊严权利、自主权利和知情同意权利；代理人承诺不非法限制精神病人的人身自由；代理人承诺不歧视虐待精神病人。

第二，"抑恶"性代理同意定期检查制。"抑恶"性代理同意定期检查制指的是管理部门对精神病人的代理行为进行定期检查以确保能够尽职尽责、合理合法行使代理权利，目的在于保护精神病人知情同意权利和身心权益以限制代理人"恶性"的督促性制度。"X"理论认为，强制和惩罚是管理人们有序实现目标的最佳手段，权力制度和严密监控是确保目标实现的最佳手段。代理同意定期检查制是"X"理论引导下形成的一种带有强制性和监管性的旨在确保精神病人知情同意权利有效实现的手段。"抑恶"性代理同意承诺制的具体实施措施就是督促代理人规范行使代理权利。具体做法就是：（1）管理部门设置专门的代理同意监管机构，在城市社区和农村村组设置管理员。（2）代理同意监管机构每年组织对精神病人家庭和精神病医院的检查，调查代理人对精神病人的照护情况，对存在代理权力滥用，存在代理失范行为的代理人提出意见和建议，或者强制纠正代理失范行为，或者提起诉讼以保护精神病人的知情同意权利。（3）社区和村组管理员主要负责上报所管理区域精神病人的生活生存状况观察结果，对存在代理失范行为的代理人予以记录并每月上报，情况严重者即时上报。

第三，"扬善"性代理同意激励制。"扬善"性代理同意激励制指的是对精神医学领域恪守代理职责的精神病人代理人进行奖励以弘扬代理同意原则"善性"人性预设伦理精神的激励性制度。"Y"理论认为人有生性善良的一面，应该综合运用生产要素激励"善性"使人们努力实现目标，应该在满足人们基本需求的基础上鼓励人们积极实现目标，对有责任心的人要充分信任。因此，精神医学领域代理同意原则人性预设始源性缺陷的"扬善"性约束机制的建构应该遵循"Y"理论的"激励"思维，对恪守代理职责的精神病人代理人进行一定程度的精神和物质奖励，促进他们完成合法合德行使代理同意权利的预先目标。"扬善"性代理同意激励制的具体建构方式主要包括以下几个方面：（1）设立专项性激励资金。除了国家援助和社会救助以外，相关农村乡镇和城市社区精神卫生管理机构应该设置精神病人代理人专项性激励资金。专项性激励资金可以由国家财政拨款和社会捐赠钱物构成。国家财政拨的具体数额按农村乡镇和城市社区精神卫生管理机构所统计的精神病人数量予以确定。（2）制定专项性激励制度。激励制度包括物质奖励和精神鼓励两个方面。物质奖励的资金钱物由专项性激励资金拨付，精神鼓励可以通过"宣传栏张贴"和"激励状"等形式向社会公开。（3）制定精神病人家庭定期慰问制度。农村乡镇和城市社区的管理人员定期到精神病人家庭进行走访和慰问。

参考文献

一、中文类参考文献

（一）著作类

[1] 中共中央马克思　恩格斯　列宁　斯大林著作编译局．马克思恩格斯全集：第 3 卷［M］．北京：人民出版社，1972.

[2] 中共中央马克思　恩格斯　列宁　斯大林著作编译局．马克思恩格斯选集：第 2 卷［M］．北京：人民出版社，1972.

[3] 中共中央马克思　恩格斯　列宁　斯大林著作编译局．马克思恩格斯文集：第 9 卷［M］．北京：人民出版社，2009.

[4] 马克思主义哲学原理编写组．马克思主义哲学原理［M］．北京：北京高等教育出版社，1999.

[5] 孙思邈．千金方［M］．上海：上海古籍出版社，1976.

[6] 杨德森，刘协和，许又新．湘雅精神医学［M］．北京：科学出版社，2015.

[7] 李凌江．精神病学［M］．北京：高等教育出版社，2003.

[8] 李凌江．精神病学住院医师手册［M］．北京：科学技术文献出版社，2009.

[9] 沈渔邨．精神病学［M］．北京：人民卫生出版社，2010.

[10] 唐凯麟．伦理学［M］．北京：高等教育出版社，2002.

[11] 何怀宏．伦理学是什么［M］．北京：北京大学出版社，2001.

[12] 余涌．道德权利研究［M］．北京：中国编译出版社，2002.

[13] 万俊人．现代西方伦理学史：下册［M］．北京：北京大学出版社，

2002.

[14] 万俊人．现代西方伦理学史：上册［M］．北京：北京大学出版社，
2002.

[15] 宋希仁．西方伦理学思想史［M］．长沙：湖南教育出版社，2006.

[16] 朱贻庭．伦理学大辞典［M］．上海：上海辞书出版社，2002.

[17] 王海明．新伦理学［M］．北京：商务印书馆，2001.

[18] 吴崇其．中国卫生法学［M］．北京：中国协和医科大学出版社，
2001.

[19] 李鲁．社会医学［M］．北京：人民卫生出版社，2001.

[20] 张明园．精神分裂症现代诊疗［M］．南京：江苏科学技术出版社，
2001.

[21] 张华夏．现代科学与伦理世界［M］．长沙：湖南教育出版社，1999.

[22] 金卫东，刘小林．精神分裂症：生物·心理·社会［M］．北京：中
国医药科技出版社，1999.

[23] 夏伟东．道德本质论［M］．北京：中国人民大学出版社，1998.

[24] 巩庆海，柳耀福，孙熙国．马克思主义哲学原理［M］．济南：山东
大学出版社，1997.

[25] 周辅成．西方哲学原著选读［M］．北京：商务印书馆，1988.

[26] 罗国杰．伦理学［M］．北京：人民出版社，1988.

[27] 邱仁宗．生命伦理学［M］．上海：上海人民出版社，1987.

[28] 杜治政．医学伦理学纲要［M］．南昌：江西人民出版社，1985.

[29] 舒良．精神分裂症防治指南［M］．北京：北京大学医学出版社，
2007.

[30] 张亚林．高级精神病学［M］．长沙：中南大学出版社，2007.

[31] 姚贵忠．精神分裂症咨询［M］．北京：科学出版社，1999.

[32] 陈学诗，张继志．现代精神疾病治疗学［M］．济南：山东科学技术
出版社，1997.

[33] 山本敬三．民法讲义——总则［M］．解亘，译．北京：北京大学出
版社，2012.

[34] 冯建妹．现代医学与法律研究［M］．南京大学出版社，1994.

[35] 袁亚愚，等．社会学——历史·理论·办法［M］．成都：四川大学

出版社，1992.

[36] 何伦．施卫星．现代医学伦理学［M］．杭州：浙江教育出版社，1989.

[37] 王海明．人性论［M］．北京：商务印书馆，2006.

[38] 刘虹，张宗明，林辉．医学哲学［M］．南京：东南大学出版社，2006.

[39] 周中之．伦理学［M］．北京：人民出版社，2004.

[40] 朱力．社会学原理［M］．北京：社会科学文献出版社，2003.

[41] 柯武刚，史漫飞．制度经济学——社会秩序与公共政策［M］．韩朝华，译．北京：商务印书馆，2000.

[42] 罗光强．精神分裂症临床干预过程中知情同意问题的伦理研究［M］．南宁：广西人民出版社，2017.

[43] 希波克拉底．希波克拉底誓言：警诫人类的古希腊职业道德圣典［M］．綦彦臣，编译．世界图书出版公司北京公司，2004.

[44] 亚里士多德．亚里士多德选集：伦理学卷［M］．北京：中国人民大学出版社，1999.

[45] 亚里士多德．尼各马可伦理学［M］．廖申白，译注．北京：商务印书馆，2003.

[46] 米歇尔．福柯．疯癫与文明：修订译本［M］．刘北成，杨远婴，译．北京：生活．读书．新知三联书店，2012.

[47] 恩格尔哈特．生命伦理学基础［M］．范瑞平，译．长沙：湖南科学技术出版社，1996.

[48] 罗尔斯．正义论［M］．何怀宏，何包钢，廖申白，译．北京：中国社会科学出版社，1988.

[49] 罗伊·波特．疯狂简史［M］．巫毓荃，译．台北县：左岸文化，2004.

[50] 亨利·弗莱德兰德．从安乐死到最终解决［M］．赵永前，译．北京：北京出版社，2000.

[51] 休谟．道德原则研究［M］．曾晓平，译．北京：商务印书馆，2001.

[52] 霍布斯．利维坦［M］．黎思复，黎廷弼，译．北京：商务印书馆，1985.

［53］ 亚当·斯密. 道德情操论［M］. 余涌, 译. 北京: 中国社会科学出版社, 2003.

［54］ 西格蒙德·弗洛伊德. 精神分析引论新编［M］. 高觉敷, 译. 北京: 商务印书馆, 1987: 77.

［55］ 塞缪尔·P. 亨廷顿. 变化社会中的政治秩序［M］. 王冠华, 刘为, 译. 上海: 上海人民出版社, 2008.

［56］ 马丁·海德格尔. 时间概念史导论［M］. 欧东明, 译. 北京: 商务印书馆, 2010.

［57］ 马丁·海德格尔. 存在与时间［M］. 陈嘉映, 王庆节, 译. 北京: 商务印书馆, 1987.

［58］ 爱米尔·杜尔凯姆. 自杀论［M］. 钟旭辉, 马磊, 林庆新, 译. 杭州: 浙江人民出版社, 1988.

［59］ 戈夫曼. 污名: 受损身份管理札记［M］. 宋立宏, 译. 北京: 商务印书馆, 2009.

［60］ 威廉·K. 弗兰克纳. 善的求索——道德哲学导论［M］. 黄伟合, 包连宗, 马莉, 等, 译. 沈阳: 辽宁人民出版社, 1987.

［61］ 恩格尔哈特. 生命伦理学的基础［M］. 范瑞平, 译. 长沙: 湖南科学技术出版社, 1996.

［62］ 孟德斯鸠. 论法的精神: 上册［M］. 张雁深, 译. 北京: 商务印书馆, 1997.

［63］ 叔本华. 伦理学的两个基本问题［M］. 任立, 孟庆时, 译. 北京: 商务印书馆, 1996.

［64］ 康德. 判断力批判［M］. 邓晓芒, 译. 北京: 人民出版社, 2002.

［65］ 康德. 实践理性批判［M］. 邓晓芒, 译. 北京: 人民出版社, 2002.

［66］ 黑格尔. 法哲学原理［M］. 范扬, 张企泰, 译. 北京: 商务印书馆, 1961.

［67］ 黑格尔. 哲学史讲演录［M］. 贺麟, 王太庆, 译. 北京: 商务印书馆, 1983.

［68］ 叔本华. 作为意志和表象的世界［M］. 石冲白, 译. 北京: 商务印书馆: 2017.

［69］ 弗里德里希·尼采. 悲剧的诞生［M］. 孙周兴, 北京: 商务印书馆,

2012.

［70］舍勒．伦理学中的形式主义与质料的价值伦理学［M］．倪梁康，译．北京：商务印书馆，1986.

［71］艾米尔·路德维希．德国人［M］．杨成绪，潘琪，译．生活·读书·新知三联书店，1991.

［72］麦金太尔．德性之后［M］．龚群，戴扬毅，等，译．北京：中国社会科学出版社，1995.

［73］约翰·密尔．论自由［M］．程崇华，译．北京：商务印书馆，1987.

［74］乔治·爱德华·摩尔．伦理学原理［M］．长河，译．上海：上海人民出版社，2003.

［75］斯宾诺莎．伦理学［M］．贺麟，译．北京：商务印书馆，1983.

［76］彼彻姆．哲学的伦理学［M］．雷克勤，郭夏娟，李兰芬，等，译．北京：中国社会科学出版社，1990.

［77］摩尔．伦理学［M］．戴扬毅，译．北京：中国人民大学出版社，1989.

［78］休谟．人性论：下册：［M］．关文运，译．北京：商务印书馆，1997.

［79］罗素．西方哲学史［M］．北京：商务印书馆，2001.

［80］弗洛姆．为自己的人［M］．林依依，译．北京：生活·读书·新知三联书店，2001.

［81］P. A. 施泰尼格尔．纽伦堡审判［M］．王昭仁，宋钟璜，关山，等，译．北京：商务印书馆，1985.

［82］阿伦·哈斯．大屠杀后遗症［M］．梁骏，李丽娜，车锐敏，译．北京：北京出版社，2000.

［83］密尔．功用主义［M］．北京：商务印书馆，1957.

［84］J. J. C. 斯马特，B. 威廉斯．功利主义：赞成与反对［M］．牟斌，译．北京：中国社会科学出版社，1992

［85］亨利·西季威克．伦理学方法［M］．廖申白，译．北京：中国社会科学出版社，1993.

（二）论文类

［1］万俊人．论道德目的论与伦理道义论［J］．学术月刊，2003（01）：75 - 84.

［2］ 王海明．论专制主义（上）——专制主义概念［J］．吉首大学学报（社会科学版），2007（01）：16－22．

［3］ 罗光强．叙事即评价：医德描述语词的语用文化分析［J］．伦理学研究，2015（04）：135－138．

［4］ 罗光强，李凌江．精神分裂症患者知情同意能力评估模式的伦理分析［J］．医学与哲学（人文社会医学版），2010，31（12）：29－30＋38．

［5］ 罗光强，李凌江．意志自由与生命价值的对峙——精神医学领域知情同意原则泛化的伦理分析［J］．医学与哲学（人文社会医学版），2009，30（11）：17－19＋51．

［6］ 罗光强．医德评价核心语词的伦理意蕴及其现代性局限［J］．医学与哲学（A），2015，36（09）：17－20．

［7］ 雷志华．精神医学领域代理同意行为的失范问题及其对策分析［J］．吉首大学学报（社会科学版），2016，37（S2）：77－80．

［8］ 雷志华．实体正义与程序正义的冲突和融合——精神病人同意能力评估模式的伦理研究［J］．文史博览（理论），2016（08）：47－49．

［9］ 黄晶晶，邵阳，谢斌，等．针对临床治疗的知情同意能力筛查量表编制及其在精神分裂症患者中的信效度研究［J］．精神医学杂志，2017，30（02）：85－87．

［10］ 黄晶晶，李华芳．精神障碍患者知情同意能力的评定方法［J］．中国心理卫生杂志，2015，29（06）：437－441．

［11］ 王雪芹，于欣，唐宏宇，等．麦克阿瑟临床研究知情同意能力评估工具简体中文版在精神分裂症患者中的信度和效度研究［J］．中华精神科杂志，2015，48（01）：17－22．

［12］ 祝彬．论医疗知情同意权的代理行使［J］．医学与哲学（A），2013，34（11）：59－62．

［13］ 张程．医患关系模式的委托代理分析［J］．卫生软科学，2006（06）：593－595．

［14］ 张英涛，孙福川．论知情同意的中国本土化——中国文化视野中的知情同意走向［J］．医学与哲学，2004，25（9）：12－15．

［15］ 陈秀丽，陈伟，袁江帆．医疗知情同意的历史和现状［J］．中国医院，2011，15（3）：13－15．

［16］孟竞玲．知情同意的中国式困境分析［J］．医学与社会，2011，24
（7）：71 – 72，78.

［17］李易．论保护性治疗中的知情同意代理制度［J］．医院院长论坛，
2012，9（2）：55 – 59.

［18］刘庆海，李秀玲，詹来英，等．知情权和选择权在精神分裂症急性期
住院的应用研究［J］．精神医学杂志，2008（02）：103 – 106.

［19］张婷，沈春明，刘鹏飞，等．精神障碍患者知情同意权的伦理审视
［J］．医学与哲学（A），2015，36（05）：35 – 37.

［20］施卫星．家属代理同意和病人自主权［J］．医学与哲学，1997，18
（8）：434 – 435.

［21］胡晓，沈春明，刘鹏飞．精神障碍诊疗实行自愿原则的伦理辩护
［J］．医学与哲学（A），2014，35（02）：21 – 23.

［22］燕娟，王洪奇．试论代理同意的有效性［J］．伦理学研究，2015，79
（5）：128 – 134.

［23］燕娟，王洪奇．试论代理同意的有效性［J］．中国卫生事业管理，
2017，34（07）：524 – 527.

［24］朱伟．论精神障碍治疗中知情同意的可能性［J］．伦理学研究，2015
（05）：128 – 134.

［25］曹露聪．我国患者知情同意权的立法保护体系的完善探析［J］．现代
经济信息，2013（06）：139.

［26］陈化．知情同意在中国医疗实践中的介入：问题与出路？［J］．中州
学刊，2015（6）：94 – 99.

［27］夏瑜峰．患者推定同意在诊疗行为中的效力认定［J］．法制与社会，
2018（15）：55 – 56.

［28］魏超．论推定同意的正当化依据及范围——以"无知之幕"为切入点
［J］．清华法学，2019，13（02）：194 – 208.

［29］余成普．器官捐赠的文化敏感性与中国实践［J］．中山大学学报（社
会科学版），2014，54（01）：131 – 144.

［30］颜青山．论"推定同意"的伦理限制［J］．医学与哲学，2001
（01）：25 – 27 + 41.

［31］呼延小媛，王燕，王志英，等．老年患者对签署知情同意书的认知度

调查［J］.护理学杂志，2010，25（05）：42－44.

［32］汤敏.侵害患者知情同意权赔偿范围研究［J］.中国卫生事业管理，2018，35（05）：357－360.

［33］张雪，孙福川.生命权、知情同意权和特殊干预权的冲突及衡平［J］.中国医学伦理学，2009，22（02）：34－35.

［34］刘月树.知情同意原则的中国化：一种生命伦理学视角的转换［J］.伦理学研究，2013（01）：128－132.

［35］徐岩，蔡文风.医学人文视角下住院精神病人的康复困境分析［J］.广西民族大学学报（哲学社会科学版），2015，37（06）：81－85.

［36］郝秉键.清代精神病人管制措施考述［J］.清史研究，2002（02）：46－57.

［37］潘志华.中西方精神病学史比较及启发［J］.残疾人研究，2013，（1）：59－63.

［38］祝英.关于精神分裂症该如何治疗［J］.全科口腔医学电子杂志，2020，7（01）：18.

［39］喻东山.混合性抑郁的不典型症状［J］.精神医学杂志，2016，29（06）：457－458.

［40］刘岱岳，郭文勇，李文俊，等.情感障碍患者的心理特征及其厌恶度与自杀观念的相关性分析［J］.实用临床医学，2019，20（07）：1－4.

［41］许又新.精神分裂症的意志障碍［J］.上海精神医学，1997（04）：256－259.

［42］郝亿春.道德价值：从遮蔽到销匿［J］.中山大学学报（社会科学版），2002（01）：43－50.

［43］崔爱芝.论羞耻感的当代道德价值［J］.四川职业技术学院学报，2010，20（03）：20－22.

［44］钟汉玲，蔡春风.精神疾病耻辱感研究［J］.临床精神医学杂志，2014，24（04）：272－273.

［45］李茂生，邬志美.我国重性精神疾病患者病耻感问题及对策分析［J］.中国医学伦理学，2017，30（03）：383－387.

［46］俞峻瀚，肖泽萍.精神疾病病耻感的精神动力学分析及对策［J］.上

海精神医学，2005（06）：353 – 355.

[47] 吴金仙，黄美善，郑菊仙. 首发精神疾病患者家属病耻感调查分析 [J]. 临床合理用药杂志，2013，6（21）：11 – 12.

[48] 周英，潘胜茂，赵春阳，等. 精神病患者病耻感对其生存质量的影响 [J]. 重庆医学，2015，44（10）：1349 – 1351.

[49] 李亚琼，谢侃侃，李艳，等. 从《夏威夷宣言》到《马德里宣言》 [J]. 临床精神医学杂志，2011，21（05）：356 – 357.

[50] 杨建兵，李恩昌. 医学伦理学发展溯源——写在新中国医学伦理研究 30 周年前夕之一 [J]. 中国医学伦理学，2008，21（06）：17 – 19.

[51] 郑晓剑. 法定代理行为效力归属之反思与重构 [J]. 南都学坛，2015，35（01）：75 – 81.

[52] 唐业继. 什么是法定代理、委托代理和指定代理？[J]. 乡镇论坛，1996（03）：33.

[53] 张明伟. 弗莱彻境遇伦理学思想探析 [J]. 湖南社会科学，2014（02）：54 – 57.

[54] 付艳艳. 弗莱彻"爱"的境遇伦理思想述论 [J]. 河北北方学院学报（社会科学版），2014，30（05）：98 – 100.

[55] 徐丹丹. 论社会正义的情感基础——同情 [J]. 伦理学研究，2012（05）：24 – 28.

[56] 赵旭东. 程序正义概念与标准的再认识 [J]. 法律科学. 西北政法学院学报，2003（06）：88 – 94.

[57] 王忠武. 人性的生成结构与评价方法建构——关于人性善恶的象限分布模型 [J]. 江汉论坛，2018（06）：62 – 67.

[58] 夏志强. 人性假设与公共行政思想演变 [J]. 四川大学学报（哲学社会科学版），2015（01）：121 – 128.

[59] 张爱卿. 弗洛伊德与马斯洛人性观的比较研究 [J]. 教育研究与实验，1991（03）：48 – 52.

[60] 李帅. 荀子与弗洛伊德性恶论比较研究 [J]. 理论界，2014（05）：92 – 94.

[61] 王征兵. 论人性善恶的阶段性 [J]. 宝鸡文理学院学报（社会科学版），2014，34（01）：23 – 25.

［62］ 舒远招．直指人心的人性善恶论——康德人性善恶论的层次分析［J］．哲学研究，2008（04）：60－66．

［63］ 光姝瑜．解读池田大作的人性善恶观［J］．鄂州大学学报，2015，22（11）：27－29+33．

［64］ 吴秋新．人性善恶之我见［J］．法制与社会，2009（05）：309．

［65］ 刘玮玮，贾洪波．家长主义之于老年患者的道德正当性标准［J］．齐鲁学刊，2018（03）：70－75．

［66］ 肖健．医学家长主义辨析［C］//中华医学会医学伦理学分会第十六届年会论文集．2011：75－79．

［67］ 张兵兵．浅谈马列维奇的至上主义［J］．大众文艺，2016（18）：94．

［68］ 杨尚儒．施米特思想中的主权、委任独裁与主权独裁［J］．政治思想史，2017，8（01）：143－170+200．

［69］ 邹瑜，顾明．法学大辞典［M］．北京：中国政法大学出版社，1991：231．

［70］ 沈四林．厄尔尼诺现象与中国的海洋灾害［J］．航海技术，2001（04）：16－17．

［71］ 董世峰．现象理论：本质主义与人本主义的困境与出路［J］．西南大学学报（人文社会科学版），2006（03）：104－107．

［72］ 乐国安．越轨行为诱因辨析［J］．社会学研究，1994（05）：104－112．

［73］ 刘洋，张文华，姜莹，等．抚顺市重性精神病人及其家属受歧视状况的研究［J］．中国农村卫生，2015（04）：44－45．

［74］ 王东耀，刘慧，刘清波，等．对精神病人的人道主义争论［J］．中国医学伦理学，1996（06）：29－31．

［75］ 夏庆宇．论政治领导过程中的非制度性约束［J］．中共南京市委党校学报，2017（01）：75－80+22．

［76］ 刘卫青，谭立文，万凤，等．精神疾病患者遭受社会歧视的现状及其原因与对策分析［J］．医学与哲学（临床决策论坛版），2008（01）：69－71．

［77］ 杨文英，苏琳，王海军，等．市民与精神卫生工作者对精神病人态度的对比研究［J］．临床精神医学杂志，1998（06）：15－17．

［78］李永英．探析重性精神病人家属的负担、需求与政策回应［J］．世界最新医学信息文摘，2018，18（15）：256．

［79］王文季，张倩，陈超，等．社区精神分裂症患者照料者的家庭负担及影响因素研究［J］．中国全科医学，2014，17（04）：467－470．

［80］朱力．失范的三维分析模型［J］．江苏社会科学，2006（04）：118－123．

［81］杨婷．社会越轨理论发展脉络浅析［J］．法制与社会，2016（29）：159－160．

［82］何毅．转型期社会困境的应对之道——对涂尔干早期社会理论中社会团结和失范的解读［J］．华中师范大学研究生学报，2018（1）：33－36．

［83］张志坚．爱国行为失范的内涵生成、学理分析及规避路径［J］．当代青年研究，2018（05）：87－92．

［84］李细春．中国古代婚姻制度与现代婚姻制度的比较［J］．行政事业资产与财务，2011（14）：191．

［85］武宜忠，杨芬．委托—代理理论视角下的政府行为失范及其对策［J］．经济研究导刊，2009（34）：7－9＋190．

［86］陈兴良．行为论的正本清源——一个学术史的考察［J］．中国法学，2009（05）：172－190．

［87］杨振福．失范行为社会学的现状与前瞻［J］．中共沈阳市委党校学报，2000（06）：34－40．

［88］翟金国，赵靖平，陈敏，等．精神障碍的疾病负担［J］．中国医药指南，2012，10（21）：60－63．

［89］宋超英，曹孟勤．社会学原理［M］．北京：警官教育出版社，1991：305－306．

［90］倪愫襄．论善恶评价的性质［J］．社会科学辑刊，2002（01）：27－32．

［91］王小英，王占阳．试论社会主义初级阶段的道德形态［J］．长白学刊，1987（06）：16－20．

［92］范志均．存在主义道德形态［J］．东南大学学报（哲学社会科学版），2016，18（01）：18－24＋143．

［93］陈锐.20 世纪国外道义逻辑研究进展［J］.哲学动态，2001（02）：20-24.

［94］肖凤良.功利主义与道义论的对立与统———兼论转型时期中国社会的道德重建［J］.湖南社会科学，2013（03）：36-39.

［95］张梅艳.论目的论思想的发展、批判与超越———从亚里士多德、黑格尔到马克思［J］.鸡西大学学报，2015，15（12）：25-28.

［96］龙倩.试析康德伦理学的后果论特征［J］.北华大学学报（社会科学版），2015，16（03）：109-112.

［97］陆树程.克隆技术的发展与现代生命伦理———兼与姚大志先生商榷［J］.哲学研究，2004（04）：86-92.

［98］刘萍.生命价值观的历史演变［J］.卫生软科学，2010，24（02）：182-184.

［99］卫红.生命质量新说 生得好活得长 病得晚死得快［J］.广西质量监督导报，2010（02）：43.

［100］王晓敏，李军.QALYs 的伦理意蕴和道德难题［J］.伦理学研究，2011（01）：81-83.

［101］黎秀，付美华，曹治，等.流浪精神病人社会支持水平的调查分析［J］.现代临床护理，2016，15（10）：6-9.

［102］任丑.祛弱权与生命伦理学"共识的崩溃"［J］.理论与现代化，2009（03）：69-73.

［103］李海平.论基本权利对社会公权力主体的直接效力［J］.政治与法律，2018（10）：109-123.

［104］曹凑贵，展茗.生态学概论（第 3 版）［M］.北京：高等教育出版社，2015：248-249.

［105］牛翠娟，娄安如，孙儒泳，等.基础生态学（第 3 版）［M］.北京：高等教育出版社，2015：203.

［106］梅丽.戴维·佩珀对生态社会主义的诠释［J］.齐鲁学刊，2017（01）：96-102.

［107］李常磊.福克纳与莫言生态伦理思想内涵研究［J］.山东师范大学学报（人文社会科学版），2019，64（05）：58-66.

［108］任学丽.社会信任模式变迁视阈下的医患信任困境及出路［J］.南

京医科大学学报（社会科学版），2018，18（03）：176－181.

[109] 李秀芹，周光平，李亚军，等. 医患信任缺失语境下的知情同意权落实的有效途径 [J]. 中国医学伦理学，2019，32（8）：1019－1022.

[110] 朱慧，周颖秀. 从还原主义看科技的异化 [J]. 西南石油大学学报（社会科学版），2013，15（01）：108－113.

[111] 董立河. 试论还原论与整体论的互补与共存 [J]. 太原师范学院学报（人文科学版），2002（03）：42－45.

[112] 王孝哲. 论人的社会属性 [J]. 天府新论，2006（01）：27－29.

[113] 杨志华. 论宪法上的"人的尊严" [J]. 重庆电子工程职业学院学报，2011，20（04）：63－66.

[114] 钱程，陈楠，邹义壮. 精神分裂症患者的自知力（综述）[J]. 中国心理卫生杂志，2019，33（02）：87－92.

[115] 梁莉. 病人权利运动综述 [J]. 医学与哲学，1999（02）：13－15.

[116] 江畅. 论德性 [J]. 伦理学研究，2010（04）：6－10＋141.

[117] 郭永军. 论功利主义与非功利主义 [J]. 理论学刊，1998（03）：26－29.

[118] 任付新. 功利主义与个人视角——论伯纳德·威廉斯、罗尔斯等人对功利主义的批判 [J]. 西南大学学报（社会科学版），2019，45（02）：39－49.

[119] 张明霞，李恩昌，谢安国. 医务人员职业道德情感及其培育新探 [J]. 中国社会医学杂志，2017，34（02）：126－128.

[120] 齐璐璐. 浅议"医闹"折射出的医方话语权缺失 [J]. 中国卫生事业管理，2010，27（07）：445－446＋449.

[121] 蒉建利，高文玉. 精神科医生心理压力原因分析及干预对策 [J]. 中国民康医学，2011，23（12）：1552－1553.

[122] 刘惠茹，秦颖，李丹，等. 社会回归及残存症状与精神分裂症患者生存质量的相关性 [J]. 山西医药杂志，2014，43（05）：492－494.

[123] 张瑞林，李林，王琼. 麦格雷戈 X－Y 理论及其应用 [J]. 中国工业评论，2015（07）：92－97.

[124] 罗家国，徐敏，戴洪萍．人性假设理论与高等教育管理［J］．黑龙江高教研究，2005（5）：66 - 67.

[125] 杨杨．"X + Y"——图书馆管理的艺术［J］．学理论，2009（18）：146 - 147.

[126] 魏琦卉．道格拉斯·麦格雷戈：管理员工最有效的方式是什么？［J］．经营与管理，2015（09）：10 - 11.

[127] 魏树发．精神障碍者福利和人权之基本理念的历史考察［J］．喀什师范学院学报，2013，34（01）：23 - 28.

[128] 李功迎，李凌江．尊重精神病人的知情同意权［J］．中国医学伦理学，2005（02）：65 - 67.

（三）中文网站类

[1] 报告称：近四成欧洲人受精神疾病困扰［EB/OL］．（2011 - 09 - 07）［2021 - 10 - 28］．https：//tech. qq. com/a/20110907/000323. htm.

[2] 外媒：中国7%人口患精神疾病，多数因生存压力过大［EB/OL］．（2015 - 05 - 27）［2021 - 10 - 28］．https：//news. sina. com. cn/c/2015 - 05 - 27/100331881580. shtml.

[3] 董路，汪乐萍．世界精神卫生日：中国约1.73亿人有精神疾病 小心身体发出的报警信号［EB/OL］．（2019 - 10 - 10）［2021 - 10 - 28］．http：//news. jstv. com/a/20191010/89f1fcd4fbfe428ea8934c09ae3fe4c4. shtml.

[4] 韩晓余．第六届中国精神分析大会在上海召开 我国心理咨询师缺口高达43万［EB/OL］．（2019 - 05 - 11）［2021 - 10 - 28］．http：//www. cnr. cn/shanghai/tt/20190511/t20190511_ 524609035. shtml.

[5] 精神疾病困扰近4成欧洲人［EB/OL］．（2011 - 09 - 06）［2021 - 10 - 28］．http：//www. chinanews. com/gj/2011/09 - 06/3308209. shtml.

[6] 我国1600万精神病患者生存状况堪忧［EB/OL］．（2015 - 05 - 19）［2021 - 10 - 29］．https：//www. sohu. com/a/15660395_ 115380.

[7] 余凤高．17至18世纪，欧洲精神病院的蜕变史［EB/OL］．（2017 - 07 - 05）［2021 - 10 - 29］．https：//baijiahao. baidu. com/s？id = 157207061579 0856.

[8] 李崇寒．欧洲最古老的精神病收容院，病人被当动物虐待［EB/OL］．（2018 - 09 - 04）［2021 - 10 - 29］．http：//www. yidianzixun. com/arti-

cle/O_ 00eltrgJ.

［9］ 李龙．两姐不签字拒救治醉男弟弟最终惨死在医院［EB/OL］．（2010 –
10 – 15）［2021 – 10 – 29］．http：//wh. 110. com/xinwen/article/11201/.

［10］ 一律师诈骗委托人财物被判 11 年［EB/OL］．（2018 – 12 – 29）［2021 –
10 – 29］．https：//baijiahao. baidu. com/s？id = 1621174206264688850.

［11］ 崔岩，范佳．中国式婚姻焦虑：父母为子女着急上火，还要瞒着他们
四处代相亲［EB/OL］．（2018 – 04 – 19）［2021 – 10 – 29］．https：//
baijiahao. baidu. com/s？id = 1598131043906352392.

［12］ 王思海，王君平．人民日报："丈夫拒签字　孕妇难产亡"悲剧背后
［EB/OL］．（2007 – 12 – 01）［2021 – 10 – 29］．https：//news. ifeng.
com/c/7fYYoKjgHW7.

［13］ 毛占宇，江丞华．莆田系医疗纠纷：52 件民事纠纷案致死致残近一半
［EB/OL］．（2016 – 05 – 05）［2021 – 10 – 29］．http：//tech. sina. com.
cn/i/2016 – 05 – 05/doc-ifxryhhh1636163. shtml.

［14］ 李斯璐．男子精神分裂到处伤人被铁链锁住 17 年［EB/OL］．（2012 –
02 – 12）［2021 – 10 – 29］．http：//news. cntv. cn/20120212/107357. shtml.

［15］ 男子为逼妻子离婚将其关进精神病院被判刑［EB/OL］．（2008 – 12 –
23）［2021 – 10 – 29］．http：//news. sina. com. cn/s/2008 – 12 – 23/14
1116904391. shtml.

［16］ 女子与继母吵架被强行送进精神病院［EB/OL］．（2009 – 02 – 05）
［2021 – 10 – 29］．http：//www. jiaodong. net/news/system/2009/02/
05/010450971. shtml.

［17］ 张斌，邱曙东．我国精神疾病治疗费已占疾病总负担首位［EB/OL］．
（2007 – 05 – 24）［2021 – 10 – 29］．https：//health. sohu. com/2007
0524/n250198927. shtml.

［18］ 陈永辉，黄冲．男子患精神病被父锁铁笼，出逃后将父打死［EB/
OL］．（2015 – 08 – 06）［2021 – 10 – 29］．http：//news. sohu. com/2015
0806/n418280528. shtml.

［19］ 孔璞，李天宇．调查称河北约有 10 万精神病人被锁家中［EB/OL］．
（2013 – 07 – 11）［2021 – 10 – 29］．http：//news. sina. com. cn/c/2013 –
07 – 11/023927634505. shtml.

[20] 小伙子患有精神病，被父母用铁链子拴了整整 20 年！［EB/OL］. (2018 - 11 - 23) ［2021 - 10 - 29］. https：//www. 163. com/dy/article/E19PCEHT05220910. html.

[21] 林彦恂，曾春乐，林瑶瑶. 精神病人无钱就医盼救助［EB/OL］. (2012 - 07 - 11) ［2021 - 10 - 29］. http：//roll. sohu. com/20120711/n347872214. shtml.

[22] 黄雅珊. 惠安一流浪女桥下生娃追踪，女婴暂时安置于孤儿院［EB/OL］. (2012 - 08 - 14) ［2021 - 10 - 29］. http：//qz. fjsen. com/2012 - 08/14/content_ 9092977. htm.

[23] 精神病人生活悲惨无人管，流浪街头何处栖身［EB/OL］. (2004 - 11 - 02) ［2021 - 10 - 29］. http：//news. sina. com. cn/c/2004 - 11 - 02/09224784977. shtml.

[24] 孙莹，钱遇，刘浩邦. 母亲为获取房产将女儿送精神病院案开审［EB/OL］. (2011 - 09 - 14) ［2021 - 10 - 29］. http：//www. chinanews. com/fz/2011/09 - 14/3327380_ 3. shtml.

[25] 深圳一护士上访后"被精神病"维权胜诉［EB/OL］. (2011 - 05 - 16) ［2021 - 10 - 29］. https：//www. 163. com/money/article/745AELSG00253B0H. html.

[26] 董事长因前妻一句话遭精神病院强关　被逼吃药遭打［EB/OL］. (2013 - 01 - 11) ［2021 - 10 - 30］. http：//news. sina. com. cn/o/2013 - 01 - 11/081026010784. shtml.

[27] 男子精神失常被铁链锁手脚　一关 20 多年［EB/OL］. (2015 - 07 - 15) ［2021 - 10 - 30］. http：//news. youth. cn/jsxw/201507/t20150715_ 6866120. htm.

[28] yyl 大林. 医院流浪精神病人：找到家，家人却不要［EB/OL］. (2017 - 03 - 19) ［2021 - 10 - 30］. http：//www. 360doc. com/content/17/0319/22/33592673_ 638305668. shtml.

[29] 李强. 弟弟患上精神病　三个姐姐为啥抢着当监护人？［EB/OL］. (2013 - 10 - 30) ［2021 - 10 - 30］. http：//jx. zjol. com. cn/system/2013/10/30/019676445. shtml.

[30] 岳辰. 悲哀！我国精神卫生现状竟落后这么多［EB/OL］. (2017 - 08 -

19）［2021－10－30］. https：//www. sohu. com/a/165882022_ 377335.

［31］中国笼中人：数十万精神病人被关铁笼治疗［EB/OL］. （2013－07－11）［2021－10－30］. http：//roll. sohu. com/20130711/n381373582. shtml.

［32］新华每日电讯：解救笼中人须社会救助机制开锁［EB/OL］. （2013－07－15）［2021－10－30］. http：//media. sohu. com/20130715/n381619328. shtml.

［33］45 岁精神病人被铁链锁 20 年，七旬双亲欲哭无泪［EB/OL］. （2016－12－15）［2021－10－30］. https：//news. qq. com/a/20161215/029241. htm#p＝1.

［34］刘新萍. 重症精神分裂患者被家人用铁链囚禁伤痕累累［EB/OL］. （2011－03－03）［2021－10－31］. https：//news. qq. com/a/20110303/000604. htm.

［35］胡月. 男子失恋致精神分裂　被母亲用铁链锁 20 年［EB/OL］. （2011－11－26）［2021－10－31］. https：//news. qq. com/a/20131126/002771. htm.

［36］12 岁男孩被亲人囚禁 7 年竟为这　铁链下的童年暗藏隐情戳中泪点［EB/OL］. （2017－07－23）［2021－10－31］. http：//news. e23. cn/shehui/2017－07－23/2017072300146. html.

［37］徐梓胜. 乐山一精神病女子被父母用铁链锁身 5 年多［EB/OL］. （2015－12－20）［2021－10－31］. http：//www. leshan. cn/html/view/view_ B2A31279E7BBC54B. html.

［38］孔璞，李天宇. 聚焦河北 10 万精神病患者：被遗弃的"笼中人"［EB/OL］. （2013－07－11）［2021－11－01］. https：//news. qq. com/a/20130711/007095. htm.

二、英文类参考文献

［1］Coxon K. Empathy，Intersubjectivity，and Virtue［J］. Dissertationfor Master of Arts. Department of Philosophy，DalhousieUniversity. 2003：1－130.

［2］Pavitra K S，Kalmane S，Kumar A，et al. Family Matters！—The Caregivers' Perspective of Mental Healthcare Act 2017［J］. Indian Journal

Psychiatry. April; 2019; 61 (Suppl 4); S832 – S837.

[3] Ezekiel J. Emanuel. Bioethics in the Practice of Medicine [J] . Goldman-Cecil Medicine. 4 – 10. e2.

[4] Jamie N. Bakkum-Gamez, Sean C. Dowdy, Fidel A. Valea. Preoperative Counseling and Management: Preoperative Evaluation, Informed Consent, Perioperative Planning, Surgical Site Infection Prevention, and Avoidance of Complications [J] . Comprehensive Gynecology. 24, 566 – 582.

[5] Gail A. Van Norman, Stanley H. Rosenbaum. Ethical Aspects of Anesthesia Care. Miller's Anesthesia, 8, 231 – 248. e3.

[6] Jessica Minor. The History and Components of Informed Consent [J] . Informed Consent in Predictive Genetic Testing. pp. 57 – 107.

[7] Radmyla Yu. Hrevtsova. Informed Consent and Informed Refusal: A Developing Country Perspective [J] . Legal and Forensic Medicine. pp. 927 – 942.

[8] Caroline L. Kaufmann & Loren H. Roth. Psychiatric Evaluation of Patient Decision-making: Informed Consent to ECT [J] . Social psychiatry. volume16, pages11 – 19 (1981).

[9] Larry G. Morton&Renee M. Cunningham-Williams. The Capacity to Give Informed Consent in a Homeless Population with Developmental Disabilities [J] . Community Mental Health Journal. volume 45, pages 341 – 348 (2009).

[10] Thomas Grisso & Paul S. Appelbaum. Mentally Ill and Non-mentally-ill Patients' Abilities to Understand Informed Consent Disclosures for Medication [J] . Law and Human Behavior. volume 15, pages 377 – 388 (1991).

[11] Sarah E Morris & Robert K Heinssen. Informed Consent in the Psychosis Prodrome: Ethical, Procedural and Cultural Considerations. Philosophy, Ethics, and Humanities in Medicine [J] . volume 9, Article number: 19 (2014).

[12] Sheila E. Harvey, Diana Elbourne, Joanne Ashcroft, et al. Informed Consent in Clinical Trials in Critical Care: Experience from the PAC-Man Study

［J］. Intensive Care Medicine. volume 32, pages 2020—2025 (2006).

［13］ Sylvester C. Chima. Evaluating the Quality of Informed Consent and Contemporary Clinical Practices by Medical Doctors in South Africa: An Empirical Study ［J］. BMC Medical Ethics. volume 14, Article number: S3 (2013).

［14］ Jon Laugharne & Steve Brown. Informed Consent and Antipsychotic Use in Patients with Schizophrenia ［J］. NS Drugs. volume 9, pages1 – 5 (1998).

［15］ Daniel F. Jablonski M D, G. Michael Mosley M D, James C. Byrd M D, et al. Informed Consent for Patient Transfers to a Veterans Affairs Medical Center ［J］. Journal of General Internal Medicine . volume 6, pages 229 – 232 (1991).

［16］ Gerben Meynen. Free Will and Psychiatric Assessments of Criminal Responsibility: a Parallel with Informed Consent ［J］ . Medicine, Health Care and Philosophy. volume 13, pages 313 – 320 (2010).

［17］ Linda Hammer Burns. Psychiatric Aspects of Infertility and Infertility Treatments ［J］. Psychiatric Clinics of North America. 2007, 30 (4): 689 – 716.

［18］ Javad Parvizi, Rajit Chakravarty, Bora Og, et al. Informed Consent: Is It Always Necessary? ［J］. Injury, 2008, 39 (6): 651 –655.

［19］ Dilip V. Jeste, Laura B. Dunn, Barton W. Palmer, et al. A collaborative model for research on decisional capacityand informed consent in older patients with schizophrenia: Bioethics unit of a geriatric psychiatry intervention research center, Received: 20 June 2002 / Accepted: 4 April 2003 / Published online: 27 May 2003-Springer-Verlag 2003.

［20］ Kim S Y, Caine E D, Currier G W, et al. Assessing the Competence of Persons with Alzheimer's Disease in Providing Informed Consent for Participation in Research ［J］. Am Journal Psychiatry, 2001, 158 (5) : 712 – 717.

［21］ Dunn L B, Jeste D V. Enhancing Informed Consent for Research and Treatment ［J］. Neuropsychopharmacology. 2001, 24 (6): 595 –607.

［22］ Nicholas M N, Gooderham M. Psoriasis, Depression, and Suicidality ［J］. Skin Therapy Letter, 2017, 22 (3)

［23］ Cranach M. The Killing of Psychiatric Patientsin Nazi-Germany between 1939—1945 ［R］. Arztlicher Direktor: Israel Psychiatric Association, 2001.

［24］ S Choudhry. Best Interests in the MCA 2005—What Can Healthcare Law Learn from Family Law? ［J］. Health Care Anal, 2008, 16 (3): 240 – 251.

［25］ I. C. Henry and Glen Pashley. Health Ethics ［M］. Lancaster: Quay Publishing, 1990: 31.

［26］ Möller-Leimkühler A M, Wiesheu A. Caregiver Burden in Chronic Mental Illness: the Role of Patient and Caregiver Characteristics ［J］. Eur Arch Psychiatry Clin Neurosci, 2012, 262 (2): 157 – 166.

［27］ Matson. Floyd D. The Broken Image : Man, Science and Society ［M］. New York: Anchor Books, 1966. 13.

［28］ Ernst Cassirer. The Philosophy of Enlightenment ［M］. Princeton: Princeton University Press, 1951. 65.

［29］ Mingrone C, Rocca P, Castagna F, et al. Insight in stable schizophrenia: Relations with Psychopathology and Cognition ［J］. Compr Psychiatry, 2013, 54 (5): 484 – 492.

［30］ Dunn L B. Capacity to Consent to Research in Schizophrenia: the Expanding Evidence Base ［J］. Behavior Sciences & the Law, 2006, 24 (4): 431 – 445.

［31］ Damon, W., Lerner, R. M., & Eisenberg, N. Handbook of Child Psychology: Social, Emotional, and Personality Development (Vol. 3, 6th ed). New Jersey: John Wiley & Sons, 2006.

［32］ Gerald Dworkin. Paternalism ［M］. in S. Gorovitz et al., Moral Problems in Medicine. Englewood Cliffs, NJ; Prentice-Hall, 1976: 185.

［33］ David Naimark, Laura Dunn, Ansar Haroun, et al. Informed Consent and Competency: Legal and Ethical Issues ［J］. Psychiatry for Neurologists. pp. 391 – 405.

［34］ Isabel Valli, Oliver Howes, Peter Tyrer, et al. Longitudinal PET Imaging in a Patient with Schizophrenia Did Not Show Marked Changes in Dopaminergic Function with Relapse of Psychosis ［J］. The American Journal of Psychiatry. Washington: Dec 2008. Vol. 165, Iss. 12; pg. 1613.

［35］ Eric Adam, Coralie Lazignac, Adriana Mihai, et al. A Naturalistic Study of Consecutive Agitated Emergency Department Patients Treated with Intramuscular Olanzapine Prior to Consent Cristian Damsa, The American Journal of Psychiatry. Washington: Apr 2008. Vol. 165, Iss. 4; pg. 535.

［36］ Allen M H, Currier G W, Carpenter D, et al. Expert Consensus Panel for Behavioral Emergencies ［J］. Journal of Psychiatr Practice 2005; 11: 5 – 108.

［37］ Lukens T W, Wolf S J, Edlow J A, et al. Clinical Policy: Critical Issues in the Diagnosis and Management of the Adult Psychiatric Patient in the Emergency Department ［J］. Ann Emerg Med 2006; 47: 79 – 99.

［38］ Breier A, Meehan K, Birkett M, et al. A Double-blind, Placebo-controlled Dose-response Comparison of Intramuscular Olanzapine and Haloperidol in the Treatment of Acute Agitation in Schizophrenia ［J］. Arch Gen Psychiatry 2002; 59: 441 – 448.

［39］ Meehan K, Zhang F. David S, et al. A Double-blind, Randomized Comparison of the Efficacy and Safety of Intramuscular Injections of Olanzapine, Lorazepam, or Placebo in Treating Acutely Agitated Patients Diagnosed with Bipolar Mania ［J］. J Clin Psythopharmacol 2001 ; 21: 389 – 397.

后　记

　　针对精神医学领域中的代理失范现象的成因、社会后果及其对策，本书主要从伦理学的视角进行了较为系统深入的分析。其研究基础来源于本人博士学位论文《精神分裂症临床干预过程中知情同意问题的伦理研究》第四章"当健康、尊严与自由权利被转移——精神分裂症干预过程中代理同意问题的伦理分析"。同时，本书的研究也参考了本人博士学位论文的其他成果，如精神医学领域知情同意原则泛化、精神病人知情同意能力的现代和传统评估模式及其实体正义和程序正义伦理意蕴以及精神医学领域代理同意原则的精神病人"被勇敢""被消失"和"代理家长主义"道德风险等理论和观点。然而，相对与博士学位论文关于代理同意问题伦理研究来说，本书对精神医学领域中代理同意实施过程中存在的问题进行了更为深入和全面的探讨，不管是在现象认知深刻性层面、理论分析全面性层面还是在对策探索完整性层面都得到了显著提升。这种"显著提升"主要表现为以下几个方面。

　　首先，研究结构层面上从"简易研究框架"转变为"完整研究体系"。博士学位论文第四章关于精神医学领域"代理同意实施问题"的研究仅仅建立了一个"属性分析——道德风险—对策建议"的简易框架，对于"代理同意实施问题"缺乏系统性探讨。本书关于精神医学领域"代理失范现象"的研究构建了一个基于"本体论—认识论—实践论"路径的完整体系。第一，本体论维度基于现象和行为的逻辑关系建构"代理失范现象—代理失范行为"的"二维性认知结构"。第二，认识论维度基于因果逻辑建构代理失范现象后果与成因分析的"三维延展结构"。代理失范现象后果分析的

"三维延展结构"是:"个体性生存危机(微观)"—"群体性医患生态危机(中观)"—"终极性人性还原危机(宏观)",代理失范现象后果分析的"三维延展结构"是:"评估模式程序失义(微观)"—"代理行为极端功利(中观)"—"人性预设始源缺陷(宏观)"。第三,实践论维度建立"评估—约束"双重机制结构。因此,相对与博士学位论文第四章的"简易研究框架"来说,本书的研究框架基本上形成了一个较为完整的体系。

其次,研究视野层面从"纯粹实施问题"转化为"作为问题的失范现象"。在博士学位论文第四章的研究中,精神医学领域对精神分裂症患者所造成的负面性影响的"代理同意实施问题"仅仅作为只具有即时性和孤立性的"纯粹问题"来看待。本书从纵向性人类历史长河和横向性人类社会全域的双重维度,把精神医学领域"代理同意实施问题"从孤立性和即时性的"纯粹问题"转变为具有延继性、内在性和普遍性的"作为问题的现象"——"代理失范现象"来看待,使得研究理论从精神医学和伦理学的二维学科进入综合精神医学、伦理学、历史学、社会学以及现象学的多维学科,极大地拓展了精神医学领域"代理同意实施问题"的学科视野。

再次,研究理论层面从"单一性观点"转变为"全面性观点"。博士学位论文第四章认为,精神医学领域"代理同意实施问题"主要表现为代理同意原则的泛化,精神病人"脆弱权"的剥夺和"知情同意权的消失"构成其主要后果,医学领域的"家长主义"是其主要成因,推广现代评估模式是其主要对策。本书针对代理同意原则的伦理风险提出"代理家长主义观""代理至上主义观"和"代理专制主义观",针对精神医学领域的"代理失范现象"的后果提出"个体性生存危机观""群体性医患生态危机观"和"终极性人性还原危机观",针对其成因提出"传统评估模式程序失义观""极端功利主义代理行为观"和"代理同意原则人性预设'扬善蔽恶'始源性缺陷观",针对其对策提出"程序正义思维培养观""中国特色评估模式建构观""精神病人知情同意能力可检验性评估机制建立观""代理同意'扬善抑恶'约束机制建立观"等。上述系列关的提出与阐释对于丰富和深化精神医学领域"代理同意实施问题"研究理论具有较强的建设性意义。

最后,研究空域层面从"医学领域"扩展为"社会领域"。在博士学位论文第四章关于精神医学领域"代理同意实施问题",其研究空间主要是集中于"医学领域"的临床科研和临床治疗两个维度。由于精神医学领域"代理同意实施问题"及其后果更多更严重地存现于非临床干预性的社会支持维度,本书关于精神医学领域"代理失范现象"的研究空间集中于非临床干预的"社会领域",把"该收治的未收治"的"笼中人""铁链人"现象和"不该收治的强行收治"的"被精神病"现象作为主要研究对象,形成以"临床科研—临床治疗"为辅"社会支持"为主的三维结构,更大地扩展了精神医学领域"代理同意实施问题"的研究空域。

除了上述系统化的"显著提升"成果以外,本书在博士学位论文第四章的基础上提出众多具有创新性的个体概念或范畴,如"残酷性定势映像""整体性负面体验""道德评价的代理集权性""道德后果的集体漠视性""道德惩戒顶格性""衍生性生存权利危机""代理人道德自评集权""物人属性兼备性"等。

当然,本书关于精神医学领域的代理失范现象研究在取得一系列成果的同时还存在诸多缺欠。这些缺欠主要表现为以下几个方面:第一,在集中力量进行医学伦理维度的研究过程中,经济伦理和政法伦理等领域还未能进行较为深入的分析。一方面,国家和社会对于精神病人和精神医学的经济支持也是有效防范或抑制精神医学领域代理失范现象非常重要的因素。虽然课题中间曾论及国家援助伦理,但是还远远不够深入全面。另一方面,国家的政策和法律制度对于精神医学领域代理失范现象的有效防范或抑制也是非常重要的因素。虽然课题中间也曾论及国家政策和法律对精神卫生事业的相对忽视,但是就如何进行改进和加强的措施研究方面却少有论及。除此之外,本书在精神医学领域代理同意问题研究的最新理论成果梳理与收集方面也存在很多疏略之处,实证调查研究方面也较为简单。总的来说,由于精神医学领域代理失范现象研究是一项庞大而又复杂的工程,本书虽然取得了一定的成果,但是依然存在大量的问题亟待于人们进行更为系统深入的研究。